烹饪营养与食品安全（第二版）

主　编　赵建民

副主编　金洪霞　郭华波

编　者　赵建民　金洪霞　孔　燕

　　　　颜　忠　吕　慧　林正棵

　　　　崔　刚　郭志刚　郭华波

中国旅游出版社

策划编辑：段向民
责任编辑：段向民
责任印制：冯冬青

图书在版编目（CIP）数据

烹饪营养与食品安全 / 赵建民主编. -- 2版. -- 北京：中国旅游出版社，2017.2（2017.10重印）

中国旅游院校五星联盟教材编写出版项目　中国骨干旅游高职院校教材编写出版项目

ISBN 978-7-5032-5766-7

Ⅰ. ①烹…　Ⅱ. ①赵…　Ⅲ. ①烹饪 – 营养卫生 – 高等职业教育 – 教材②食品卫生 – 高等职业教育 – 教材　Ⅳ. ①R154②R155.5

中国版本图书馆CIP数据核字（2017）第001590号

书　　名：烹饪营养与食品安全（第二版）

作　　者：赵建民主编

出版发行：中国旅游出版社
　　　　　（北京建国门内大街甲9号　邮编：100005）
　　　　　http://www.cttp.net.cn　E-mail:cttp@cnta.gov.cn
　　　　　营销中心电话：010-85166503

排　　版：北京中文天地文化艺术有限公司

印　　刷：河北省三河市灵山红旗印刷厂

版　　次：2017年2月第2版　2017年10月第2次印刷

开　　本：787毫米×1092毫米　1/16

印　　张：20.75

字　　数：350千

定　　价：39.80元

ＩＳＢＮ　978-7-5032-5766-7

第二版前言

　　《烹饪营养与食品安全》是中国旅游出版社于2011年特别组织"中国旅游院校五星联盟"单位编写出版的系列教材之一。在经过一个5年周期的教学使用后,为适应旅游职业教育教学的发展需要,本教材于2016年年底完成全面修订工作。在《烹饪营养与食品安全》第二版付梓之际,略作说明如下:

　　首先,我国旅游业日新月异、蓬勃发展,旅游职业教育也必须跟上前进的步伐,及时更新和修订现有的专业教材,才能够在旅游职业教学中反映出我国旅游业的时代信息和最新的发展成果,是未来职业教学建设发展的必要条件之一。本次修订以此为基本原则。

　　其次,本次修订,恰值2016年5月份中国营养学会颁布了最新版本的《中国居民膳食指南(2016)》。把最新的中国居民膳食指南的内容融入教材,是本次修订的最大特色之一,也是及时反映国家对国民饮食健康重视程度的意义所在。

　　再次,《烹饪营养与食品安全》第二版,体现了与时俱进的旅游产业发展与旅游职业教育发展理念。提供一套具有时代精神的,符合我国高等旅游职业教育需要的教材,是本次修订作出的基本努力。

　　幸运的是,在《烹饪营养与食品安全》第二版面世的时候,已然迎来了我国旅游业"十三五"的大发展机遇。与此同时,也是我国高等旅游职业教育全面发展与教育水平提高的大好时机。希望本教材的出版和教学使用,能够为我国旅游职业教育的教材建设起到添砖加瓦的积极作用和效果。在此谨代表本书所有编者感谢中国旅游出版社为教材出版所作出的努力。

　　是为第二版序。

赵建民谨识

2016年12月 于济南

第一版前言

我国蓬勃发展的旅游业迎来了期盼已久的"十二五"。过去的"十一五",我国旅游业取得了辉煌的业绩,旅游产业得到了前所未有的发展与向好前景。与此同时,我国的高等旅游职业教育也得到了长足的进步,取得了可喜的成就。其中,高等旅游职业教育的教材建设所起到的积极作用是有目共睹的。中国旅游出版社秉承优良的传统作风与最新的职业教育理念,在积极推进我国高等旅游职业教育的改革中不遗余力,尽自己之所能鼎力支持我国高等旅游职业教育的改革事业。中国旅游出版社在上级主管部门与有关职业教育部门的指导下,特别组织"中国旅游院校五星联盟"单位与中国骨干旅游高等职业院校中顶尖的烹饪工艺与营养专业教师,在全面总结"十一五"高等旅游院校烹饪工艺与营养专业教材的基础上,存优汰劣,取长补短,大胆取舍,重新编写出高等旅游职业院校烹饪工艺与营养专业系列教材,为我国高等旅游职业教育的烹饪工艺与营养专业教学提供了一套全新的、具有时代精神的、符合旅游职业教育特色的专业教材。《烹饪营养与食品安全》即是此系列教材中的一本。

进入21世纪以来,国人对于食品安全、合理营养、平衡膳食、饮食健康越来越重视,这些话题已经成为社会关注的焦点。而我国高等职业院校烹饪工艺与营养专业担负着为未来社会培养旅游行业的酒店、餐饮以及有关企业单位的专门人才,从事以食品加工为主的服务工作。因此,"烹饪营养与食品安全"课程就成为培养此类专业人才的必修科目与学习内容。换言之,"烹饪营养与食品安全"是高等职业院校烹饪工艺与营养专业必修的专业基础课程之一,是烹饪工艺与营养专业学生学习中西餐烹饪技艺与食品加工技术必须掌握的知识体系与应用能力。

无论是食品安全的管理与控制,抑或是合理膳食与饮食健康的实施,都是一个理论与实践相结合的应用过程。因此,《烹饪营养与食品安全》的教学目标,是在学习和掌握基本理论与基础知识的前提下,体现以技能实践与社会应用为目的。重视突出烹饪营养与食品安全的应用性,通过最新的案例导入、实验项目与社会实践活动等形式,把营养学和食品安全的基础理论与烹饪应用密切结合起来是本教材的特色之一。同时,把我国最新关于居民营养膳食指南的相关内容,以及有关食品安全最新的法律法规及时、完整地编入教材,也是体现旅游高等职业教育富有社会责任感的表现之一。因此,《烹饪营养与食品安全》教材的编写出版,为我国高等旅游职业院校烹饪工艺与营养专业学生专业技术的学习、专业素质的培养、专业能力的提升奠定了坚实的基础。

鉴于《烹饪营养与食品安全》是我国高等旅游职业教育烹饪工艺与营养专业系列教材之一,在编写过程中,我们按照教育部《关于全面提高高等职业教育教学质量的若干意见》中规定的培养目标和要求,对编写内容进行了认真负责的探讨和论证,在突出高等职业教育特征的基础上,尽可能地吸收营养学教学体系、烹饪学教学体系与我国餐饮业发展的最新研究成果和信息。由于编写者理解能力与知识结构所限,书中肯定存在这样或那样的问题,许多内容还有待于进一步的提炼与完善。

本书在编写过程中,参考、引用了国内外许多同类专业教材的内容和相关著作的成果,其书目已分别列在本教材的"参考文献"中,在此谨向被参考、引用各书的著作者表示衷心的感谢。在本教材的编写过程中得到了各参编学院领导、教师、专家们的大力支持,更有中国旅游出版社领导与编辑人员的积极工作以及给予编写人员的大力支持与鼓励,在此一并表示衷心的感谢。

《烹饪营养与食品安全》一书,由山东旅游职业学院赵建民进行模块设计、主持编写,并对全书进行统稿与审定工作。南京旅游职业学院、山东旅游职业学院几位资深专业老师参与了编写工作。其中,第一章由山东旅游职业学院金洪霞老师编写;第二章由山东旅游职业学院郭华波、孔燕老师编写;第三章由山东旅游职业学院林正棵、崔刚老师编写;第四章、第九章由山东旅游职业学院赵建民老师编写;第五章、第七章由南京旅游职业学院吕慧老师编写;第六章、第八章由南京旅游职业学院颜忠老师编写。

由于编写时间仓促,加之编写人员的水平与能力所限,书中舛误、缺点在所难免,敬请广大读者提出宝贵意见,以便今后进一步修订完善。

编者谨识
2011年10月

目 录
CONTENTS

第一章｜烹饪营养学基础 ··· 1

第一节｜营养学基础 ··· 3

第二节｜人体能量 ·· 6

第三节｜各种营养素之间的相互联系 ·· 10

思考与训练 ·· 13

第二章｜产能营养素 ··· 15

第一节｜蛋白质 ·· 17

第二节｜脂类 ··· 25

第三节｜糖类 ··· 30

思考与训练 ·· 34

第三章｜非产能营养素 ··· 37

第一节｜矿物质 ·· 39

第二节｜维生素 ·· 56

第三节｜水 ·· 66

第四节｜膳食纤维 ··· 68

思考与训练 ·· 72

第四章 中国居民膳食指南与平衡膳食 ················· 75

第一节 中国居民膳食指南 ························· 77

第二节 特定人群与平衡膳食 ····················· 96

第三节 营养食谱设计与营养调查 ··············· 112

思考与训练 ·· 127

第五章 常见疾病膳食营养 ························· 131

第一节 冠心病营养与膳食原则 ················· 133

第二节 肥胖症营养与膳食原则 ················· 139

第三节 高血压营养与膳食原则 ················· 143

第四节 糖尿病营养与膳食原则 ················· 146

第五节 高脂血症营养与膳食原则 ··············· 148

思考与训练 ·· 149

第六章 科学烹饪与食品加工 ····················· 153

第一节 科学烹饪的意义 ························· 154

第二节 烹饪加工对食物营养素的影响 ··········· 156

第三节 合理烹饪加工食物原料 ················· 168

第四节 科学选择与合理搭配原料 ··············· 178

思考与训练 ·· 184

第七章 食品卫生与食品添加剂 ··················· 187

第一节 食品的腐败变质 ························· 189

第二节 食品加工卫生 ··························· 193

第三节 食物中毒及其预防 ····················· 199

第四节 食品添加剂 ····························· 209

思考与训练 ·· 223

第八章 食品原料的污染与控制 ························ 225

第一节 食品原料污染的概念与分类 ···················· 227

第二节 常见原料污染的指标 ·························· 229

第三节 植物性食品原料的污染与控制 ·················· 237

第四节 动物性食品原料的污染与控制 ·················· 244

第五节 加工性食品原料的污染与控制 ·················· 254

第六节 掺杂、掺假、伪劣食品的鉴别 ·················· 263

思考与训练 ······································ 269

第九章 HACCP管理体系简介 ······················ 273

第一节 HACCP管理体系的基本概念 ···················· 275

第二节 HACCP管理体系的基本程序 ···················· 281

第三节 HACCP管理体系的运行案例 ···················· 292

思考与训练 ······································ 300

参考文献 ·· 302

附 录 中华人民共和国食品安全法 ················ 303

烹饪营养学基础

　　本章通过学习营养学基本概念和营养与人体健康之间的关系，使学生初步了解营养学的相关知识，引起学生对重点学习内容的高度重视，并激发其学习欲望。

　　本章内容为烹饪营养学基础，重点介绍营养学的基本概念、营养素的功能与人体健康的关系、人体能量的消耗与能量平衡，以及各种营养素之间的相互联系等。

学习目标　　》

方法能力目标

　　熟悉和掌握营养学与烹饪营养学的基本概念；初步了解人体能量的需求与各种营养素之间的关系，以及烹饪营养学的研究内容。

专业能力目标

　　通过本章知识的学习，初步认识营养与人体健康之间的关系；掌握合理营养与平衡膳食、人体能量需求、各种营养素之间的关系等专业意义，为进一步学习与熟练运用奠定基础。

社会能力目标

　　以自然班为单位，成立烹饪营养与美食实践小组，制订活动计划，有计划地观察和了解本学院学生的饮食营养状况，并针对发现的问题组织营养知识讲座和其他形式的宣传活动。

案　例

中国肥胖人数居高不下

中国改革开放后，经济发展突飞猛进，人民生活水平不断提高。与此同时，中国人的肥胖问题也日益凸显。一项研究指出，15 年来中国成年男性中的肥胖症患者每年平均增长 1.2%，增幅超过美国、英国和澳大利亚。中国城市正面临着肥胖危机。不断增长的收入、日益丰富的食品选择以及独生子女政策导致的溺爱交互作用，推升了城市肥胖率。由于肥胖与糖尿病、高血压、各种癌症和突发病等一系列疾病相关，因此无论政府或公民个人怎样尝试预防这些疾病，对现在这一代人而言已经太晚了。肥胖将导致更高的疾病发病率，而这将对中国医疗卫生和福利体系造成真实的、不可避免的压力。

影响肥胖的因素很多，但饮食结构与食物选择方法的变化是其中一个最重要的因素。在过去 10 年中，中国仅牛肉消费量就增长了一倍。冷藏食品数量一直在增加，以适应便捷的西式生活方式，还有各种现成食品含有的"隐藏"的糖分、淀粉和脂肪更对健康带来危害。在中国最大的 8 座城市中，50% 的中国城市人群定期光顾快餐店，这部分市场规模已增至 150 亿美元。在这些城市中，餐馆销售额的 21% 来自西式快餐，而其中大部分都由 25 岁以下人群所消费。

中国饮食变化的另一个主要因素是中国零售业的发展。20 年前，中国各大城市的人们大多数时候都会骑自行车去菜市场购买新鲜水果、蔬菜和家禽类，为他们晚上的主餐做准备。但在过去 20 年中，这些菜市场已从这些城市中心的街道上以及许多郊区地带消失。不断上涨的城镇地价、大规模的城市再开发以及对卫生方面的顾虑在共同发挥作用，使这些菜市场消失，取代它们的是各种便利店、超市和巨型超市。

而其中很多人对合理膳食与营养平衡知识的了解甚少是一个根本问题。

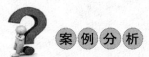 案例分析

如上述案例所讲，饮食结构的改变是导致我国肥胖人数持续增长的重要因素之一。为此，国家有关部门与中国营养学会提出了"减少烹调用油"的居民膳食指导意见。你觉得这一措施对于减缓我国肥胖人数的持续增长有何积极作用？

第一节　营养学基础

一、基本概念

　　营养。指人体通过向外界摄取各种食物，经过消化、吸收和新陈代谢，以维持机体的生长、发育和各种生理功能的生物学过程。营养是一个动态的过程，其中任何一个环节发生异常，例如摄入的食物种类数量不能满足人体需要，或是消化不良，或是不能利用某种营养成分，都可能影响营养，从而损害健康。

　　营养学。指研究人体营养过程、需要和来源以及营养与健康关系的科学。营养学是一门范围很广的自然科学，它与预防医学、临床医学、基础医学、传统中医药学以及农牧业和食品工业有密切的关系。

　　营养素。指食物当中能够被人体消化、吸收和利用的有机物质和无机物质，包括糖类（碳水化合物）、脂类、蛋白质、矿物质、维生素和水 6 类。也有人将碳水化合物的膳食纤维独立出来，称为第七大营养素。其中碳水化合物、脂类和蛋白质的摄入量较大，在体内经氧化分解，能够产生一定热量，以满足人体热能需求，称为产能营养素，也称"三大营养素"。

二、营养素的功能和分类

（一）营养素的功能

　　营养素在体内的功能可以概括为三个方面：

　　第一，作为人体代谢的物质基础，提供人体从事各项活动所需要的能量。人在生命活动过程中，每时每刻都需要能量，即便是在安静状态下，维持呼吸、消化、心脏跳动等最基本的生理功能也需要能量，而这些能量都来自食物中的三大营养素。

　　第二，作为构成人体结构的基本物质，参与组织细胞的构成、更新与修复。人体是由数以千计种类和数以万计数目的细胞构成的，这些细胞的基本成分是水、蛋白质、脂肪，其次是少量的碳水化合物、矿物质等，而这些物质也主要来源于食物中的营养素。

第三，作为调节生理功能的物质基础，维持人体正常的生理功能。人体的生命活动之所以能够有条不紊地运行，有赖于一些调节物质的调节，如酶、激素等，这些调节物质也主要来自食物中的营养素。

（二）营养素的分类

营养素按人体需要的多少，可以分为宏量营养素和微量营养素。宏量营养素指摄入量较大的碳水化合物、脂肪、蛋白质。微量营养素指需求量较小的营养素，一般指矿物质、维生素。

营养素还可以按其能不能在人体内合成或合成的数量和速度能不能满足人体需要，分为必需营养素和非必需营养素。必需营养素指不能在人体内合成，或合成的数量和速度不能满足人体的需求量，必须从食物中获得的营养素；非必需营养素指可以在人体内合成，而且合成的数量和速度能够满足人体需要，食物中缺少了也无妨的营养素。

三、合理营养与平衡膳食

人类的健康是一个全面的概念，它不仅包括没有疾病的存在，具有良好的工作状态以及长寿等，而且包括有一个完整的身心状态和具备对环境的适应能力。为了达到健康的目的，人们需要有合理的营养作为健康机体的物质基础。

合理营养是指每天从食物中摄入的能量和各种营养素的量及其相互间的比例都能满足人体在不同生理阶段、不同劳动环境及不同劳动强度下的需要，并能使机体处于良好的健康状态。

合理营养是通过平衡膳食来达到的，它包括合理的膳食结构、食物的种类与饮食习惯等。平衡膳食是指由食物所构成的营养素，在一个动态过程中，能提供机体一个合适的量，不致出现某些营养素的缺乏或过多，从而达到机体对营养素需要和利用的平衡。

平衡膳食应依照中国营养学会提出的"中国居民膳食指南及平衡膳食宝塔"为依据进行描述。

（一）合理营养与平衡膳食的内容

合理营养与平衡膳食的内容是非常广泛的，主要包括：主食与副食的平衡；酸性食物与碱性食物的平衡；杂粮与精粮的平衡；荤与素的平衡；饥与饱的平衡；寒与热的平衡；干与稀的平衡；摄入与排出的平衡；情绪与食欲的平衡；三种产热营养素作为能量来源比例的平衡；能量消耗量和在代谢上有密切关系的维生素 B_1、维生素 B_2、维生素 B_3（又称维生素 PP、烟酸）之间的平衡；蛋白质中必需氨基酸之间的平衡；饱和与不饱和脂肪酸之间的平衡；可消化的碳水化合物与不可消化的碳水化合物（膳食纤维）之间的平衡；等等。

（二）合理营养与平衡膳食的基本要求

合理膳食应达到下列基本要求：

其一，摄取的食物应供给足够的能量和各种营养素，以保证机体活动和劳动所需要的能量；保证机体生长发育、组织修复、维持和调节体内的各种生理活动；提高机体免疫力和抵抗力，适应各种环境和条件下的机体需要。

其二，摄取的食物应保持各种营养素平衡，包括各种营养素摄入量和消耗量以及各种营养素之间的平衡。

其三，通过合理加工烹调，尽可能减少食物中各种营养素的损失，提高其消化吸收的效率，并具有良好的色、香、味、形，使食物多样化，促进食欲，满足饱腹感。

其四，食物本身清洁无毒害，不受污染，不含对机体有害的物质，食之对人体无明显和潜在的危害。

其五，有合理的膳食制度，三餐定时定量，比例合适，分配合理。一般三餐的能量分别占一日总能量的 30%、40%、30% 为宜。

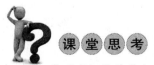

课 堂 思 考

学习烹饪营养学之前你对营养知识了解多少？通过什么渠道学习的？

第二节　人体能量

　　能量，以前我们称为热能或热量。人体维持生命或从事各种活动都需要能量。能量既不能创造也不会消灭，只会从一种形式转变成另一种形式。人体每日需要的能量主要来源于食物中产能营养素的糖类、脂类、蛋白质。若人体每日摄入的能量不足或过多，就会使机体健康受到损坏。因此，能量的摄入应与需要均衡，并能满足维持机体生长、发育和从事各种活动所必需的单位量，这对于每一个人的健康是非常重要的。

一、能量单位和产能营养素的能量系数

（一）能量单位

　　国际上能量以焦耳（Joule，简称 J）为单位来表示。1 焦相当于 1 牛顿（N）的力使 1 千克的物质移动 1 米所消耗的能量。营养学上由于数值大，故常以千焦（kJ）或兆焦（MJ）作为单位计算。以往营养学上常用千卡（kcal）作为能量单位，即 1 千克纯净水由 15℃升至 16℃所需的能量，现已改用焦耳表示。焦耳与千卡的换算关系如下：

$$1MJ=1000kJ=10^6J$$
$$1kcal=4.186kJ$$
$$1kJ=0.239kcal$$
$$1MJ=239kcal$$

（二）产能营养素的产能系数

　　每克蛋白质、脂类和碳水化合物在体内氧化产生的能量值称为能量系数。食物中每克蛋白质、脂类、碳水化合物在体外弹式热量计内充分氧化燃烧可分别产生能

量 23.64 千焦、39.54 千焦和 17.15 千焦，但食物在人体消化道内并不完全被消化吸收。习惯上按三者的消化率分别是 92%、95% 和 98% 来计算。脂类和碳水化合物在体内可以完全氧化成 H_2O 和 CO_2，其最终产物与产生的能量和体外相同。但蛋白质在体内不能完全氧化，其最终产物除 H_2O 和 CO_2 外，还有尿素、尿酸、肌酐等含氮物质需要通过尿液排出体外，每克蛋白质在体内产生的这些含氮物质如在体外继续完全氧化，还可以产生 5.44 千焦的能量。故三种产能营养素的净能量系数分别为：

碳水化合物：17.15kJ×98%=16.81kJ（4kcal）/g
脂类：39.54kJ×95%=37.56kJ（9kcal）/g
蛋白质：（23.64kJ–5.44kJ）×92%=16.74kJ（4kcal）/g

另外，酒精（乙醇）也在体内产生能量，每克纯酒精产生能量 29 千焦（7 千卡），但酒精在体内氧化产生的能量只以热的形式出现，并向外界散发，不能用于机体做功，故又称为空热。

二、人体能量的消耗

人体能量的需要和消耗是一致的，在理想的动态平衡状态下，个体的能量需要量等于消耗量。成人的能量消耗主要用于维持基础代谢、体力活动和食物特殊动力作用三方面能量消耗需要的总和。对于孕妇应包括子宫、乳房、胎盘、胎儿的生长及体脂储备；乳母则需要合成乳汁；婴幼儿、儿童、青少年应包括生长发育的能量需要；创伤病人康复期间也需要能量。因此，对于一个人来讲，能量消耗和摄入应处于动态平衡状态。

（一）基础代谢消耗的能量及其影响因素

基础代谢是维持人体最基本生命活动所必需的能量消耗。按联合国粮食及农业组织（FAO）1990 年的方法，测定前空腹 12 ~ 14 小时，睡醒静卧、室温保持 26℃ ~ 30℃，在无任何体力活动和紧张的思维活动、全身肌肉松弛、消化系统处于静止状态下进行测定，实际上是机体处于维持最基本的生命活动的状态下，亦即用维持体温、心跳、呼吸、各器官组织和细胞基本功能等最基本的生命活动的能量消耗，所以基础代谢所需要的能量最低。基础代谢所需要的能量的多少受以下因素影响：

体形和机体构成。体形影响体表面积，体表面积越大，机体向外界环境散热越多，基础代谢也越高。如身材高大者、肥胖者的基础代谢率高于身材矮小者、消瘦者。

年龄。婴幼儿生长发育快，基础代谢率高，随着年龄的增长，基础代谢率逐渐下降。一般成人的基础代谢率低于儿童，老年人又低于成人。年龄越大基础代谢率就越低。

性别。一般来说，女性体质脂肪高于男性，女性活动量低于男性，故基础代谢率比男性低。女性孕期或哺乳期因需要合成新组织，基础代谢率增加。

内分泌。许多激素对细胞代谢起调节作用，当腺体（甲状腺、肾上腺等）分泌异常时，便影响基础代谢率。

应激状态。一切应激状态，如发热、创伤、心理应激等均可使基础代谢升高。此外，气候、种族、睡眠等因素也可能影响基础代谢。

（二）体力活动的能量消耗

除基础代谢外，体力活动消耗的能量是构成人体总能量消耗的重要部分。每日从事各种活动消耗的能量，主要取决于体力活动的强度和持续时间。体力活动一般分职业活动、社会活动、家务活动和休闲活动等，其中以职业活动消耗的能量差别最大。人体能量需要量的不同主要是由体力活动的强度来决定的（表1-1）。

表1-1　不同劳动强度的热能消耗

劳动强度	每千克体重耗能（kcal/日）	65千克体重成年男子耗能（kcal/小时）
极轻体力劳动	30～35	95
轻体力劳动	35～40	120
中等体力劳动	40～45	170
重体力劳动	45～50	270
极重体力劳动	50～70	370

（三）食物特殊动力作用

食物特殊动力作用也称食物的热效应，是指人体摄食过程中引起的额外的能量消耗。这是摄食后一系列消化、吸收、合成活动以及营养素与营养素代谢产物之间相互转化过程中所消耗的能量。摄入不同的食物增加的能量消耗有差异，其中蛋白质的食物特殊动力作用最大，相当于增加其本身能量的 30%，糖类为 5% ～ 6%，脂肪为 4% ～ 5%。一般成人摄入的混合膳食，每日由于食物特殊动力作用而额外增加的能量消耗，相当于基础代谢的 10%。

（四）生长发育

婴幼儿、儿童、青少年的生长发育需要能量，主要包括机体生长发育中形成新的组织所需要的能量，及新生成的组织进行新陈代谢所需要的能量。婴儿每增加 1 克体重约需 20.9 千焦（5 千卡）能量。孕妇的子宫、乳房、胎盘、胎儿的生长发育及体脂储备均需要能量，乳母合成和分泌乳汁也需要额外补充能量。

三、人体能量平衡与需要量

（一）能量平衡

人体能量的最佳状态是达到能量摄入与消耗的平衡。这种能量的平衡能使机体保持健康并能胜任各种活动。如果能量失衡，即能量缺乏或过剩都对机体不利。若人体每天摄入的能量不足，机体就会动用自身储备的能量甚至消耗自身组织以满足生命活动能量的需要。人长期处于饥饿状态，在一定时期内机体会出现基础代谢降低、体力活动减少和体重下降以减少能量的消耗，使机体产生对于能量摄入的适应状态，此时能量代谢由负平衡达到新的低水平上的平衡。其后果是引起儿童、青少年生长发育迟缓，成年人消瘦和工作能力下降。相反，如果能量摄入过剩，则会在体内储存起来形成脂肪，使人发胖，增加患心脑血管疾病、糖尿病等流行性疾病的风险，对身心健康不利。因此，维持机体能量摄入和消耗的动态平衡是人类健康的基础。

（二）能量需要量

世界卫生组织（WHO）对能量需要量的定义是指能长期保持良好健康状态，使具有良好体形、机体构成和活动水平的个体达到能量平衡，并能胜任必要的经济和社会活动所需要的能量摄入量。对儿童、孕妇和乳母，能量需要量还应包括满足组织生长、分泌乳汁和能量储备的需要。

在通常情况下，人体总能量的需要量就是总能量的消耗量。所以，世界卫生组织建议在制定人体能量需要量时要从实际测量或合理估计的能量消耗量来确定能量需要量。人体能量需要量还受年龄、性别、生理状态和劳动强度等因素的影响而有所变化。中国营养学会通过对我国居民各年龄组能量需要量和消耗量的研究，制定出了符合我国居民不同年龄、性别、生理状况和劳动条件下的能量推荐摄入量，供居民在膳食中参考。

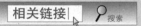

人体能量的食物来源

人体能量来源于食物中的碳水化合物、脂肪、蛋白质。这三大营养素存在于多数食物中，谷类和薯类食物中含糖类物质较多，是人体能量最经济的食物来源；动物性食物、油料作物、大豆坚果类食物含有丰富的脂肪和蛋白质。蔬菜和水果中含量较少。

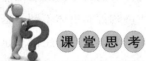

课 堂 思 考

人的生命活动需要消耗哪几个方面的能量？

第三节　各种营养素之间的相互联系

一、各种营养素之间的相互关系

在正常的生理条件下，营养素在体内进行各种生理生化作用，既有各种营养素之间的相互联系，也有它们之间的相互制约。因此营养素在机体内进行的一切生物学代谢都与各种营养素之间的适量配合有一定的关系。营养素之间的相互影响是多种多样的，但总的来讲有如下几个方面：

营养素之间的相互直接作用。 如钙与镁、钾与钠等离子之间的配合与抗衡。

营养素之间的相互转换。 有些营养素是另一些营养素的前体物质，如色氨酸可转换成烟酸、亚油酸可转换成花生四烯酸。

参与其他营养素的代谢过程。 有些营养素以酶或辅酶形式参与或影响另一些营养素的代谢和调节作用。如：维生素 B_1、维生素 B_2、维生素 B_3 对宏量营养素的代谢起调节作用。

对消化、吸收、排泄的影响。 如过量脂肪可能干扰钙的吸收、维生素 D 增加钙的消化吸收。蛋白质缺乏会增加核黄素的排泄，膳食纤维增加胆酸盐和脂类的排泄。

通过对形成激素而间接影响其他营养素。 如碘缺乏导致甲状腺素的生成受阻，从而影响宏量营养素的代谢。

二、各种营养素之间关系的要点

产能营养素之间的相互关系。 产能营养素之间的相互关系最主要的表现是糖类和脂类对蛋白质的节约问题。由于提供了适量的糖类和脂类，给机体供给了能量。因此就可以减少蛋白质作为供给能量的代谢分解，而有利于改善氮平衡状态，增加体内氮的储留。如果糖类和脂类的供给量不足，未能达到最低需要量标准，机体就将分解蛋白质供给能量，以保持机体最基本的生理能量需要。因此糖类和脂类的适量对蛋白质用于能量的分解起到了节约作用。所以，当蛋白质保持体内适量时，摄取糖类和脂类为机体提供能量是最经济实际的途径。但也不要因糖类和脂类对蛋白质有节约作用而过分地降低蛋白质的供给量，一定要保证人体健康的适宜供给量，因为它是生命物质的基础。

氨基酸之间的相互关系。 氨基酸之间的关系主要表现在必需氨基酸和非必需氨基酸之间的关系上。必需氨基酸在机体的生理生化过程中有着非常重要的作用，这是我们大家所共知的。但并不代表非必需氨基酸就不重要。因为只有在人类摄取食物中必需氨基酸和非必需氨基酸的构成比例适应机体的需要时才有重要的生物学意义。所以在人类机体蛋白质合成中必需氨基酸和非必需氨基酸都是非常重要的，非必需氨基酸缺少也影响机体的正常生理功能（但比必需氨基酸较容易获得）。另外，有些氨基酸也可以相互转化，如苯丙氨酸转化成酪氨酸；半胱氨酸转化成蛋氨酸，以满足体内蛋白质的合成。但是一种氨基酸大量出现在摄入的食物中，不论是必需氨基酸或非必需氨基酸，都将引致机体氨基酸不平衡。如在含酪蛋白的正常食物中分别加入 5% 的蛋氨酸、赖氨酸、色氨酸、亮氨酸和谷氨酸等，都可导致动物进食量下降与严重的生长障碍；而大量的蛋氨酸与赖氨酸可以使脑中异亮氨酸、亮氨酸及精氨酸耗竭。以上事实说明一个道理，体内任何一种营养素缺少或过量都将对人体健康造成危害。所以在摄取营养素时一定要保持机体需要的动态平衡。

维生素与宏量营养素之间的关系。维生素与宏量营养素之间的关系最为重要的是维生素 B_1、维生素 B_2、维生素 B_3 等 B 族维生素在机体内以酶的形式参与热能的代谢过程，如果没有这些维生素的参与，正常的生理代谢就会失调，人体能量供给就难保持，机体会因营养不良受到严重威胁。

维生素之间的相互关系。维生素在机体内相互配合和相互制约是多数维生素的共性。如维生素 B_2、维生素 B_3、维生素 B_{12} 在体内的联合作用使它们在体内产生密切的关系，维生素 B_1 缺乏时，组织中的维生素 B_2 含量下降，而尿液中的排出量增加，说明维生素 B_1 缺乏时可影响维生素 B_2 在体内的正常利用。各种维生素摄入量保持适量也非常重要。某种维生素过量或摄入不足往往会增加或加剧其他维生素的过量或是缺乏。有资料证明，当膳食中缺乏多种 B 族维生素时，单纯给予大量维生素 B_1，可以明显检出维生素 B_3 缺乏的现象；补充维生素 C 所产生的维生素 B_{12} 的类似物也使得维生素 B_{12} 缺乏有所加剧。另外，在动物实验中发现，维生素 E 有助于促进维生素 A 在肝脏内的储存，这与维生素 E 对维生素 A 的保护抗氧化作用有关。

矿物质元素之间的相互关系。矿物质是机体中含量极少的元素，虽含量极少但在机体中相互配合、相互制约，发挥着非常重要的生物学作用。例如，铜、钾、氯在代谢中密切相关，它们在控制渗透压和酸碱平衡方面发挥着极为重要的功能作用；在水分代谢作用中也同样发挥着重要作用。人体内的钠离子和钾离子主要同氯离子密切结合；因此，氯不缺乏时，很少有钠和钾缺乏的现象。铁是机体血液和多种酶的重要元素，如果摄入过量的铁可与磷结合形成不溶性的磷酸复合物，影响磷的吸收，造成磷缺乏。体内血红蛋白铁的合成也需要蛋白质、铜、维生素 C、维生素 B_6、叶酸和维生素 B_{12}。因此，矿物质在体内还与其他营养素之间相互联系、相互配合，构成机体一个完整的生物学过程。

膳食纤维与其他营养素之间的关系。膳食纤维是不能被人体吸收的糖类。虽不能被人体吸收，但它在机体生物代谢中发挥着非常重要的生理作用。与各种营养素之间的关系既有有利因素也有不利因素。降低某种营养素的利用率、控制体重，对肥胖人来讲是有利的，而对瘦人来讲则是不利的。此外，它还能影响机体对某些微量元素的吸收，如铜、铁、锌等。

营养素与基因之间的关系。 生物体内的重要内在因子是遗传物质核酸（DNA），它是由一系列嘌呤和嘧啶碱基以一种预先排列的模式通过磷酸和核酸基因连接起来的。DNA 这种预先排列的模式存在于人体的 46 条染色体上。这些染色体人为地划分为若干特定单元，这些特定单元就叫基因。这些基因决定了人类生命的特性和特征，包括种属、性别、寿命、新陈代谢功能、外部特征、对外界环境的多种反应等。

营养素与基因的相互作用对受孕、正常生长发育及健康长寿都有潜在影响，可能还对造成死亡的疾病有决定性作用。因此，营养素不仅在新陈代谢过程中作为基础物质、辅酶或辅因子发挥作用，而且还在调节编码各种蛋白质，如酶、载体、受体和生物体的结构成分的基因方面发挥作用。所以，细胞类型和功能上的多样化取决于营养素的适宜摄入量，这些营养素可以维持新陈代谢，并支配个体基因型的表型表达。推荐摄取某些适量的营养素，它能促使人体对健康有关的基因表达而抑制与疾病有关的基因表达。营养素虽然不能改变一个人的最终遗传命运，但它可以改变某些遗传命运特征出现的时间框架，因此营养素与遗传、健康、疾病有非常重要的直接和间接的联系。

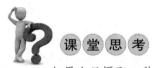

课堂思考

如果人只摄取一种或少量的几种营养素，结果会怎么样？

思考与训练

一、名词解释

营养　营养素　合理营养

二、填空题

1. 在国际上能量以____为单位来表示。

2. 一般三餐的能量分别占一日总能量的____、____、____为宜。

3. 食物中蛋白质、脂类、碳水化合物的产能系数分别为____、____、____。

三、判断题

1. 合理营养就是多吃蛋白质含量高的食物。（   ）

2. 每人的热量需求必须根据其劳动强度与活动量大小确定。（   ）

3. 一般来说，肥胖体质的人通常情况下，基础代谢消耗的热量要高一些。（   ）

4. 平衡膳食就是每天吃的食物总量相等。（   ）

5. 纤维素是人体不可或缺的营养素之一。（   ）

四、简答题

1. 营养素的功能有哪些？

2. 什么是合理营养与平衡膳食？

3. 人体能量的消耗包括哪几个方面？

4. 各种营养素之间关系的要点有哪些？

五、案例分析

案例：随着我国经济的快速发展，人们的饮食水平日益提高，但由于饮食的不合理与膳食营养素的不平衡，导致了现代文明病的发病率不断升高。尤其是在中小学生中，"小胖墩""豆芽菜"的现象极其普遍，严重影响了我国居民的体质健康与人口质量。

根据上述案例回答如下问题：

从上述案例可以看出，饮食生活水平的提高并不代表我们对营养学知识的了解加深。合理营养与平衡膳食才是保证民族群体健康的关键所在。根据自己身边的案例对这一现象进行分析。

产能营养素

　　把三大产能营养素放在一个知识体系中进行介绍，有助于学生对于人体能量需求关系的理解与把握，重点学习产能营养素的生理功能与人体健康的关系，从而使学生树立科学膳食的理念，并提高对饮食健康重要性的认知。

　　本章内容为三大产能营养素：蛋白质、脂类、糖类，重点介绍三大产能营养素的生理功能、对人体健康的影响、营养评价、食物来源等方面。

学习目标　　　　　　　　　　　　　　　　　　　　　　　　　　》

方法能力目标

　　熟悉和掌握三大产能营养素——蛋白质、脂类、糖类的基本知识。重点掌握三大产能营养素的生理功能，并能根据生理功能的原理，对当前我国居民三大产能营养素摄入量进行具体分析，努力培养学生分析问题、解决问题的能力。

专业能力目标

　　通过本章知识的学习，使学生在掌握三大产能营养素生理功能与人体摄入量的前提下，提高对膳食中产能营养素合理设计的能力，并能熟练运用到未来的烹饪实践工作中，掌握解决实际问题的能力。

社会能力目标

　　各班的烹饪营养与美食实践小组可以根据学院学生就餐的实际情况，进行三大产能营养素摄入量的调查。通过调查对学生三大产能营养素摄入量进行宏观层面的评估，并提出改进的建议。

案 例

我国糖尿病发病率持续走高

　　30年前还在解决温饱问题的中国，如今却不得不为国人"富贵病"缠身而头疼不已：据报道，截至2013年，中国已有1.14亿糖尿病患者，这些快速增长的糖尿病人转眼之间就将中国推向了世界第一，超越印度成为全球糖尿病人最多的国家。

　　在最新一期国际著名医学期刊《新英格兰医学杂志》上，一篇名为"中国人群中的糖尿病患病率"的研究论文公布了上述调查结果。调查发现，中国糖尿病患病率的增长速度令人震惊。这项研究由中华医学会糖尿病学会组织，成员包括来自中日友好医院、解放军总医院、上海交通大学附属第六人民医院等几十所国内大医院的糖尿病专家。

　　针对调查结果，中国科学院营养与代谢重点实验室主任林旭表示："糖尿病在我国迅速蔓延，其速度甚至超过一些欧美发达国家，这确实令人担忧！"

　　过去，人们总以为糖尿病是发达国家、城里有钱人才会有的"富贵病"，但事实上相对于西方人而言，亚洲人对糖尿病有更高的遗传易感性，同时具有发病年龄早、并发症出现早且严重等特点。调查结果表明，中国农村人群的糖尿病发病率（8.2%）不但已经和城市人群（11.4%）相当接近，而且增长速度也明显加快。同时，肥胖超重人群的发病率远远高于体重正常人群，达18.5%。此外，青年人和中年人的糖尿病患病率增长速度也高于老年人群。

　　"要遏制糖尿病等慢性病的蔓延，国民健康意识的提升更为重要。"林旭说，从目前对糖尿病的研究来看，个体的遗传易感性虽然在发病中起到重要作用，但营养、生活方式等环境因素的影响更大。拼命赚钱，有了钱之后下馆子，暴饮暴食，以车代步，久坐不动、缺少锻炼……这些以前让人羡慕的生活方式，如今却正在损害人们的健康。

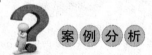

案 例 分 析

　　合理摄取营养素，特别是对产能营养素的合理摄入，对减少"富贵病"的意义重大。你认为应该怎样饮食，才能减少或避免"富贵病"的发生？

　　人类维持生命的基本需求就是要天天饮食，而饮食的目的是要摄取食物中的各种营养素。营养素是维持人体新陈代谢所必须具备的物质基础，营养素能供给人体能量，生成细胞组织，调节人体各种生理生化代谢过程。人类为了维持生命和健康，必须从外界食物中摄取营养物质以供给所需要的能量。现代营养科学证明，能量是人体生长发育、保证健康不可缺少的物质基础。

在人体需求的六大营养素中，把能够提供人体能量的营养素称为产能营养素，也就是能够产生热量并转化成为人体所需能量的营养素。产能营养素包括蛋白质、脂类、碳水化合物。

第一节 蛋 白 质

蛋白质是构成生命的基础物质，广泛存在于生物体内，是各种细胞原生质的主要成分，占细胞原生质固体重量的90%。蛋白质在自然界分布很广，在生物体的各个部分都会有蛋白质的合成体；人体主干物质的43%左右属于蛋白质。蛋白质不仅对人体具有非常重要的营养价值，而且具有特殊的生理意义。它是生物催化剂——酶的来源，正是由于人体中有各种酶的存在，才能维持人体正常的生理过程。所以说没有蛋白质就没有生命。

一、蛋白质的组成

蛋白质种类繁多，构造复杂，但是构成蛋白质分子的主体元素只有碳、氢、氧、氮四种元素和少量的硫、磷、碘等元素（表2-1）。

表2-1　蛋白质中各元素的含量

单位：%

元　素	含　量	元　素	含　量
C	50 ~ 55	O	21 ~ 24
N	15 ~ 19	H	6.5 ~ 7.3
S	0.23 ~ 0.24	P	0 ~ 1

　　组成蛋白质的基本单位是氨基酸。在人体和自然界的生物体中，常见的氨基酸有 20 多种。这 20 多种氨基酸以不同的数量和不同的排列顺序连接构成种类繁多、千差万别的蛋白质，它们不仅化学结构不同，生理功能也各不相同。氨基酸和氨基酸通过缩合而连接起来的化合物称为肽。称为蛋白质的物质大都含有 100 多个氨基酸。

二、氨 基 酸

　　组成蛋白质的基本单位是氨基酸。氨基酸是指在结构中既有"氨基"（—NH_2）又有"羧基"（—COOH）的化合物。由于所有的氨基酸均具有氨基和羧基的化学结构，故在体内既能发生酸性反应，又能发生碱性反应，被称为两性物质。组成蛋白质的 20 多种氨基酸可以按其化学结构分为脂肪族氨基酸、芳香族氨基酸、杂环氨基酸和杂环亚氨基酸等。

（一）必需氨基酸和非必需氨基酸

　　氨基酸在营养学方面还分为必需氨基酸和非必需氨基酸。人体只有在获得各种氨基酸的供给时才能合成蛋白质。有些氨基酸是可以在体内合成的，称为"非必需氨基酸"，有些氨基酸不能在体内合成或合成速度不能满足身体正常发育的生理需要，而必须靠从外界食物中获得，称为"必需氨基酸"。非必需氨基酸切不可误解为不必需，只是它们可以在人体内合成，食物中缺少了也无关紧要。

　　必需氨基酸包括赖氨酸、色氨酸、苯丙氨酸、蛋氨酸、苏氨酸、异亮氨酸、亮氨酸和缬氨酸 8 种。

　　非必需氨基酸包括甘氨酸、丙氨酸、丝氨酸、天冬氨酸、谷氨酸、脯氨酸、精氨酸、组氨酸、酪氨酸、胱氨酸等十几种。非必需氨基酸的供给对于必需氨基酸的需要量是有影响的。例如，体内的酪氨酸（非必需氨基酸）可由苯丙氨酸转变而成，半胱氨酸可由蛋氨酸转变而成。因此，当膳食中酪氨酸和半胱氨酸的含量丰富时，体内可以不必耗用苯丙氨酸和蛋氨酸转变成这两种非必需氨基酸，同时苯丙氨酸和蛋氨酸的需要量也会减少，所以将酪氨酸和半胱氨酸称为半必需氨基酸。

另外，组氨酸为成人必需氨基酸，因为 12 岁以前的儿童能够自己合成组氨酸，但成人以后自身合成功能逐渐丧失，则需要从食物中获取。

（二）必需氨基酸需要量

联合国粮食及农业组织与联合国卫生组织，根据不同研究材料提出了必需氨基酸需要量的估计值（表2-2）。

表2-2　不同年龄人的必需氨基酸需要量

单位：mg/（kg·d）

氨 基 酸	婴 儿	2岁幼儿	10～12岁少年	成　人	比　值
组 氨 酸	28	*	*	8～12	2.9
异亮氨酸	70	31	30	10	2.9
亮 氨 酸	161	73	45	14	4.0
赖 氨 酸	103	64	60	12	3.4
蛋 氨 酸	58	27	27	13	3.7
苯丙氨酸	125	69	27	14	4.0
苏 氨 酸	87	37	35	7	2.0
色 氨 酸	17	12.5	4	3.5	1.0
缬 氨 酸	93	38	33	10	2.9
总　　计	742	351.5	261	91.5～95.5	26.8

* 儿童能够自己合成，成人以后不能合成。

资料来源：联合国粮食及农业组织与联合国卫生组织。

三、人体的蛋白质的分类

蛋白质的种类繁多，化学结构复杂，根据化学结构组成一般分为单纯蛋白质和结合蛋白质两大类。在营养学上常根据蛋白质的营养价值将其分为：

完全蛋白质。所含必需氨基酸种类齐全、数量充足、比例适当，不仅能维持人体健康而且能促进人体的生长发育。如乳类、蛋类，瘦肉食物的蛋白质属于此类。

半完全蛋白质。所含必需氨基酸种类齐全，但有的数量不足，比例不适当，可维持生命，但对人体的生长发育不利。如小麦、大麦中的麦角胶蛋白等。

不完全蛋白质。所含必需氨基酸种类不全，既不能维持生命，也不能促进人体生长发育。如玉米中的玉米胶蛋白、肉皮中的胶质蛋白等。

四、蛋白质的消化吸收

摄入的高分子蛋白质在胃肠内经过多种消化酶（胃蛋白酶、肠蛋白酶、肽酶等）的作用，分解为低肽、氨基酸，然后在小肠内被吸收，沿着肝门静脉进入肝脏。一部分氨基酸继续随血液循环分布到各组织器官合成各种特异性的蛋白质。蛋白质在消化道内不能完全被消化吸收，未被消化吸收的部分在大肠内受细菌的作用，发生腐败产生胺、酚、吲哚、硫化氢等物质，其中大部分随粪便排出体外；少量被肠黏膜吸收，随血液循环运往肝脏，进行生理解毒，然后随尿排出，这样才能使人体不致发生中毒现象。

血液中的氨基酸有三种来源：食物中的蛋白质；组织蛋白质的分解；糖类和脂肪的转化。

血液中氨基酸的作用：合成组织蛋白质；合成酶、激素、抗体等特殊蛋白质；氧化成二氧化碳、水和尿素，并产生能量。

五、蛋白质的生理功能

构成机体、修补人体组织。人体的任何一种细胞、组织和器官中都有蛋白质，人体的肌肉、血液、皮肤、骨骼、神经、指甲和毛发等都由蛋白质组成。成年人体重的16.3%是蛋白质，相当于人体体重去掉水分后的42%～45%。身体的生长发育、衰老组织的更新、损伤后组织的修复都需要蛋白质。所以每天都需要摄入一定量的蛋白质，作为构成组织和修补组织的"建筑材料"。

构成酶、激素和抗体。人体内的一切新陈代谢中的多种复杂的生化反应都是由一系列的酶参与来实现的。如果没有酶的存在，生命活动便无法存在。而酶的本质是蛋白质，体内一切调节代谢的激素（生长激素、胰岛素等）及免疫系统中的抗体（球蛋白抗体）都是由蛋白质构成的。

调节渗透压。正常人血浆与组织液之间水分的不断交换并保持平衡状态与血浆中电解质的总量和胶体蛋白质的浓度有关。在组织液与血浆电解质浓度相等时，二者间的水分的分布就取决于血浆中蛋白质的浓度。若膳食中长期缺乏蛋白质，血浆中的蛋白质含量就会降低，血液内的水分便会过多地渗入周围组织，造成营养性水肿。

运载功能。蛋白质在体内承担着很多营养物质的转运任务。如脂肪、O_2、CO_2都是由蛋白质参与运送的。

供给能量。蛋白质在体内的主要生理功能并非供给能量，但陈旧与多余的蛋白质也会不断地分解而释放出能量。

六、膳食蛋白质对人体健康的影响

人类在膳食中如果长期蛋白质摄入不足，将出现负氮平衡。负氮平衡的出现表示机体组织蛋白质分解的速度大于相应蛋白质的合成速度。这样一来维持组织更新将受到一定影响。如小肠黏膜，1～2天即更新一次，如果蛋白质摄入不足，肠黏膜及分泌消化液的腺体将首先受到影响，会出现消化吸收不良、慢性腹泻等；肝脏也将不能维持正常结构与功能，可能出现脂肪浸润、血浆蛋白质合成障碍，以致血浆蛋白质浓度（特别是白蛋白）下降，此后，还可能出现水肿；肌肉由于蛋白质不足合成更新速度较慢，逐渐不能维持正常结构而出现肌肉萎缩、肌肉蛋白质分解增加；同时，由于免疫抗体合成减少，将对各种感染性疾病的抵抗力下降。蛋白质营养不足对中枢神经系统功能也有影响，在幼年期会发生智力障碍；此外，生殖机能也将受影响。总之，在膳食中摄入蛋白质不足，幼儿和青少年表现出生长发育迟缓、消瘦、体重过轻、体力下降等情况；成人则出现疲倦、体重显著降低、肌肉萎缩、贫血、水肿等情况。

另外，膳食中蛋白质含量和质量较低，可导致机体肿瘤的发生；若提高蛋白质的含量和质量，则可以抑制肿瘤的发生。也有实验证明，若提高蛋白质的含量或增加某种氨基酸，可促发肿瘤，如色氨酸与膀胱癌发病有关。

七、食物蛋白质的营养评价

食物蛋白质的营养价值是指食物中蛋白质的含量和质量，主要是质量。含量高、质量好的食物蛋白质营养价值高，反之则低。食物蛋白质的营养价值主要取决于体内的消化吸收和利用。评价食物蛋白质的营养价值，基本以下方面为依据：

（一）食物蛋白质的含量

蛋白质的含量是评价食物蛋白质的营养标准，食物蛋白质含量高低是其营养价值的基本条件。大多数蛋白质的含量在 16% 左右，含氮元素是蛋白质结构的特征。所以对于任何蛋白质来讲，每克氮的存在表示该蛋白质约含有 100/16=6.25 克蛋白质（蛋白质系数）。因此，只要测出食物中的总含氮量乘以 6.25 即得出蛋白质的含量。

（二）蛋白质消化率

蛋白质的消化率是指一种食物蛋白质可以被消化酶分解的程度，蛋白质的消化率越高，被机体吸收利用的可能性越大，营养价值就越高，反之则小。其计算方式如下：

$$蛋白质消化率 = （吸收氮 / 食物氮）\times 100\%$$
$$= [（食物中含氮量 - 粪中含氮量 - 肠道代谢废物氮）/ 食物氮] \times 100\%$$

粪氮绝大部分来自未被消化吸收的食物氮，其次还有消化道脱落的肠黏膜细胞和代谢废物中的氮和极少量肠道微生物氮，这部分氮是机体本身产生的，不是食物蛋白质。一般在 24 小时肠道代谢废物氮为 0.9 ～ 1.2 克。

食物蛋白质的消化率受人体、食物和环境等多方面因素的影响。人体因素包括全身状态、消化功能、精神情绪、饮食习惯和感官状态对食物的适应程度。食物因素除食物属性之外，还有如食物纤维、抗胰蛋白酶和烹调方法，同时食用其他食物的影响等。如大豆整粒熟食时，蛋白质的消化率仅为 60%，若加工为豆腐和豆浆可提高到 90% 以上。

环境因素有空气清新、卫生整洁、光线好、环境幽雅的就餐环境，这样吃下的食物消化率就高，反之则低。

（三）蛋白质的利用率

蛋白质的利用率是指食物蛋白质被消化吸收后在体内利用的程度。测定食物蛋白质利用率的指标和方法很多，常用的指标有以下三种：

1. 蛋白质的生物价

蛋白质的生物价是指食物蛋白质被人体吸收的氮与吸收后在体内储留氮的比值，表示蛋白质被吸收后在体内利用的程度。

$$蛋白质生物价 = （氮在体内储留量 / 氮在体内吸收量） × 100\%$$
$$= ［氮在体内吸收量 - （尿中含氮量 - 尿内源氮）/ 食物中总含$$
$$氮量 - （粪中氮 - 肠道代谢废物氮）］× 100\%$$

尿内源氮是机体不摄入蛋白质时尿中所含氮量，主要来自组织蛋白质的分解。

食物蛋白质生物价的高低取决于蛋白质的氨基酸组成（主要指含必需氨基酸的种类、数量和相互间的比例）。凡是氨基酸组成与人体需要相近或接近的蛋白质，其生物价较高，反之则低。

2. 蛋白质净利用率

蛋白质净利用率是指蛋白质在体内储留量占蛋白质摄入量的百分比。事实上，蛋白质的净利用率是将蛋白质生物价与消化率结合起来评定蛋白质的营养价值。目前使用较多的是：

$$蛋白质净利用率 = （氮储留量 / 氮摄入量）× 100\%$$
$$又可简化为 NPU = 生物价 × 消化率$$

3. 蛋白质功效比值

蛋白质功效比值是指测定生长发育中的幼小动物摄入 1 克蛋白质所增加的体重数来表示蛋白质被机体利用的程度。公式为：

$$蛋白质功效比值 = 动物增加体重（g）/ 摄入蛋白质（g）$$

（四）食物蛋白质的互补作用

两种或两种以上的食物蛋白质混合食用，使所含的氨基酸之间取长补短，相互补充，从而起到提高食物蛋白质营养价值的作用。这种互补作用在我国的日常生活中经常用到。荤素搭配、粮豆混食、粗粮细做、粮菜兼食等都是蛋白质互补作用。表 2-3 是几种食物混合食用互补效果比较。

表2-3　混合食物蛋白质的生物价

单位：%

混合食物蛋白质的比例	混合前生物价	混合后生物价
小麦　40	67	
玉米　40	60	均为 70
大豆　20	64	
大豆　33	64	均为 77
小麦　67	67	
大豆　20	64	
玉米　40	60	均为 73
小米　40	57	

食物混合食用时为使蛋白质的互补作用充分利用，提高其营养价值，应注意以下几个方面：其一，食物化属性越远越好，如植物性与动物性食物混合食用时蛋白质的生物价超过单纯植物性食物的混合；其二，搭配的食物种类越多越好；其三，各种食物要同时食用，才有利于蛋白质的互补作用。因为单个氨基酸吸收到体内之后，一般要在血液中停留约 4 小时，然后到达各组织器官，再合成组织器官的蛋白质；而合成组织器官的蛋白质所需要的氨基酸必须同时到达才能发挥氨基酸的作用，合成组织器官蛋白质。

八、蛋白质的推荐摄入量

中国营养学会根据我国的食物结构，按照不同人群的年龄特征，提出了中国居民膳食中食物蛋白质的推荐摄入量。其中成年男性按轻、中、重体力劳动者来分推荐摄入量为每人每天 75 克、80 克、90 克。另外，中国营养学会推荐每日膳食中蛋白质摄入量按能量计算为：儿童和青少年是 13% ~ 14%，成人是 11% ~ 12%。

九、蛋白质的食物来源

为人体提供蛋白质的食物有两类：一类为动物性食物，如肉类、水产类、蛋类和乳类，这类食物的蛋白质都是优质蛋白质；另一类为植物性食物，如谷类、薯类、豆类、坚果类、水果蔬菜类，这类食物多数蛋白质含量少、质量差。我国居民的膳食多数还是以植物性食物为主，所以蛋白质推荐摄入量相对高一点。随着居民生活水平的提高，动物性食物的增加，推荐蛋白质的摄入量今后也应有所下降。

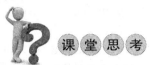
课 堂 思 考

以自己家庭为例，日常生活中蛋白质的摄入情况如何？动物蛋白质比例占多少？

第二节　脂　　类

　　脂类是人体需要的重要营养素，是产能营养素之一，在供给人体能量方面发挥着重要的作用。脂类也是人体细胞组织的组成成分，如细胞膜、神经髓鞘膜都必须有脂类参与。此外，脂类在血液中的运输情况与人体健康有着密切关系。脂类在人体内代谢发生异常时易引起相关的疾病。所以对日常脂肪的摄入量必须引起足够的重视，对其与健康的关系应有更深的认识。

一、分类和组成结构

　　脂类包括脂肪、磷脂、糖脂、蜡和类固醇等；通常将脂类分为三大类，即单纯脂肪、复合脂肪和衍生脂肪。

　　脂肪是 1 个分子的甘油和 3 个分子的脂肪酸缩合而成的甘油三酯。组成天然脂肪的脂肪酸种类繁多，所以由不同脂肪酸组成的脂肪对人体的作用也有所不同。通常 $C_4 \sim C_{12}$ 的脂肪酸都是饱和脂肪酸，碳链更长时可出现一个或多个双链，成为不饱和脂肪酸。若构成甘油三酯的 3 个脂肪酸酸基相同，则称为单纯甘油酯，否则称为混合甘油酯。天然脂肪多数为混合甘油酯。

　　甘油三酯又根据饱和链和不饱和链分为饱和甘油三酯和不饱和甘油三酯。在不饱和脂肪中由于双链的存在可出现顺式及反式的立体异构体。天然的不饱和脂肪酸几乎都是以不稳定的顺式异构体形式存在。脂肪酸中顺式构型熔点（14℃）低于反式构型熔点（44℃）。

（一）脂肪酸

脂肪酸是脂肪组成中的主要成分。脂肪酸的化学式为 R—COOH，R 为由碳原子组成的烷基链。对于脂肪酸的分类方法其中一种是按碳原子数目分为短链 $C_2 \sim C_6$、中链 $C_8 \sim C_{12}$、长链 $C_{14} \sim C_{26}$。人体血液和组织中的脂肪酸大多数是各种链的脂肪酸，自然界中的脂肪酸几乎都是含有偶数碳原子的脂肪酸。

脂肪酸从结构上分为饱和脂肪酸和不饱和脂肪酸，不饱和脂肪酸又分为单不饱和脂肪酸和多不饱和脂肪酸。

1. 各类食物脂肪中脂肪酸的组成

陆生动、植物脂肪中的脂肪酸。一般来讲，陆生动、植物中大多数为 $C_{16} \sim C_{18}$ 的脂肪酸，尤其是 C_{18} 的脂肪酸最多。高等陆生动物脂肪中主要脂肪酸是软脂酸、油酸、硬脂酸。食草动物与食肉动物体内脂肪组成并无明显区别。植物脂肪凡存在于果肉者，如棕榈油、橄榄油，主要脂肪酸是软脂酸、油酸和亚油酸。种子脂肪中一般以软脂酸、油酸、亚油酸和亚麻酸为主要脂肪酸。

水产动物脂肪中的脂肪酸。水产动物脂肪中以 C_{20} 和 C_{22} 脂肪酸居多，其中绝大多数为不饱和脂肪酸，种类多；饱和脂肪酸含量少。淡水鱼类脂肪中 C_{18} 不饱和脂肪酸的含量高，而海水鱼类脂肪中 C_{20} 和 C_{22} 不饱和脂肪酸居优势。

两栖类、爬行类、鸟类及啮类动物脂肪中的脂肪酸。两栖类及爬行类动物脂肪中含有大量的 C_{20} 和 C_{22} 不饱和脂肪酸，与水产动物相似；而鸟类和啮类动物的脂肪中脂肪酸更接近陆地高等动物。

2. 必需脂肪酸

人类除了从食物中得到脂肪酸外，自身还能合成多种脂肪酸，包括饱和脂肪酸、单不饱和脂肪酸和多不饱和脂肪酸。但是有些脂肪酸人体自身不能合成或合成很慢（如亚油酸和亚麻酸），必须靠摄取外界食物而得到的脂肪酸，叫必需脂肪酸。

人类长期摄取不含必需脂肪酸的食物，易发生必需脂肪酸缺乏症，如湿疹、皮炎、伤口难愈合和视力不良等现象。

必需脂肪酸推荐摄入量：亚油酸占膳食总能量的 3% ～ 5%，α - 亚麻酸占膳食总能量的 0.5% ～ 1%。

（二）磷脂

磷脂是一类含磷的脂类化合物，广泛存在于动物的脑、肝，蛋黄，植物的种子中。有卵磷脂、脑磷脂、神经鞘磷脂等，以卵磷脂和脑磷脂比较重要。卵磷脂和脑磷脂结构都是磷脂酸，即甘油分子中 3 个羟基中的两个与高级脂肪酸成酯，另一个与磷酸成酯。

磷脂结构中的脂肪酸为软脂酸、硬脂酸、油酸、亚油酸、亚麻酸和花生四烯酸。含氮基团的种类不同形成不同的磷脂。如含氮基团的胆胺、丝氨酸或肌醇形成的酯是脑磷脂；胆碱形成的酯是卵磷脂。

所有生物膜的组成（细胞膜）几乎全由蛋白质和磷脂组成，磷脂在膜的结构和功能中发挥着十分重要的作用。

（三）类固醇（甾体化合物）

类固醇是广泛存在于生物体内的一大类物质，它们主要有固醇类、胆甾酸类、强心苷类、甾体皂苷和甾体生物碱等。其中，胆固醇是对人体健康造成影响的重要物质。

1. 胆固醇的生理功能

维持生物膜的结构和功能。胆固醇是机体内主要的固醇类物质。在人体各组织中基本上都会有，在细胞内除了线粒体膜和内质膜中含量较少外，它是许多生物膜的重要成分，对维持生物膜的结构和功能有重要作用。生物膜中胆固醇不仅控制着脂溶性物质或水的通透性，而且还决定膜上某些酶的活性。当膜上胆固醇含量减少时，膜的通透性增强。

脂类的运输载体。在血浆蛋白中含有胆固醇，各种蛋白表面都必须包有游离胆固醇，这对脂类在血液中的运输十分重要。

合成人体重要物质。人体需要的各种类固醇激素，如肾上腺皮质激素、性激素、维生素 D 及胆汁酸，都是以血浆中的胆固醇作为主原料来合成的。

2. 胆固醇的消化和吸收

人体每千克体重含胆固醇 2 克，体重 60 千克的人总含量大约在 120 克。人类每天从膳食中可摄入 300 ~ 500 毫克的胆固醇（肉类、肝、内脏、脑、蛋黄和奶油），称外源性胆固醇。此外，人体每天还自身合成 1 克左右胆固醇，称内源性胆固醇，其总量远大于食物胆固醇。膳食中的胆固醇在肝提供的胆汁酸和肾提供的胆固醇酸化酶作用下被吸收利用。同时胆固醇的吸收还取决于摄入量，摄入量高就会降低吸收的百分比，人体吸收胆固醇在高水平时低于 10%，其他通过粪便排出。

二、脂类的生理功能

供给能量。1 克脂肪在体内氧化可产生 38 千焦（9 千卡）能量，比蛋白质、糖产生的能量高一倍。所以人类合理膳食总能量的 20% ~ 30% 是由脂肪供给的。另外，脂类还是生物储存能量的重要物质。

构成生物膜的重要成分。人类机体中各种细胞膜、内质网膜、线粒体膜、核膜、神经髓鞘膜和红细胞膜是由脂类组成的，特别是磷脂和胆固醇是重要的组成物质。生物膜一般按质量计，蛋白质约含 20%，磷脂含 50% ~ 70%，胆固醇含 20% ~ 30%，糖脂与甘油三酯含量极少或无。由于各种膜的生理功能不同，各种膜的脂类含量也不同。磷脂中的不饱和脂肪酸有利于膜的流动性，饱和脂肪酸和胆固醇有利于膜的坚性。所以生物膜的结构和功能与脂类有着密切的联系，膜上许多酶蛋白均与脂类结合而存在并发挥作用。

维持体温，保护脏器。脂肪是热的不良导体，皮下脂肪可阻止体内热量散失；而保持体温，又可使吸收的外界热量不致传导到机体内部，起隔热作用。脂肪在皮下和脏器周围像软垫，有减缓机械冲击的作用，从而保护各组织和脏器。脏器周围的脂肪还起着固定作用。

提供脂溶性维生素并促进其消化吸收。动物性脂肪含有丰富的各种脂溶性维生素，是人体脂溶性维生素的主要来源。同时，脂溶性维生素 A、维生素 D、维生素 E、维生素 K 等，在溶于脂肪的条件下，较易为人体吸收。例如，烹饪胡萝卜时要重油文火，使其中的胡萝卜素溶入脂肪，才有利于人体吸收。

提供必需的脂肪酸。人体的必需脂肪酸需要依靠摄入各种油脂来获得，特别是植物脂肪中含有丰富的软脂酸、油酸、亚油酸和亚麻酸。如棕榈油、橄榄油、花生油、芝麻油等。

增强食物的美味和饱腹感。加入油脂的食物香味浓，可增加食欲。脂肪在胃内停留时间较长，脂肪摄入增加不易饥饿。

三、膳食脂类对人体健康的影响

人类在日常生活中，摄入适量的脂类是保证平衡营养的重要因素，膳食中如果摄入的脂类过多会导致对免疫细胞功能的抑制作用。另外，脂类摄入过多，不但影响食物中蛋白质、钙、铁等多种营养素的吸收，还将导致过多脂肪存于机体组织中，引起血脂增高、动脉粥样硬化、高血压、心血管病、肥胖症和癌症等疾病。所以各国在制定脂肪推荐摄入量（RNI）时都应根据各自的饮食习惯和实际情况，以降低慢性退行性疾病的患病率为主要依据。

四、膳食中脂肪参考摄入量

目前各国的营养专家组织，除关于对脂肪的推荐摄入量有所建议外，对脂肪酸的组成比例也非常重视。脂肪酸的比例包括两个方面，其一是饱和脂肪酸、单不饱和脂肪酸和多不饱和脂肪酸之间的比例，其二是 n–6 和 n–3 多不饱和脂肪酸之间的比例。关于饱和脂肪酸、单不饱和脂肪酸和多不饱和脂肪酸之间的比例多数定为1∶1∶1；如按占总能量比表示，国外专家研究认为比较合适的比例是：饱和脂肪酸和单不饱和脂肪酸的比例各占 5% ~ 6%，多不饱和脂肪酸占 3% ~ 7%。中国营养学会依据以上情况，结合我国实际和居民营养健康的需要，提出了中国居民膳食脂肪适宜摄入量（AI）（表 2–4）。

表2–4　中国居民膳食脂肪适宜摄入量（AI）

年龄 / 岁	脂肪 /%	胆固醇量 / mg
0 ~ 0.5	48 ~ 40	
0.5 ~ 1.9	35 ~ 40	
2 ~ 6	30 ~ 35	
7 ~ 12	20 ~ 30	
13 ~ 17	20 ~ 30	
18 ~ 59	20 ~ 30	< 300
60 及以上	20 ~ 30	< 300

五、脂肪的食物来源

人体所需要的脂肪主要来源于动物性和植物性食物（表2-5）。

表2-5　部分食物的油脂含量

单位：g/100g

食　物	脂　肪	蛋白质	食　物	脂　肪	蛋白质
花　生	39.2	26.2	猪肉（精）	28.8	16.7
黄豆（干）	18.4	36.6	牛肉（精）	19.1	19.0
玉　米	4.3	8.5	羊肉（精）	13.6	17.3
葵花子	51.1	23.1	兔　肉	0.9	21.2
核　桃	63.0	15.4	鸡　肉	2.5	21.5
杏　仁	49.6	24.9	鸭　肉	7.5	16.5
松　子	63.3	15.3	鹅　肉	11.2	10.8
榛　子	49.7	21.0	鸡蛋黄	30.0	13.6
乌橄榄	18.1	1.5	大黄鱼	0.8	17.6
芝　麻	61.7	21.9	鸡　蛋	11.6	14.7

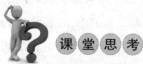

课堂思考

你和你周围的人，对动物脂肪是否有恐惧感？

第三节　糖　类

糖类物质，又称碳水化合物，是由碳、氢、氧三种元素组成的一大类化合物。糖类是多羟基醛或多羟基酮和它们的缩合产物。

糖类是自然界分布最广的一大类物质，与我们的生活有着密切的关系，其中最主要的有核糖、葡萄糖、蔗糖、淀粉等。人体所需能量的 60% ~ 80% 主要由食物中的糖类供给。生命的基础物质核酸含有糖类物质，称为核糖。糖类物质在静脉营养中还起着重要作用，如临床上给病人输液用的 5% 或 10% 葡萄糖水溶液。

一、糖的分类

糖可以分为单糖、双糖、多糖、寡糖。

（一）单糖

单糖是不能被水解的多羟基醛或多羟基酮。单糖又可以分为两类：醛糖和酮糖。根据分子中碳原子数目，单糖依次分为乙糖、丙糖、丁糖、戊糖、己糖和庚糖。分子中碳原子数 ≥ 3 的单糖因含有不对称碳原子，所以有 D- 和 L- 两种构型，天然存在的单糖是核糖、脱核糖、葡萄糖、果糖和半乳糖，它们的组成和性质如下：

核糖和脱氧核糖。D- 核糖和 D-2 脱氧核糖是重要的戊糖。它们与磷酸及某些杂环化合物结合存在于核蛋白中，是核糖核酸和脱氧核糖核酸的重要组成物质之一。

葡萄糖。D- 葡萄糖是无色晶体，甜度约为蔗糖的 70%，易溶于水，难溶于有机溶剂。D- 葡萄糖在自然界中分布极广，以水果和蜂蜜中含量较多；也存在于动物体内，如在正常人的血液中含有 3.89 ~ 6.11 毫摩尔 / 升（70 ~ 110 毫克 / 分升）的葡萄糖。存在于血液中的葡萄糖叫血糖。D- 葡萄糖也是许多多糖的组成成分。淀粉、纤维素、糖原水解可得葡萄糖。它还是重要的营养剂，供给机体能量，并有强心、利尿解毒等作用。

半乳糖。D- 半乳糖为无色结晶，有甜味，溶于水，熔点 165℃ ~ 166℃，具有还原性。人体中的半乳糖是食物中乳糖的水解产物，在酶的催化下使 C_4 转向异构化，半乳糖即转化为葡萄糖。半乳糖与葡萄糖结合成乳糖而存在于哺乳动物的乳汁中，脑髓中有些结构复杂的脑磷脂也含有半乳糖。半乳糖还以多糖的形式存在于黄豆、豌豆等多种植物的种子中。

果糖。D- 果糖是无色结晶，味很甜，是最甜的一种糖，易溶于水。D- 果糖存在于水果和蜂蜜中，蜂蜜的甜度主要是因为果糖的存在。

（二）双糖

双糖是由两分子单糖缩合生成的化合物，分子式为 $C_{12}H_{22}O_{11}$，重要的双糖是蔗糖、麦芽糖和乳糖。

蔗糖。蔗糖是普通的食糖，广泛存在于植物中，在所有光合植物中都含有一些蔗糖。在甘蔗和甜菜中含量最多，甘蔗含 16% ～ 26%，甜菜含 12% ～ 15%，它们都是制取食糖的重要原料。蔗糖是白色结晶，熔点为 186℃，甜味仅次于果糖。蔗糖在烹饪和食品工业中常用作饮料和食品的着色剂。

麦芽糖。麦芽糖因是在麦芽中发现而得名，它是由淀粉在淀粉酶的作用下水解而生成。市售饴糖的主要成分是麦芽糖。麦芽糖分子结构中仍保留一个苷羟基，具有单糖的一切化学性质，这样的糖叫还原性双糖；反之是非还原性双糖。

乳糖。乳糖存在于哺乳动物的乳汁中，牛、羊乳中含有乳糖 4% ～ 5%，人乳中含有乳糖 6% ～ 7%。乳糖是白色结晶性粉末，含有一个分子结晶水（$C_{12}H_{22}O_{11} \cdot H_2O$），熔点为 201℃，甜度为蔗糖的 70%。乳糖在双糖中是水溶性较小的一种，因而没有吸湿性。

（三）多糖

多糖为带有 10 个单糖单位以上的聚合物。多糖在自然界中分布很广，在我们的每日膳食中也非常重要。它们都是由 D- 葡萄糖组成，所以多糖是一种纯粹的化学物质，而且是聚合程度不同的多种高分子化合物的混合物。

淀粉。淀粉是日常生活中常见的一种多糖，广泛存在于植物的种子和根茎中，不同种类食物中淀粉含量有所不同。谷类、薯类含量较高，其他食物中含量较少。淀粉为白色粉末，是由 α-D- 葡萄糖失水缩合生成的多糖。根据其结构不同，淀粉分为直链淀粉和支链淀粉。直链淀粉约占淀粉的 20%，支链淀粉约占淀粉的 80%。

糖原。糖原是存在于动物体内的一种多糖，也叫动物淀粉，主要存在于动物的肝脏和肌肉中。糖原是动物体内的一种能量来源，葡萄糖在血液中含量较高时就结合成糖原储存于肝脏和肌肉中，当血液中的葡萄糖含量降低时，糖原就分解成葡萄糖，供给机体能量。

（四）寡糖

寡糖又称低聚糖，是由 3 个以上 10 个以下的单糖分子通过糖苷键构成的聚合物。根据糖苷键的不同而有不同的名称。目前已知的比较重要的功能性低聚糖有异麦芽糖、海藻糖、低聚果糖、低聚甘露糖、大豆低聚糖等。其甜度通常只有蔗糖的 30% ～ 60%，并与其结构及分子质量有关。

二、糖类的生理功能

供给能量。糖类是人类获得能量最经济和最主要的食物来源。供给能量是糖类主要的生理功能。肌肉中的肌糖原是肌肉活动最有效的能量来源。心脏的活动也主要靠磷酸葡萄糖和糖原氧化供给能量。大脑神经系统需要的大量的维持活动的能量营养物质是葡萄糖。血液中的葡萄糖是神经系统的唯一能量来源，血糖降低时可致昏迷、休克甚至死亡。

构成机体的重要物质。糖类是构成机体的重要物质，并参与细胞的多种活动。糖类和脂肪形成的糖脂是细胞膜与神经组织的结构成分之一，对维持神经组织系统的机能活动有特殊作用。糖类与蛋白质结合的糖蛋白是一些具有生理功能的重要物质如抗体、酶和激素的组成成分，核糖、脱氧核糖是 RNA 和 DNA 重要的组成物质。

参与营养素的代谢。膳食中糖类的摄入与机体某些营养素的正常代谢关系密切，足量糖类的摄入，可以节省体内蛋白质或代谢物的消耗，使氮在体内的储量增加，这种作用称为糖类对蛋白质的节约作用。脂肪在体内的代谢也需要糖类的参与，当糖类供给不足、机体因病不能利用糖类时，所需能量大部分由脂肪供给；而当脂肪氧化不完全时，即可产生酮体，这是一种酸性物质，在机体积存过多时可引起酸中毒。因此，足量的糖类具有抗生酮体，防止酸中毒的作用。

保肝、解毒作用。机体肝糖原储备较充足时，对某些化学毒物（四氧化碳、酒精、砷等）及各种细菌毒素有较强的解毒作用。因此，保证糖类充足的供给、保持肝脏中有足量的糖原，是保护肝脏免受有害因素损坏和保持肝脏正常解毒功能的有效因素。

增强肠道功能。人体不能消化吸收或消化吸收很少的多糖，如纤维素、果胶和抗性淀粉等，它们能刺激肠道蠕动，有助于正常消化和增加排便量，是人类不可缺少的膳食物质。

三、膳食糖类对人体健康的影响

糖类如果摄入不足或过量，都会通过机体的生理和代谢过程直接影响人类健康，因此要想减少疾病或是减少疾病进程中的危险因素，必须在膳食糖类时达到各种营养素的动态平衡。如糖类摄入不足，易发生低血糖和对肝炎病毒的免疫降低；如果糖类摄入过多，特别是精制糖过量，除龋齿外还将对机体健康带来更为不利的影响，如糖尿病、冠心病、肥胖症和癌症等疾病。所以人类在摄取糖类时必须有一个适宜的量。

中国营养学会参考国外对糖类的推荐量和我国居民膳食糖类的实际摄入量，建议除了2岁以下的婴幼儿外，糖类应提供55% ~ 65%的膳食总能量。这些糖类应来源于不同的膳食，它应包括淀粉、抗性淀粉、非淀粉、多糖和低聚糖等化合物。还应限制纯热能食物如食糖的摄入量，提倡摄入营养素/能量密度比值高的食物，来保证人体能量充足和营养素的需要。

四、糖类的食物来源

人类膳食糖类主要来源于谷类、薯类、水果、蔬菜、糖果、酒类、饮料等食物。

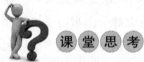

课 堂 思 考

糖类对于人体的生命活动不可缺少，但应如何避免精制糖对人体的不良影响？

思考与训练

一、名词解释

必需氨基酸　蛋白质的互补作用　多糖

二、填空题

1. 食物中所含的三大产能营养素是_____、_____、_____。

2. 蛋白质可以分为＿＿＿＿、＿＿＿＿、＿＿＿＿等。

3. 脂肪酸从结构上分为＿＿＿＿、＿＿＿＿两种。

4. 糖可以分为＿＿＿＿、＿＿＿＿、＿＿＿＿、＿＿＿＿等。

三、选择题

1. 人体所需要的热量最主要是来源于（　　）。

A. 糖类　　　　　　B. 蛋白质　　　　　　C. 维生素　　　　　　D. 矿物质

2. 人体不能自行合成的氨基酸叫（　　）。

A. 非必需氨基酸　　　　　　　　B. 必需氨基酸

C. 植物性食物氨基酸　　　　　　D. 动物性食物氨基酸

3. 人体血液中的糖是（　　）。

A. 多糖　　　　　　B. 双糖　　　　　　C. 单糖　　　　　　D. 葡萄糖

4. 人体可以直接吸收的糖是（　　）。

A. 多糖　　　　　　B. 双糖　　　　　　C. 单糖　　　　　　D. 葡萄糖

5. 蛋白质在人体内消化吸收后的利用程度叫作（　　）。

A. 消化　　　　　　B. 利用率　　　　　　C. 蛋白质含量　　　　　　D. 蛋白质互补

四、判断题

1. 蛋白质的互补就是把几种不同的蛋白质混合在一起。（　　）

2. 动物脂肪吃得越少越好。（　　）

3. 所有的营养素都能产生能量。（　　）

4. 蛋、奶属于优质蛋白质，所以多多益善。（　　）

五、简答题

1. 简述蛋白质、脂类、糖类的生理功能和主要食物来源。

2. 胆固醇在机体中的生理功能有哪些？它对机体有什么影响？

3. 简述蛋白质、脂类、糖类对人体健康的影响。

4. 简述蛋白质、脂类的营养价值。

六、案例分析

案例：一个 20 世纪 50 年代出生的人，50 年以后健康查体时发现自己的胆固醇含量高了，但在自己的血统史上，没有胆固醇高的遗传基因。后来，他总结说：20 岁以前在老家农村生活的时候，每年只能吃到大约 10 个鸡蛋，前 20 年吃鸡蛋的总量不会超过 200 个。而到了大城市以后，正值经济飞速发展、饮食生活改善的时候，每天都可以吃到 1 个以上的鸡蛋，一个月下来至少 30 个，半年吃鸡蛋的数量与前 20 年所吃鸡蛋的总量相等。不算不知道，这一算令他大吃一惊，如此饮食，岂有胆固醇不升高之理。当然，这种计算方法未必有科学道理，但却反映了一个问题：严重的营养过剩与不合理的饮食结构，是导致"现代文明病"持续增长的原因之一。

根据上述案例回答如下问题：

结合当前我国大城市居民的饮食状况，分析"现代文明病"发病率高的原因。

七、实践与训练

1. 选择一种动物原料，对其中的蛋白质含量进行测定。
2. 选择一种动物原料，对其中的脂肪含量进行测定。
3. 选择一种菜肴或点心，对其所含有的总糖量进行测定。

非产能营养素

本章把几大非产能营养素放在一个知识模块中进行系统介绍，有助于学生对人体各种营养素需求关系的理解与把握，重点学习非产能营养素的生理功能与人体健康的关系，从而使学生树立科学膳食的理念，并提高对饮食健康重要性的认识。

本章内容为非产能营养素——矿物质、维生素、水、膳食纤维，以及植物性食物中的非营养成分与抗氧化剂等知识的介绍，重点介绍非产能营养素的生理功能、对人体健康的影响、营养评价、食物来源等方面。

学习目标 ≫

方法能力目标

熟悉和掌握非产能营养素——矿物质、维生素、水、膳食纤维，以及植物性食物中的非营养成分与抗氧化剂的基本知识；重点掌握矿物质、维生素、水、膳食纤维的生理功能，并能根据其生理功能的原理，对当前我国居民非产能营养素摄入量进行具体分析，努力培养学生发现问题、分析问题、解决问题的能力。

专业能力目标

通过本章知识的学习，在掌握矿物质、维生素、水、膳食纤维等的生理功能与人体摄入量的前提下，提高学生对膳食中非产能营养素合理设计的能力，并能熟练运用到未来的烹饪实践工作中，掌握解决实际问题的能力。

社会能力目标

各班的烹饪营养与美食实践小组可以根据本学院学生就餐的实际情况，有选择性地进行对矿物质、维生素、膳食纤维等非产能营养素摄入量的调查；通过调查对学生非产能营养素摄入量进行宏观层面的评估，并提出改进的建议。

【案 例】

我国居民缺乏的营养素

2003 年的调查资料表明，钙是我国居民最为缺乏的营养素之一。我国人均每天摄入的钙为 405 毫克，仅达到该元素的 RDA 值（人体如果长期缺乏某种营养素，就会出现某种病症。当该种营养素的摄入量达到某数值时，人们就不会发病。该数值就叫作 RDA 值）800 毫克的 50.6%。婴幼儿缺钙会出现枕秃、夜惊、盗汗、烦躁不安等症状，严重的可引起佝偻病；儿童和青少年缺钙会出现鸡胸、龟背、"X"形或"O"形腿、抽搐、厌食或偏食、骨骼生长不良等症状；成人缺钙可出现手足抽搐、盗汗、腰酸及骨质疏松等症状。

维生素 B_2 是我国居民最为缺乏的营养素之一，缺乏的程度仅次于钙。我国人均每天摄入的维生素 B_2 为 0.8 毫克，仅占该元素 RDA 值 1.3 毫克的 61.5%。人体缺乏维生素 B_2 时，可引发阴囊炎、舌炎、唇炎、口角炎、角膜炎及脂溢性皮炎等疾病。

维生素 A 也是我国居民最为缺乏的营养素之一。我国人均每天摄入的维生素 A 为 476 微克（其中的 319 微克是从 β- 胡萝卜素转化而来的），仅为该元素 RDA 值 800 微克的 59.5%。人体缺乏维生素 A 时会出现皮肤干燥、粗糙，眼睛干涩，夜盲等症状。

除此之外，我国居民一般性缺乏的营养素还有如下几种：

锌：我国人均每天摄入的锌为 12 毫克，比该元素的 RDA 值低 20%。在我国，儿童和青少年缺锌的情况比较严重，已影响到部分儿童、青少年智力和身高的正常发育。人体缺锌会出现生长发育迟缓、食欲不振、味觉减退或有异食癖、性成熟推迟、第二性征发育不全、性机能低下、创伤不易愈合、免疫功能降低、易于感染等病症。

维生素 B_1：我国人均每天摄入的维生素 B_1 为 1.2 毫克，比该元素的 RDA 值低 11.3%。现今，我国城市居民已广泛食用精白米面，而维生素 B_1 主要存在于粮食的表皮里，所以我国城市居民实际缺乏维生素 B_1 的情况比调查显示的情况还要严重。人体缺乏维生素 B_1 时，易患脚气病、神经炎等疾病。

硒：我国人均每天摄入的硒为 42 微克，比该元素的 RDA 值低 11.7%。人体缺硒可引发克山病、大骨节病、白内障等多种疾病。研究证实，很多癌症患者均缺硒。

铁：我国居民每天摄入的铁量已达到 RDA 值，但由于其摄入的铁主要是来自于大米、坚果、黑叶蔬菜等植物中的非血红素铁，其利用率和吸收率较低，远远低于动物性食物中所含铁的吸收率。加之，我国居民习惯食用谷物，而谷物中含有浓度较高的植物酸，植物酸会明显抑制人体对铁的吸收。所以，尽管我国居民摄入的铁量不低，但真正被人体吸收的铁却较少，并不能满足人体的需要，这使得我国居民存在着广泛的贫血现象，尤其是妇女、儿童和老人。人体缺铁时，可引发缺铁性贫血，出现食欲减退、烦躁、乏力、面色苍白、心悸、头晕等症状。

维生素 C：我国人均每天摄入的维生素 C 为 100.2 毫克，已达到该元素的 RDA 值 100 毫克。但是，由于我国居民膳食中的维生素 C 主要来源于蔬菜中，而我们又习惯食用煮熟的蔬菜，这使得其中的大多数维生素 C 遭到破坏。因此，实际上我国居民的身体内还是缺乏维生素 C。人体缺乏维生素 C 时，可出现牙龈和皮下出血、营养吸收不良、免疫力低下等病症，严重时会引发坏血病。

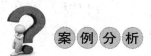
案 例 分 析

根据上述我国普遍性营养素缺乏的情况，调查本学院学生或本地区居民的营养素摄入情况，并进行评估。

第一节　矿　物　质

人体组织中几乎含有自然界存在的各种元素（现有 81 种能够在体内检出）。在这些元素中，科学研究发现有 20 多种是构成机体组织、维持生理功能、生化代谢所必需的元素，占人体总量的 4% ～ 5%。在机体内含量大于 0.01% 的各种元素，每日膳食需要在 100 毫克以上者，称为常量元素，共有 7 种（钙、磷、镁、钾、钠、氯、硫）。在机体内含量小于 0.01% 的各种元素，仅占机体总量的 0.05%，称为微量元素。微量元素依据在体内的生理功能作用分为必需微量元素和非必需微量元素。

人体必需微量元素共有 8 种，它们是：铬、铁、铜、锌、硒、钼、碘、钴。

人体非必需微量元素共有 5 种，它们是：硼、硅、钒、锰、镍。

另外，具有潜在的毒性，但在低剂量时，可能具有人体必需功能的元素共有 7 种，它们是：氟、铝、砷、镉、锡、汞、铅。

不论是常量元素还是微量元素都是构成机体组织，参与蛋白质、脂肪和糖类代谢的不可缺少的重要物质。

一、钙

钙是机体内含量最多的矿物质元素，除了碳、氧、氢、氮外，钙列为第五位，是构成机体组织的重要成分，占机体重量的 1.5% ~ 2.0%。正常成人体内含有 1000 ~ 1200 克钙，主要以羟磷灰石结晶形式 $[3Ca_3(PO_4)_2 \cdot Ca(OH_2)]$ 存在于骨骼和牙齿中，占 99%。因此钙不仅是构成机体完整性不可缺少的矿物质元素，也是机体各种生理和生化过程中维持生命现象的重要组成物质。

（一）钙的吸收

钙盐在酸性溶液中较易溶解，因此钙的吸收主要在小肠上部进行，原因是食物经胃液消化后在小肠上部仍有酸性。并不是所有的食物中的钙都能为机体所利用；在一般膳食中，摄入的钙通常仅为 20% ~ 30%，由小肠吸收并进入血液中。钙的吸收作用与机体的生理状况、膳食种类和钙的摄入量有关。正在生长的幼儿、青少年、孕妇、乳母对钙的吸收利用率最高，其一般吸收量在 40% 以上。

影响钙吸收的膳食因素主要有：

维生素 D 不足。维生素 D 不足影响钙吸收利用，主要原因是钙结合蛋白质减少。

钙、磷比例不平衡。钙或磷中任一元素过少或过多都影响钙的吸收。

草酸、植酸的存在。草酸、植酸及它们的盐不利于钙的吸收，原因是形成不溶性的钙盐。如谷类的外皮、菠菜、甜菜叶、可可等食物中含有这些酸。

脂肪过多和碱性过高。脂肪过多特别是饱和脂肪过多影响钙的吸收，原因是脂肪酸与钙结合生成不溶解的脂肪酸钙。如果碱性过高，钙在碱性介质中不溶解也影响吸收。另外一些碱性药物如抗酸药、四环素、肝素等可使胃肠道 pH 值升高，使钙吸收降低。

膳食纤维的影响。膳食纤维中的醛糖酸残基也可以与钙结成难溶解的钙盐，从而降低钙的吸收。

另外，在食用钙补充剂时，与正常的餐饮同时摄入会有利于吸收。而不同的钙制剂，理化性质不同，都可能影响其吸收。因此选择有利于钙吸收的食物应引起人们的重视。

（二）钙的生理功能

在人类的机体中，99% 的钙是用于构成骨骼和牙齿以及维持和保护骨骼与牙齿的，其余 1% 的钙是调节下列生理功能的重要物质。

血液凝固的催化剂。在血液凝固过程中，在凝血酶原转变为凝血酶时，钙起到了催化剂的作用，使凝血酶将纤维蛋白质聚合成纤维蛋白，从而使血液凝固。

维持神经与肌肉的收缩和舒张。钙具有调节机体内多种生理功能的作用，包括骨骼肌、心肌收缩，平滑肌及非肌肉细胞活动及神经兴奋的维持等。

细胞壁的渗透性。钙离子可以通过影响细胞壁的渗透性来调节体液，使体液正常透过细胞壁。

酶的激活剂。钙对许多参与机体细胞代谢的酶，如三磷酸苷酶、脂肪酶和某些大分子蛋白质分解酶都有激活作用。

激素的分泌。机体中许多激素的分泌和激素释放因子都少不了钙的参与。

（三）钙对人体健康的影响

钙缺乏症。对我国目前居民膳食结构营养调查发现，多数居民钙的摄入量普遍低，仅达推荐摄入量的 50% 左右，因此钙缺乏症是较常见的营养性病。主要表现在骨骼的病变，如幼儿和青少年生长发育迟缓、新骨结构异常、骨骼钙化不良、骨骼变形发生佝偻病。成人缺乏钙容易发生骨质疏松症。有效的预防措施是提高奶制品的摄入量。另外，有关成人钙摄入量不足的疾病，还有高血压、结肠癌、男性不育症等。

钙过量的危害性。摄入适量的钙不仅可以防止有关营养缺乏病，还有利于减少一些慢性病的发生；但是如果摄入过量，它仍然会对机体产生不良作用，而且还会发生不应该有的疾病，如肾结石、奶碱综合征、钙和其他矿物的相互干扰作用（抑制铁的吸收、降低锌的生物利用率、对镁代谢有潜在不良反应、减少膳食中磷的吸收）。另外，有资料显示，钙对由其他元素诱发的肺癌、肾癌、睾丸癌等有促进作用，所以，有人认为钙可能是一种潜在辅致癌物质。

（四）膳食参考摄入量

由于钙的生理功能的多样性、调节机制的复杂性，以及钙营养状况评价目前还没有理想的方法，因此很难提出制定钙需要量和推荐摄入量的适宜指标。中国营养学会根据钙在机体中的营养研究，参照国外钙的膳食推荐量和我国居民膳食的实际状况，提出了中国居民膳食参考摄入量（表3-1）。

表3-1　中国居民膳食钙参考摄入量（DRIs）

单位：mg/d

年龄/岁	AI	UL	年龄/岁	AI	UL
0 ~	300	1000	14 ~	1000	2000
0.5 ~	400	1500	18 ~	800	2000
1 ~	600	2000	50 ~	1000	2000
4 ~	800	2000	孕妇　中期	1000	2000
7 ~	800	2000	孕妇　晚期	1500	2000
11 ~	1000	2000	乳母	1500	2000

（五）钙的食物来源

钙在所有的食物中多多少少都含有，但是含量较多的食物是奶类、小鱼小虾类和肉蛋类；其次是豆类及绿色蔬菜。另外，还有非食物来源的钙或补充剂，如苹果酸钙、柠檬酸钙、碳酸钙、磷酸三钙等。

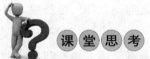

课 堂 思 考

补钙剂的生产已经成为产业了，许多人每年用大量的金钱购买补钙品，你觉得有必要吗？

二、磷

磷是机体含量较多的元素之一，稍次于钙排在第六位，占体重总量的1%左右。成人机体内含有磷600 ~ 900克，其中86% ~ 90%存在于骨骼中。剩余的10% ~ 15%与蛋白质、脂肪、糖及其他化合物结合，分布于机体的几乎所有组织中，参与生命活动中非常重要的生理生化代谢过程。

（一）磷的吸收

磷比钙容易被吸收，吃进去的磷 70% 被吸收，30% 从粪便中排出。食物中的磷大多数是磷酸酯化合物，所以在吸收前必须裂解为游离的磷，然后以无机磷酸盐的形式被吸收。磷主要在小肠中段被吸收，其吸收量的大小主要由以下因素决定，磷的来源、钙与磷的比例、小肠内的 pH 值、乳糖的摄入量以及食物中钙、磷、维生素 D、铁、铝、镁、钾和脂肪的含量等。磷的吸收像多数营养素一样，需要量越大，吸收就越多，吸收随摄入量的增大而增加，但不成比例。

（二）生理功能

磷在机体内所起的作用，在生命必需的矿物质元素中没有一个能够超过它。它存在于机体所有的组织细胞中，几乎所有的生理、生化、代谢反应都少不了磷。它在机体中的重要生理功能有以下几点：

其一，它是骨骼、牙齿和软组织生长形成和维持所必需的重要物质。

其二，它对肌肉组织的建立有重要作用，同时也是乳汁正常分泌所必需的重要成分。

其三，它是核糖核酸（RNA）和脱氧核糖核酸（DNA）的组成成分，RNA 和 DNA 是传递遗传信息和控制细胞代谢的重要物质。

其四，它参与许多重要的代谢过程：例如，能量储存和释放，参与构成三磷酸腺苷（ATP）、磷酸肌酸等供能、储能物质，在能量的产生逆转过程中发挥重要的作用。它是糖类、脂肪、蛋白质的活化剂：在糖、脂肪酸、氨基酸的吸收利用过程中，磷是不可缺少的重要物质（糖磷酸酯、磷脂等）。它也是许多重要酶系统的组成成分和激活剂：如辅酶 I 和辅酶 II 等。

其五，它是与其他元素相结合维持渗透压和酸碱平衡的重要物质。

（三）磷对人体健康的影响

磷缺乏。磷广泛存在于各种食物中，在人们的日常膳食中只要能量和蛋白质适量，磷是不会缺乏的，所以临床上所见的缺磷病人大多数为长期服用大量的抗酸剂和因骨折等重病症而引起。素食者的饮食，特别是乳酸制品摄入少的人，有可能缺磷和其他元素。所以，磷缺乏病是比较少见的。

过量危害。摄入磷过多也会产生一些不应有的疾病。长期摄入高磷食物能引起继发性甲状旁腺机能亢进、骨再吸收以及肾和心组织的钙化。产生这些问题所需要磷的浓度决定于钙、镁和其他成分的浓度。过量的磷酸盐还会使缺镁的后果更加严重，并需摄入更多的钙以维持正常的血钙浓度。膳食中钙与磷的比例宜在 1.5：2.1。事实证明即使在钙浓度足够的情况下，高磷食物特别是那些高磷而又低钙的食物，有可能是导致人类机体"老年骨损失"或"骨质疏松"的原因之一。

毒性。磷本身并无任何已知的毒性；但过量的磷酸盐会引起低血钙症、肝组织坏死和脂肪肝，从而导致神经兴奋的增强和肝网状组织的损坏。

（四）中国居民膳食参考摄入量

中国营养学会通过对大量实际情况的研究，提出了我国居民膳食磷的参考摄入量（表3-2）。

表3-2　中国居民膳食磷参考摄入量（DRIs）

单位：mg/d

年龄 / 岁	AI	UL	年龄 / 岁	AI	UL
0 ~	150		11 ~	1000	3500
0.5 ~	300		14 ~	1000	3500
1 ~	450	3000	18 ~	700	3500
4 ~	500	3000	孕妇	700	3000
7 ~	700	3000	乳母	700	3500

（五）主要食物来源

磷在食物中分布很广，无论是动物性食物中还是植物性食物中都含有丰富的磷。动物性食物中的磷消化吸收利用率高；粮谷中的磷为植酸磷，吸收利用率低，而加工处理后的植酸磷则吸收利用率增加。

三、钾

人体内的矿物质元素，除了钙和磷含量较多外，钾元素排在第八位。钾占体内矿物质含量的 5%，为人体重要的阳离子之一。体内钾主要存在于细胞内，约占总量的 98%，其余部分存在于细胞外。钾在体内的分布与器官的大小及其细胞的数量和质量有关，其中 70% 的钾储存于肌肉，10% 储存于皮肤，红细胞内占 6% ~ 7%，骨内占 6%，脑内占 4.5%，肝内占 4.0%。正常人血浆浓度为 3.5 ~ 5.3 毫摩尔 / 升，各种体液中都含有钾。

（一）钾的吸收

人体中的钾主要来源于食物，膳食钾的吸收率很高，约有 90% 的摄入钾被吸收。吸收作用在小肠内进行。

（二）生物功能

维持蛋白质、糖类的正常代谢。葡萄糖和氨基酸经过细胞膜进入细胞合成糖原和蛋白质时，必须有适量的钾离子参与。三磷酸腺苷的合成过程中也需要一定量的钾。钾缺乏时，糖、蛋白质的代谢都将受到影响。

维持细胞内正常渗透压。由于钾主要存在于细胞内，因此钾对细胞内渗透压的维持起着重要作用。

维持神经的应激性和正常功能。细胞内的钾离子和细胞外的钠离子联合作用，可激活 Na^+—K^+—ATP 酶，产生能量，维持细胞内外钾钠离子浓差梯度，发生膜电位，使细胞膜有电信号能力。当血钾降低时，膜电位上升，细胞膜极化过度，应激性降低，发生肌肉松弛性瘫痪；当血钾过高时，可使膜电位降低，导致细胞不能复极而应激性丧失，其结果也可引起肌肉麻痹。

维持心肌的正常功能。心肌细胞内外的钾浓度与心肌的自律性、传导性和兴奋性有密切关系。钾缺乏时，心肌兴奋性增高；钾过高时又使心肌自律性、传导性和兴奋性受抑制；二者均可引起心律失常。

维持细胞内外正常的酸碱平衡和电离子平衡。机体中的钾代谢紊乱时，可影响细胞内外液的酸碱平衡。当细胞失钾时，细胞外液中的钠离子与氢离子可进入细胞内液，引起细胞内酸中毒和细胞外碱中毒；反之，细胞外钾离子内移，氢离子外移，可引起细胞内碱中毒与细胞外酸中毒。

降低血压。许多研究发现，补钾对高血压及正常血压者有降低血压的作用。其作用机制可能与直接促进尿钠排出等因素有关。

（三）钾对人类健康的影响

钾缺乏主要引起的症状有神经肌肉、消化、心血管、泌尿、中枢神经等系统发生功能性或病理性改变。主要表现为肌无力及瘫痪、心律失常、横纹肌肉裂解症及肾功能障碍等。但钾缺乏症很少，并且不是因为膳食钾的缺乏而引起，而多是因强制性膳食（如腹泻、糖尿病的中毒、呕吐、大汗和长期出汗）而使尿钾大量溢出所致。

（四）居民膳食钾的参考摄入量

中国营养学会根据对我国居民膳食的调查和研究，提出了我国居民膳食钾的适宜摄入量（表3–3）。

表3–3　中国居民膳食钾参考摄入量（DRIs）

单位：mg/d

年龄／岁	AI	年龄／岁	AI
0 ～	350	11 ～	1900
0.5 ～	550	14 ～	2200
1 ～	900	18 ～	2000
4 ～	1200	孕妇、乳母	2500
7 ～	1500		

（五）主要食物来源

大多数食物中都含有钾，但蔬菜和水果是钾最好的来源。其次为豆类和肉类。

四、钠

钠是人体中重要的常量元素。饮食中大部分钠是以氯化钠（NaCl）形式存在的。在正常情况下，成人体内钠的含量为6.2 ～ 6.9克，占体重的0.15%。体内钠约有50%存在于细胞外液，40%存在于骨骼中，仅有10%存在于细胞内液。在血液中，大部分钠存在于血浆中，每100毫升血浆中含钠320毫克左右。

（一）钠的吸收

所有从食物中进食的钠都易在小肠上部吸收，然后由血液带到肾脏；钠在肾内一部分被滤出并回到血液，来维持身体所需钠的含量水平。

（二）钠的生理功能

调节体内水分。钠主要存在于细胞外液，是细胞外液中的主要阳离子，构成细胞外液渗透压，调节与维持体内水量的恒定。当钠量增高时，水量也增高；反之，钠量降低时，水量减少。

维持酸碱平衡。钠在肾小管重吸收时与氢离子交换，清除体内的酸性代谢物，保持体液的酸碱平衡。

钠泵。钠、钾离子的主动运转，使钠离子主动从细胞内排出，以维持细胞内外液渗透压平衡。钠与三磷酸腺苷的生成和利用、肌肉运动、心血管功能、能量代谢都有关系，钠不足均可影响其作用。此外糖代谢、氯的利用也需要有钠的参与。

维持血压正常。人群调查研究证实，人的血压随年龄的增加而升高。有人认为，这种升高中有 20% 可能归因于膳食中食盐的摄入。如果适量地减少食盐的摄入量，可使高于正常血压者的血压降为正常。

增强神经肌肉兴奋性。人的机体中钠、钾、钙、镁等离子的浓度平衡时，对于维护神经肌肉的应激性是必需的，满足需要的钠离子可增强神经肌肉的兴奋性。

（三）钠对人体健康的影响

因为人类摄入的食物中都含有一定量的钠，所以很少发生钠缺乏问题。钠的缺乏在早期症状不明显，当失钠达 0.75 ~ 1.2 克 / 千克体重时，会出现恶心、呕吐、视力模糊、心率加速、脉搏细弱、血压下降、肌肉痉挛、疼痛反射消失，以至于淡漠、木僵、昏迷、外周循环衰竭、休克、急性肾功能衰竭而死亡。

急性过量摄入食盐（每天摄入 35 ~ 40 克）会引起急性中毒，出现水肿、血压上升、血浆胆固醇升高、脂肪清除率降低、胃黏膜上皮细胞破裂等。另外，长期摄入较高量的食盐，有可能增加胃癌发生的危险性。

（四）钠的膳食参考摄入量

钠的需要量各国营养学家研究得较少；我国营养学会目前对钠的需要量的研究资料也不完善，也未见对膳食中钠的缺乏症的报道，所以难以制定平均需要量和推荐摄入量，建议沿用 1988 年每天适宜摄入量（AI）（表 3-4）。

表3-4　中国居民膳食钠参考摄入量（DRIs）

单位：mg/d

年龄/岁	AI	年龄/岁	AI
0 ~	170	11 ~	1400
0.5 ~	350	14 ~	1600
1 ~	700	18 ~	1500
4 ~	900	孕妇、乳母	1300
7 ~	1200		

（五）主要食物来源

钠普遍存在于各种食物中，但人体钠的来源主要为食盐、酱油、盐渍或腌制肉、酱、咸菜类和咸味食品等。

五、镁

镁是一种约占人体体重 0.05% 的必需元素。体内 60% ~ 65% 的镁以磷酸盐和碳酸盐的形式存在于骨骼和牙齿中，27% 左右存在于软组织中，2% 存在于体液内。肌肉、心、肝、胰含镁量相近，约为 200 毫克/千克（湿重）。

（一）镁的吸收

每日摄入的镁 30% ~ 50% 在整个肠道均可被吸收，但主要在空肠末端与回肠吸收。粪便中的镁几乎全部是未被吸收的膳食镁。镁的吸收受下列物质摄入过多干扰：钙、磷、草酸、植酸盐和消化不完全的脂肪（长链饱和脂肪酸）。下列物质有加强镁吸收的作用：蛋白质乳糖、维生素 D、生长激素和抗生素。镁在肾脏内一般还要重吸收，从而使体内的储备损失减少到最低程度。

（二）镁的生理功能

1. 激活多种酶的活性

镁作为多种酶的激活剂参与 300 余种酶促反应。镁能与细胞内许多重要成分形成复合物而激活酶系，或直接作为酶的激活剂激活酶系。

2. 对骨骼和神经肌肉的作用

镁是骨细胞结构和功能所必需的元素，是骨骼生长和维持的重要成分。镁能缓解神经冲动和肌肉收缩，与钙的兴奋作用相拮抗。

3. 对胃肠道和激素的作用

低度硫酸镁溶液具有利胆作用；碱性镁盐可中和胃酸；低浓度镁可以减少肠壁张力和蠕动，有缓解痉挛作用，并有抗毒扁豆碱的作用。

血浆镁的变化直接影响甲状旁腺素的分泌，但其作用仅为钙的 30% ～ 40%。在正常情况下，当血浆镁增加时可抑制甲状旁腺素分泌；血浆镁下降时，则可兴奋甲状旁腺，促使镁自骨骼、肾脏、肠道转移至血液中，但其量极微。当镁含量极少时，可导致甲状旁腺功能低下，经补充镁后即可恢复。

甲状腺素过多可引起血清镁降低，尿镁增加，镁呈负平衡。甲状腺素又可以提高镁的需要量，引起相对缺镁，因此对甲亢患者必须补充镁盐。

（三）镁对人体健康的影响

在正常情况下，膳食摄入一般不易发生对人体健康的影响。但是如果摄入镁不足、吸收障碍、镁重新分布、肾排出增多等易发生镁缺乏症状，会出现如肌肉痉挛、心血管疾病、高胆固醇血症、动脉粥样硬化、骨质疏松症、糖尿病等病症。

（四）主要食物来源

镁虽然普遍存在于食物中，但食物镁的含量差别非常大。绿叶蔬菜、粗粮、坚果含有丰富的镁，而肉类、淀粉类食物及牛奶含镁中等。除了食物之外，饮水中也含有一定量的镁。

六、铁

铁是人体必需微量元素之一，但同时铁缺乏又是全球性的问题，特别是发展中国家最主要的营养问题之一。我国也是缺铁性营养不良的地区。

机体的铁可以分为功能性和储存性两种，功能性铁占总量的 70% 左右，是以血红素蛋白质的形式存在；其余的 30% 储存在肝脏、脾脏和骨骼中。铁在体内的含量极少，但它是生命活动中最重要的元素之一。它是血红蛋白、肌红蛋白（肌肉血红蛋白）、细胞色素、过氧化氢酶和过氧化物酶的成分。作为这些血红素化合物和金属酶的组成物质，铁在氧气的转运和细胞呼吸上起着非常重要的作用。

红细胞和其中的色素约每 120 天分解更新一次，但释放的铁并不排出体外，大部分用于合成新的血红蛋白。

（一）铁的吸收

膳食中铁的吸收虽然在胃中就开始进行，但铁吸收率最高还是在小肠中。谷类、蔬菜和豆类（不包括大豆）中的铁仅有 10% 可被吸收，肉中的铁有 30% 可被吸收，大豆中的铁有 20% 可被吸收，鱼中的铁有 15% 可被吸收。值得注意的是，食物中的铁有两种形式，即血红素铁（有机）和非血红素铁（无机）。其中食物中的血红素铁较无机铁容易被吸收，而且不受维生素 C 或吸收的络合物影响。尽管动物组织中血红素铁的比例变化较大，但各种动物组织，包括肉类、肝脏、禽类和鱼类中总铁的 1/3 是血红素铁，其余 2/3 和植物性食物中所有的铁都被视为非血红素铁。

由于现在我们知道了食物中含有血红素铁和非血红素铁两类物质，而且也了解到许多影响铁吸收的膳食因素，这为我们在选择适当食物种类以增加膳食中铁的利用率方面提供了线索，因此对改善铁的营养状况是非常有益的。

（二）铁的生理功能

铁与机体中的蛋白质形成血红蛋白，担负着机体中氧气和二氧化碳的运输工作。另外还与多种酶结合，参与机体中重要生理生化反应。

（三）铁对人体健康的影响

铁缺乏是我国及世界范围最常见的营养缺乏病，主要在婴儿、幼儿和育龄妇女中较多。在发展中国家，有30%～40%的幼儿和育龄妇女缺铁。在我国以缺铁为主的贫血患病率平均在20%，其中儿童、孕妇和老年人患病率较高。缺铁对人类造成的后果主要是贫血、心理活动和智力发育受损以及行为改变，免疫和抗感染能力降低，体温调节能力受损，增加铅的吸收，引起铅中毒。大剂量摄入铁一般不会引起中毒，当摄入和吸收的铁量超过与血浆中运铁蛋白结合的量时，铁的毒性才变得明显。铁中毒最明显的局部影响是胃肠道出血性坏死，其表现为呕吐和出血性腹泻；全身性的影响包括凝血不良、代谢性酸中毒和休克。

（四）铁的膳食参考摄入量

中国营养学会通过对世界各国的资料研究，结合我国居民的食物结构情况，提出了中国居民膳食铁参考摄入量（表3-5）。

表3-5　中国居民膳食铁参考摄入量（DRIs）

单位：mg/d

年龄/岁	AI	UL	年龄/岁	AI	UL
0 ~	0.3	—	11 ~	18	40
0.5 ~	10	—	14 ~	25	40
1 ~	12	25	18 ~	20	42
4 ~	12	30	孕妇	30	42
7 ~	12	35	乳母	25	42

（五）主要食物来源

人类摄取的所有食物中都含有铁，其区别只是含量和生物利用率多少的问题（表3-6）。

表3-6 部分食物的铁含量

单位：mg/100g

食 物	含铁量	食 物	含铁量
黑木耳（干）	97.4	猪肉（精）	3.0
大豆（干）	8.2	猪 肝	22.6
玉 米	1.1	鸡 肝	8.2
标准粉	5.1	鸡 蛋	2.0
绿 豆	6.5	虾 米	11.0
芝麻酱	58.0	海带（干）	4.7
桂 圆	44.0	带 鱼	1.2
核桃仁	3.5	油 菜	7.0
葡萄干	0.4	大白菜	4.4
干红葡萄酒	1.6	菠 菜	2.5

七、锌

锌作为必需的微量营养元素，已知有 200 多种酶含有锌。锌广泛分布于人体所有组织、器官、体液及分泌物中。由于生理状况和年龄的不同，锌在机体内的分布情况也不一样，如分娩时胎儿总体锌约有 20% 集中在肝脏，而成人仅为 2%。

由于锌具有的独特化学性质和重要的结构作用，作为人体的营养物质之一，它在机体的生理生化中具有至关重要的生物学意义。

（一）锌的生理功能

酶学效应。锌参与许多酶的组成或为酶表现活性所必需。在国际生化协会酶命名委员会制定的六大类酶中，基本每类酶中都含有锌酶。

调节细胞复制和分化。锌广泛地参与核酸和蛋白质的代谢，因此机体中各种细胞的分化，尤其是各种细胞的复制等基本生命过程都需要锌的参与。

维持生物膜结构和功能。锌是维持细胞膜稳定，减少毒素吸收和组织损伤的重要组成成分。锌对膜功能的影响还表现在对屏障功能、转运功能和受体结合的影响。缺锌使细胞膜的脆性增加，在低渗液中易破碎。

锌与免疫活性。锌在维持免疫功能系统的细胞复制中起着重要的作用，因此机体缺锌时，免疫功能下降。研究表明，锌缺乏是导致蛋白质能量营养不良、婴儿免疫力降低的重要因素。

锌与激素。锌是许多激素的重要组成成分，除此之外它还在激素的产生、储存和分泌中起作用，所以缺锌时对激素产生、分泌有显著影响。激素是人体健康不可缺少的重要生理生化物质。

锌与味觉。锌是味觉素的重要组成物质，有营养和促使味蕾生长的作用，它可以作为介质影响味觉和食欲。当缺锌时，味觉素降低，食欲下降，味觉迟钝或消失。锌也是口腔黏膜上皮细胞的结构、功能、代谢的重要营养因素，缺锌后常引起口腔病症。

（二）锌对人体健康的影响

除明显的生长发育缓慢和免疫功能低下之外，人类其他锌缺乏的病症可能不太明显。在锌正常摄入量和产生毒性作用之间，有一个相对宽泛的范围；加之机体有效的体内平衡机制，所以人体一般不易发生锌中毒。

（三）主要食物来源

所有的食物中都含有锌，但是食物中的锌含量差别很大，吸收利用率也各不相同。一般来讲，贝壳类海产品、红色肉类、动物内脏类都是锌的丰富来源；干果类、谷类胚芽和麦麸也富含锌；虾、花生、燕麦等为锌的良好来源；动物脂肪、植物油、水果、蔬菜等为锌的微量来源。

八、硒

硒存在于机体的所有细胞和组织中，其浓度因组织及膳食量和化学形式的不同而有差异。虽然肝与肾中硒浓度最高，但含硒总量则以肌肉为最大。心肌硒含量总是高于骨骼肌硒含量。组织中硒含量在很大范围内反映了膳食中硒的含量。

（一）硒的生理功能

其一，谷胱甘肽过氧化物酶的组成成分。谷胱甘肽过氧化物酶是机体组织肝脏、心脏、肺脏、胰脏、骨骼肌、眼睛的水晶体、白细胞和血浆的重要组成物质，这种酶的活性取决于硒的存在。这种酶的代谢作用是促使正常代谢过程中形成的有毒过氧化物被破坏，使它不损害细胞的重要膜结构。但是，在这种酶活性低的组织中（如大脑），要接受足够量的维生素 E 才能防止过氧化物的形成。

其二，硒的免疫功能。补充适量的硒可以明显地提高机体的免疫力而起到防治疾病的效果。

其三，硒通过脱碘酶调节甲状腺激素来影响机体全身代谢。

其四，抑制癌细胞生长的重要物质。

其五，解除体内重金属的毒性作用。硒与重金属有很强的亲和力，在体内可与重金属汞、镉、铅等结合成金属硒蛋白复合物而解毒，并促进有害金属排出体外。

（二）硒对人体健康的影响

硒缺乏是引发心肌病变等地方性疾病（如克山病）的主要原因。我国有 11 个省份的农村有这种疾病。此外，缺硒还可能引发大骨节病和肿瘤疾病。

硒摄入过量会引起硒中毒。主要表现为毛发变干燥、变脆、易断裂、脱落，肢端麻木、抽搐，严重者偏瘫、死亡。

（三）主要食物来源

食物中硒含量受多方面因素的影响，尤其受产地影响较大。因此，即使是同一品种的食物，因其产地不同而硒含量也不同。另外，不同食物中硒的生物利用率也有很大区别，主要取决于食物中硒的化学形式以及影响机体吸收利用的各种因素。一般来说，动物肌肉、内脏、海产品、谷物、奶制品、水果、蔬菜中含有一定量的硒。

九、碘

碘是自然界分布广泛的一种必需微量元素，对人体营养极为重要。其生物学的重要性在于它是甲状腺激素的组成成分，甲状腺激素是人体生长和发育不可缺少的重要组成物质。

（一）碘的生理功能

碘唯一的生理功能是通过甲状腺激素完成的。甲状腺利用碘和酪氨酸合成甲状腺激素，该激素可在细胞内调节氧化速率，并以此来影响身体和智力发育、神经和肌肉组织的功能、循环活动和各种营养素的代谢。

（二）碘对人体健康的影响

机体缺碘所导致的一系列障碍统称为碘缺乏病。碘缺乏病中最常见的是青少年及成人甲状腺肿大及其并发症，并由此造成发育障碍、智力障碍等系列疾病。

（三）中国居民膳食碘参考摄入量

中国居民膳食营养素参考摄入量专家委员会根据我国的实际情况，推算出中国居民各年龄组膳食碘的参考摄入量（表3-7）。

表3-7　中国居民膳食碘参考摄入量（DRIs）

单位：μg/d

年龄 / 岁	RNI	UL	年龄 / 岁	RNI	UL
0 ~	85（AI）		11 ~	110	400
0.5 ~	115（AI）		14 ~	120	500
1 ~	90		18 ~	120	600
4 ~	90	200	孕妇	110	600
7 ~	90	300	乳母	120	600

（四）主要食物来源

海产品中的食物碘含量明显高于陆地食物，因此，人们称海洋是自然界的碘库；故海洋生物体内的含碘量很高，如海带、紫菜、鲜海鱼。动物性食物碘含量大于植物性食物。陆地食品则以蛋、奶含碘量较高（40 ~ 90 微克 / 千克），其次为肉类，淡水鱼含碘量低于肉类。植物性食物含碘量是最低的，特别是水果和蔬菜。

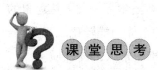
课 堂 思 考

为了保证各类矿物质的供应，我们日常饮食中应该如何安排？

第二节　维　生　素

　　维生素是维持机体健康所必需的一类低分子有机化合物的总称。这类物质虽然其化学结构和性质不同，生理生化功能各异，但它们具有一些共同的特点。首先，它们天然存在于食物中，体内不能合成或合成速度很慢，所以必须由食物供给，每天需要的量很少（每日以毫克或微克计）。其次，它们种类繁多但各自担负着不同的特殊生理代谢功能，但都不提供能量，也不是构成各种机体组织的主要成分。最后，人体每天只需少量即可满足生理需要，但绝对不可缺少。当人体缺乏某种维生素时可引起缺乏症；当某种维生素过量时，则可导致维生素中毒症。

　　维生素的种类很多，结构差别也较大，通常按它的溶解性分为两类：脂溶性维生素和水溶性维生素。脂溶性维生素是指能溶于脂肪及脂溶剂中的一类维生素。在食物中，它们常和食物中的脂类共同存在。包括维生素 A、维生素 D、维生素 E、维生素 K 等。水溶性维生素是指易溶于水溶液中的一类维生素。这类维生素包括 B 族维生素、维生素 C 和类维生素。

一、维生素 A

　　维生素 A 是不饱和一元醇类，包括维生素 A_1 和维生素 A_2 两种。维生素 A_1 存在于哺乳动物及咸水鱼中，即一般所说的视黄醇；维生素 A_2 存在于淡水鱼的肝中。维生素 A_2 的活性只有维生素 A_1 的一半。

　　与维生素 A 密切相关的是食物中的类胡萝卜素。类胡萝卜素是一类天然色素的总称。自然界中大约有 600 种类胡萝卜素，但只有 50 多种在体内能转化成视黄醇，其中最重要的是 β - 胡萝卜素，被称为维生素 A 原（或是维生素 A 前体物质）。

　　维生素 A 及其衍生物很容易被氧化，在无氧条件下，视黄醇对碱比较稳定，但在酸中不稳定，可发生脱氢或双键的重新排列。紫外线能促进氧化过程的发生。油脂在酸败过程中,其所含的维生素 A 和胡萝卜素会受到严重破坏;但食物中的磷脂、维生素 E 或其他抗氧化剂有提高维生素 A 和胡萝卜素稳定性的作用。

(一)维生素 A 的生理功能

构成视觉细胞内感光物质的成分。在视觉功能方面视黄醇的作用早已被确认,暗视觉适应功能的检查迄今仍被广泛用于维生素 A 营养状况的评价。但国内外研究证明暗适应时间的延长不仅是维生素 A 缺乏、血清维生素 A 浓度降低的结果,而且与其他营养素及机体的生理状况有关。

维持上皮组织结构的完整与健康。维生素 A 是维持一切上皮组织健全所必需的物质,缺乏时上皮干燥、增生及角化,其中以眼、呼吸道、消化道、尿道及生殖系统等的上皮受影响最为显著。一旦缺乏维生素 A 上皮组织就易感染产生疾病。

促进正常的生长发育。维生素 A 缺乏时,生殖功能衰退,骨骼生长不良,儿童生长发育受阻。

增强机体的造血功能。维生素 A 有增强造血功能的作用。当维生素 A 缺乏时,由于转铁蛋白的合成减少,肝脾储存铁的运转受阻,所以机体的造血机能降低;反之升高。

防癌作用。维生素 A 或其衍生物有抑癌和防癌作用。起因有可能是与它能促进上皮细胞的正常分化有关。维生素 A 缺乏时使上皮细胞分化受阻,是癌变的根本原因。

维持机体的正常免疫功能。维生素 A 对机体免疫系统有重要的作用,维生素 A 缺乏时可使机体细胞免疫功能降低;另外,呼吸道或消化道感染能加重维生素 A 的缺乏。

(二)中国居民维生素 A 膳食参考摄入量

中国居民膳食营养素参考摄入量专家委员会参照联合国粮食及农业组织与世界卫生组织(1988 年)的标准和我国居民膳食维生素 A 的来源及摄入量与经济条件,制定出了中国居民维生素 A 摄入量(参见《中国居民膳食营养素参考摄入量表(DRIs)》)。

(三)主要食物来源

各类动物性食物提供的维生素 A,既有维生素 A 也有 β - 胡萝卜素(占 10% 左右）。植物性食物只能提供维生素 A 原。

二、维生素 D

维生素 D 是维持人类生命所必需的重要营养素，它是钙磷代谢中的调节因子之一。维生素 D 一直被认为每时每刻都在参与体内钙和矿物质平衡的调节。这对正常骨骼钙化、肌肉收缩、神经传导和体内所有细胞的生物学效应都是必需的。其中维生素 D_3 被认为具有类固醇激素的作用，机体内维生素 D 的生物学效应实际上是维生素 D_3 发挥的作用。

（一）维生素 D 的生理功能

维生素 D 与甲状旁腺激素共同作用，维持血钙的动态平衡。当血钙水平降低时，促进钙在肾小管的重吸收，将钙从骨骼中动员出来，在小肠促进结合蛋白质的合成，增加钙吸收；当血钙过高时，促进甲状旁腺产生降钙素，阻止钙从骨骼中动员出来，增加钙磷从尿中排出。维生素 D 还具有免疫调节功能，可改变机体抵抗感染的能力。

（二）维生素 D 对人类健康的影响

人体缺乏维生素 D 的原因主要是膳食中缺乏维生素 D 和日光照射不足。一般不易发生维生素 D 的缺乏，缺乏症多发生在小儿和老年人中；主要是佝偻病和骨质软化症等疾病。

通过食物摄入的维生素 D 一般不会因过量引起中毒，摄入过量的维生素 D 补品可能会产生不良反应，甚至发生维生素 D 中毒。

（三）中国居民膳食维生素 D 参考摄入量

维生素 D 的来源是由食物和体内合成两部分组成，所以在估计维生素 D 膳食摄入量和皮肤合成方面还缺乏准确的方法。中国居民膳食营养素参考摄入量专家委员会制定了中国居民膳食维生素 D 摄入量（参见《中国居民膳食营养素参考摄入量表（DRIs）》）。

三、维生素 E

维生素 E 是共由 8 种结构组成并具有生理活性的化合物的总称。维生素 E 溶于脂溶剂，在室温下为油状液体，橙黄或淡黄色。在无氧条件下，对热稳定；甚至加热至 200℃以上也不会被破坏，在 100℃以下几乎不被酸碱破坏。维生素 E 对氧十分敏感，极易被氧化，因此可以保护其他易被氧化的物质（不饱和脂肪酸）不被破坏。所以维生素 E 是极有效的抗氧化剂。食物中的维生素 E 在一般烹调时损失不大，但在高温加热时，由于氧的存在，特别是油脂的氧化酸败，常使维生素 E 的活性丧失。

（一）维生素 E 的生理功能

抗氧化作用。维生素 E 是一种很强的抗氧化剂，可以保护细胞膜中的很多不饱和脂肪酸、细胞骨架和其他蛋白质的巯基及细胞内的核酸免受自由基的攻击。还可以与过氧化物反应，使其转变成对细胞无毒害的物质。作为抗氧化剂，它的存在也能防止维生素 A、维生素 C 的氧化，保证它们在体内的营养功效。

保持红细胞的完整性。低维生素 E 的摄食可以引起红细胞数量减少以及缩短红细胞的生存时间。足量维生素 E 的供给可以延长红细胞的寿命，增加红细胞数量，有利于增强人体健康。

预防癌症的发生。维生素 E 抗癌的作用是阻断致癌自由基反应、降低诱发突变物质的活性、抑制致癌物质亚硝胺的生成、抵御过氧化物对细胞膜的攻击、提高免疫功能等。

保护神经系统、骨骼肌和视网膜免受氧化损伤。人体神经肌肉系统的正常发育及视网膜的适当功能需要摄入和吸收适量维生素 E。神经系统产生递质伴随产生大量自由基。于是维生素 E 在防止线粒体和神经系统的轴突膜受自由基损害方面是必需的补充营养素。

（二）维生素 E 对人体健康的影响

由于维生素 E 广泛存在于摄入的食物中，人类维生素 E 缺乏症非常少见。但由于各种病因不能吸收利用维生素 E 的人可引起维生素 E 缺乏症（不能正常吸收脂肪、胆道闭锁、肝胆系统异常等）。

与其他脂溶性维生素相比，口服维生素 E 是相对无毒的，多数成年人都可以口服 100 ～ 800 毫克 α –TE 的维生素 E 而没有显著的毒性症状和生化指标改变。

（三）主要食物来源

实际上，维生素 E 存在于我们日常食用的所有食物之中，但由于食物的种类不同，所含有维生素 E 的量是有区别的。以豆类、蛋类与水产品中的含量居多。

四、B 族维生素

除维生素 C 外，所有的水溶性维生素都可归类在 B 族维生素中。因此 B 族维生素不是一种单一的物质，而是由多个因子组成的一类物质。把该类维生素每个成员用下角标出数字或化学名称予以命名，如以维生素 B_1（硫胺素）、维生素 B_2（核黄素）、维生素 B_6（吡哆醇）、维生素 B_{12}（钴胺素）等来表示，或单独用化学名称来表示，如烟碱酸、泛酸、叶酸、胆碱等。这类维生素的生理功能既有相似性也有特殊性。它们在肝和酵母中很丰富，在同一食物中常常同时存在，都含有碳、氢、氧、氮元素。它们有些在分子中含有矿物质元素（硫、钴）。它们多数是参与机体内糖类、脂类、蛋白质分解的辅酶分子的一部分，许多生理生化功效是相互联系、相互作用的。它们中没有一个在体内能够多量储存，所以每天都必须给予补充。B 族维生素在肝脏中较其他器官的含量更高，在机体中它们通过肾脏途径排出。另外，人类机体的消化道中通过维生素的发酵而合成极少量的部分 B 族维生素。因此，如果要防止 B 族维生素的缺乏，那么每天在饮食中要供给足量的 B 族维生素。

（一）维生素 B_1（硫胺素）

维生素 B_1 又称抗脚气病维生素，因其分子中含有硫和氨基，故又称硫胺素（Thiamin）。硫胺素在酸性溶液中比较稳定，加热不易分解，而在碱性溶液中极不稳定。另外，氧化剂、还原剂可使硫胺素失去作用；紫外线可使硫胺素降解而失去活性；铜离子可加快对硫胺素的破坏。临床上使用的维生素 B_1 为人工合成的硫胺素盐酸盐和它的硝酸盐。硫胺素的盐酸盐易溶于水，呈酸性，应用广泛。硫胺素硝酸盐不易溶解，多用于需强化硫胺素的食物中。

1. 维生素 B₁ 的生理功能

维生素 B_1 具有辅酶功能，在体内以焦磷酸硫胺素（辅羧酶，TPP）和转羟乙醛酶（酮糖转移酶）系统的辅酶形式参与糖类代谢，是物质代谢和能量代谢中具有关键性作用的物质。维生素 B_1 还参与体内的氧化脱羧作用，也是支链氨基酸（亮氨酸、异亮氨酸和缬氨酸等）代谢所必需的。

维生素 B_1 还可抑制胆碱酯酶活性，该酶催化乙酰胆碱（一种重要的神经递质）水解为乙酸和胆碱。乙酰胆碱与神经有关，所以缺乏硫胺素时胆碱酯酶活性增强，乙酰胆碱的水解加速，使神经传导受到影响，可造成胃肠蠕动缓慢、消化液分泌减少、食欲不振、消化不良等消化功能障碍。

维生素 B_1 缺乏时可引起心脏功能失调，其机制可能是由于维生素 B_1 缺乏使血液流入组织的量增加，从而使心脏输出负担加重；或是维生素 B_1 缺乏，心肌的能量代谢不全。

2. 维生素 B₁ 对人体健康的影响

如长期膳食方法不当（精粉、精米、加工烹调方法不当），或是机体处于特殊生理状态（妊娠、哺乳、高温环境、病理状态等），较易引起维生素 B_1 的不足，重者引发脚气病。但是一般情况下不会缺乏。摄入过量的维生素 B_1 很容易被肾脏排出，维生素 B_1 的毒性较小。

3. 主要食物来源

维生素 B_1 丰富的食物源是瘦肉和动物内脏、酵母制品；良好来源是豆类、坚果等食物；谷类食物中也含有一定的量。

（二）维生素 B₂（核黄素）

维生素 B_2 为橘黄色针状结晶，味苦，240℃变暗色，280℃熔化分解。溶于水中呈黄绿色荧光。在碱性溶液中受光照射不易被破坏，酸性条件下比较稳定。

1. 维生素 B₂ 的生理功能

（1）参与体内生物氧化与能量的生成。维生素 B_2 在组织中通过参与构成各种黄素的辅酶而发挥其在生物氧化、还原反应和能量生成中的作用。

（2）激活维生素 B_6，参与色氨酸生成烟酸的过程。

（3）维生素 B_2 是多种反应的催化剂，具有良好的催化作用。

（4）维生素 B_2 是预防机体内脂质过氧化作用的重要物质。

（5）维生素 B_2 参与药物代谢，能够提高机体对环境应激适应能力。

2. 维生素 B_2 对人体健康的影响

维生素 B_2 缺乏时，容易引起"口腔生殖系统综合征"，包括唇炎、口角炎、舌炎、皮炎、阴囊皮炎等。由于维生素 B_2 吸收没有上限，到目前为止还没有发现维生素 B_2 中毒现象。

3. 主要食物来源

我国居民维生素 B_2 的主要食物来源首先是谷类和蔬菜，其次是奶类及肉类食品。

（三）维生素 B_3（维生素 PP）

维生素 B_3 又名烟酸、尼克酸（抗癞皮病因子），在体内还包括其衍生物烟酰胺（尼克酰胺）。

维生素 B_3 为白色结晶、味苦，而烟酰胺晶体则呈白色粉状，二者均溶于水（烟酰胺的溶解度大于烟酸），不为酸、碱、光、氧或热破坏。

1. 维生素 B_3 的生理功能

维生素 B_3 的重要作用是作为机体内两种主要氢传递辅酶的成分：烟酰胺腺嘌呤二核苷酸（NAD）和烟酰胺腺嘌呤二核苷酸磷酸（NADP）。这两种辅酶在细胞呼吸所必需的酶系统中起作用，并在糖类、脂肪、蛋白质能量释放中起着重要的作用。另外，NAD 和 NADP 还参与脂肪酸、蛋白质和脱氧核糖核酸的合成，这里其他 B 族维生素也在起作用。烟酸还有降低体内胆固醇、甘油三酯、β－脂蛋白浓度和扩张血管的作用，而烟酰胺无此作用。

2. 维生素 B_3 对人体健康的影响

维生素 B_3 缺乏最主要的病症就是糙皮症（癞皮病），典型临床表现为皮炎（特别是暴露或受伤的皮肤部位），肠道内黏膜发炎，舌头、口腔疼痛，腹泻，急躁，忧虑等。只有大剂量摄入烟酸才会引起毒副作用。

3. 主要食物来源

维生素 B_3 多存在于植物性食物中，烟酰胺多存在于动物性食物中。两种形式有同等活性，均有市售。为药品时常用烟酰胺，为强化食品时多用维生素 B_3。

（四）维生素 B_{12}

维生素 B_{12} 含有金属钴（Co），故又称钴胺素，是维生素中唯一含有金属元素的。维生素 B_{12} 含的钴是正二价的。维生素 B_{12} 是粉红色结晶，它的水溶液在弱酸（pH 值 4.5 ~ 5.0）下相当稳定，强酸、碱下极易分解。遇热可有一定程度的破坏，但快速高温时间短损失较小。在日光或紫外线、氧化剂及还原剂作用下均易被破坏。

已知的维生素 B_{12} 在体内有多种形式，如氰钴胺素、羟钴胺素、甲钴胺素、5-脱氧腺苷钴胺素等。其中羟钴胺素比较稳定，是通常药用维生素 B_{12}。

1. 维生素 B_{12} 的生理功能

维生素 B_{12} 在体内以两种辅酶的形式参与同型氨基酸转化反应和某些有机酸异构化过程。另外，它对红细胞的发育成熟、消化道上皮细胞功能的维持和中枢外周神经髓鞘功能的完整有特殊的生理生化功效。

2. 维生素 B_{12} 对人体健康的影响

缺乏维生素 B_{12} 的现象较少见，多数缺乏症是由于机体因素引起。常见的缺乏症有巨幼红细胞贫血、神经系统受损、高型半胱氨酸血症等。膳食食物中维生素 B_{12} 还没有出现过明显毒副作用。

3. 主要食物来源

膳食中维生素 B_{12} 的主要来源是动物性食物中的肉类、内脏、鱼以及豆类；乳类制品中也含有少量维生素 B_{12}；其在植物性食物中的含量极微。

五、维生素 C

维生素 C 是一种含有 6 个碳原子的酸性化合物，因其具有防治坏血病的功效，故称为抗坏血酸。维生素 C 是无色无臭的片状结晶体，有酸味，易溶于水。维生素 C 具有很强的还原性，故极不稳定，易为热和氧化所破坏，在中性或碱性溶液中或是通过光、金属离子更能促使其氧化分解。

（一）维生素 C 的生理功能

1. 维生素 C 是各种酶的辅因子

维生素 C 参与胶原和肉毒碱生物的合成，多巴胺转化为甲肾上腺素、色氨酸合成神经传递物质、类固醇转变成胆汁酸等都需要有维生素 C 的参与，才能完成它们的生理生化反应。

2. 维生素 C 与氧化还原反应的关系

由于维生素 C 既可以氧化型又可以还原型存在于机体内，所以维生素 C 在生命活动极为重要的氧化还原反应过程中发挥作用。

3. 维生素 C 的解毒作用

当致毒剂量的铅化物、砷化物、苯以及细菌毒素等进入体内时，给予大剂量的维生素 C，往往可以缓解其毒性。另外，维生素 C 还能提高机体的免疫功能。

（二）维生素 C 对人体健康的影响

轻度疲劳是维生素 C 缺乏的最早症状，严重缺乏可引起坏血病。过量服用维生素 C 很少引起明显的毒副反应，只有轻微的不良反应。

（三）中国居民膳食维生素 C 参考摄入量

中国营养学会专家委员会根据国内外有关维生素 C 的膳食营养参考摄入量的进展和我国的实际情况，对我国居民膳食维生素 C 的膳食营养参考摄入量给出了初步建议（表3-8）。

表3-8 中国居民膳食维生素C参考摄入量

单位：mg/d

年龄／岁	RNI	年龄／岁	RNI
0 ~	40	14 ~	100
0.5 ~	40	18 ~	100
1 ~	40	孕妇（中）	115
4 ~	50	孕妇（晚）	115
7 ~	65	乳 母	150
11 ~	90		

（四）主要食物来源

维生素 C 的主要来源是新鲜的蔬菜和水果，野生的蔬菜中维生素 C 含量也很丰富。动物性食物中维生素 C 的含量较少。只要合理烹调，经常吃足量的多种蔬菜和水果（因机体不能合成维生素 C）一般不会发生维生素 C 缺乏症。含维生素 C 较丰富的食物见表3-9。

表3-9 含维生素C较丰富的蔬菜和水果

单位：mg/100g

食 物	维生素C	食 物	维生素C
菜 花	61 ~ 106	柚 子	110
苜 蓿	118	大 枣	88
黄花菜	62	山 楂	87
芥 菜	53	猕猴桃	62
西兰花	51	草 莓	52
苦 瓜	56	鲜桂圆	43
菜 椒	72	荔 枝	41
油 菜	35	橙	33
圆白菜	40	桃	4 ~ 25
青 菜	45	葡 萄	3 ~ 25

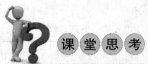

维生素对于人体健康与生命质量的意义表现在哪些地方？

第三节 水

　　水是人类所需食物最多的成分之一，虽然通常不列入营养素之中，但在营养物质的代谢及人类全部生命活动过程中发挥着重要作用。机体缺水对生命过程的危害程度超过其他任何一种必需的营养素。

　　水是自然界一切生命过程和人类生活中不可缺少的物质，是人体中含量最多的成分。成年男性含水量约为体重的60%；女性为50% ~ 60%；新生儿可达80%左右，10 ~ 16岁以后，逐渐达到成人水平。随着年龄的增长，体内含水量逐渐降低，一般60岁左右的男性体内含水量为体重的51.5%，女性体内含水量为体重的45.5%。

　　水在体内主要分布于各组织器官、细胞内和细胞外。细胞内水含量为体内总量的2/3，细胞外为体内总量的1/3，各组织器官的水含量相差较大，以血液中最多，脂肪细胞中较少。女性体内脂肪较男性体内脂肪含量高，故含水量不如男性多。体内水的来源由饮水、食物中水和内生水三部分组成。成人每天饮用水为1000 ~ 1200毫升；食物中含水1000 ~ 1500毫升；而代谢中氧化食物的内生水为200 ~ 400毫升，这样成人每天摄入体内的水总量在2000 ~ 3100毫升。

　　体内水的排出以从尿和粪便排出为主，其次是呼吸道及皮肤蒸发排出。水的进入和排出量是动态平衡的，一般维持在2500毫升左右。

一、水的生理功能

　　人体构造的主要成分。水是保持机体每个细胞外形及构成每一种体液所必需的物质。水是生命必不可少的，没有任何一种物质像水一样广泛参与人体内的许多不同的功能。

各种营养物质的载体。 摄入体内的各种物质都必须通过水将营养成分运送到机体各部位进行代谢并发挥作用。

代谢产物的溶剂。 体内物质代谢产生的各种物质都溶于水这个特殊溶剂中，再通过水将有用的营养成分运送到相关组织中，进一步代谢转化，无用的成分则被排出体外。

代谢过程中的直接参与物。 水在消化代谢中直接参与许多重要的化学反应，促进了各种生理生化代谢反应。

调节体温。 由于水的比热容较大，可以通过蒸发或出汗调节体温使其保持恒定。

润滑作用。 水作为机体的润滑剂在各个部位起到润滑作用。

二、水对人体健康的影响

水摄入不足或水分流失过多，可引起体内失水。一般情况下，失水占体重的 2% 时，可感到口渴、尿少；失水达体重的 10% 以上时，可出现身体的不适应状态；失水超过体重的 20% 时，有死亡的危险性。

如果摄入水量超过肾脏排出的能力，可引起体内水过多或引起水中毒。这一情况多见于患有疾病的人，如肾脏病、肝脏病、充血性心力衰竭等。正常人中很少出现水中毒现象，水中毒的临床表现为渐进性精神迟钝、恍惚、昏迷、惊厥等，严重者可引起死亡。

三、水的需要量

水的需要量主要受代谢、年龄、体力活动、温度、膳食等因素的影响，故水的需要量变化很大。我国尚未提出水的需要量标准。美国推荐日摄食量（1989 年）提出：成人、婴儿、儿童每日水需要量为 1.5 毫升 / 千卡；孕妇每日加 30 毫升；乳母（产后 6 个月以内）每天增加 1000 毫升。这个数据可以作为我国居民的水摄入量的参考数值，但每个个体要视具体情况具体对待。

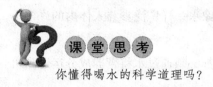

课 堂 思 考

你懂得喝水的科学道理吗？

第四节　膳食纤维

　　膳食纤维又称食物纤维，各种食物的可食部分除五大营养素（蛋白质、脂类、糖类、维生素、矿物质）外，还有一定量的纤维成分，这些食物中的纤维成分称为膳食纤维。根据膳食纤维在水中的溶解情况将它们分为两类，一类为可溶性膳食纤维，一类为非溶性膳食纤维，二者合称为膳食纤维。膳食纤维对人类的某些慢性非传染性疾病起着预防和保健的作用，因此说膳食纤维是食物中具有保健功能的"功效物质"。富含膳食纤维的食物可以预防人类所发生的一些疾病，如肠癌、阑尾炎、便秘、糖尿病、心脏病、痔疮、高胆固醇血症及肥胖等。现在人们已逐渐加强对膳食纤维研究的重视，并将膳食纤维视为膳食中的重要成分。

一、膳食纤维的概念

　　膳食纤维主要是指不能被机体利用的多糖，即不能被人类胃肠道中的消化酶消化的，而又不被人体吸收利用的多糖。这类多糖主要来自植物细胞壁的复合糖类物质，也可以称为非淀粉多糖，即非 α - 葡萄糖多糖。

二、主要的膳食纤维

（一）纤维素

　　纤维素是自然界分布最广的多糖化合物。它是由几千个葡萄糖分子经 β–1，

4- 糖苷键连接而成的直链多聚体，不能被淀粉酶水解。因此，纤维素不能被人体胃肠道酶消化。纤维素具有亲水性，在肠道内起吸收水分的作用。纯的纤维素是白色物质，不溶于水，无还原性。

（二）半纤维素

半纤维素广泛存在于农作物中，如玉米穗、玉米芯、花生壳中。半纤维素和纤维素一样，主要也是以 β-1，4- 糖苷键连接，但也有以 β-1，3- 糖苷键连接的。半纤维素是由支键不同的各种多糖组成的。依据主链和支链所含单糖的不同，可以分为木聚糖、半乳聚糖、甘露聚糖和阿拉伯糖的多聚体。此外，还有的糖具有糖醛酸（半乳糖醛酸、葡萄糖醛酸）。半纤维素在小肠内不能被消化吸收，但在大肠内半纤维素比纤维素易于被细菌分解。半纤维素中的某些成分是可溶的，它们可以形成黏稠的水溶液并具有降低血清胆固醇的作用。半纤维素大多为不可溶的，但它有结合离子的作用，因此也起到一定的生理功能。

（三）果胶

果胶主链上的糖基是半乳糖醛酸，以甲基酯的形式存在，其侧链上是半乳糖和阿拉伯糖。果胶广泛存在于植物中，是植物细胞壁的成分之一。它存在于相邻细胞的细胞壁间的中间层，起着将细胞黏结在一起的作用。其存在形式有三种：其一，原果胶与纤维素和半纤维素结合在一起，只存于细胞壁中，不溶于水，水解后生成果胶。其二，果胶存在于植物汁液中，可溶。其三，果胶酸稍溶于水，遇钙生成不溶性沉淀。

（四）树胶

树胶的化学结构因来源不同而有所区别，主要是由葡萄糖醛酸、半乳糖、阿拉伯糖和甘露糖所组成的多糖。具有吸水性、黏稠性，是植物的稳定胶体物质。

（五）海藻胶

一些海藻中含有陆生植物中所没有的多糖，这些多糖的成分与结构是含甘露糖醛酸的多糖，或是古糖醛酸多糖。常用的有琼胶、昆布胶、褐藻胶。这类多糖一般不被机体消化吸收或消化吸收很少，但都有一定的生理生化效能。

（六）木质素

本质素不是多糖，它是苯基类丙烷的聚合物，因存在于细胞壁中难以与纤维素分离，故在膳食纤维的定义中包括了木质素。人体内不消化吸收木质素或消化吸收量很少。

（七）抗性淀粉

抗性淀粉包括改性淀粉和淀粉经过加热又经冷却的淀粉，它们在人类的小肠内不易被消化酶水解，也就不能被吸收。

抗性淀粉。健康者小肠中不被吸收的淀粉及其降解产物。抗性淀粉分为三类：其一，为生理上不接受的淀粉，一般为整个的谷粒和大的淀粉颗粒；其二，为特殊晶体结构的淀粉，如生土豆和不成熟香蕉；其三，为老化的淀粉，如煮熟的凉土豆等。

改性淀粉。指通过化学、物理和基因工程的方式进行淀粉改造，使之产生物理或化学性质上的改变，因而降低黏度，提高稳定性能、抗热能力，或者改善口感、香味等，如已经应用了很长时间的可溶性淀粉、交联淀粉、高直链和高支链玉米淀粉等。改性淀粉也增加了改善营养价值方面的应用。

老化淀粉。糊化后的淀粉在室温或较低温度下放置，使淀粉分子由无序态排列成有序态；相邻分子间的氢键逐步恢复，失去与水的结合，从而形成致密的淀粉分子，叫老化淀粉。老化后的淀粉，由于失去了原有的性质，因此不易被人体消化吸收利用。

三、膳食纤维的生理功能

通过对膳食纤维的研究，我们发现膳食纤维在人类机体的有关生理反应（降低胆固醇水平、改善血糖浓度、改善大肠功能及降低营养素利用率等），及调节这些生理反应中，主要是通过其物理状态影响胃肠道功能和影响营养素的吸收率及吸收部位。因此在讨论对这些生理反应的实际情况时，需要考虑膳食纤维的物理特性和它对胃肠道功能的影响。

降低血浆的胆固醇水平。大多数的可溶性膳食纤维可以降低人体血浆和肝脏中的胆固醇水平，尤其是可降低低密度脂蛋白胆固醇。这类纤维素包括果胶、树胶、羧甲基纤维素及富含水溶性纤维素的食物，如燕麦、大麦、蔬菜（特别是豆荚类蔬菜）、水果。降低胆固醇的主要因素与膳食纤维的各种物理性质与其结合胆酸的能力及膳食纤维的黏度关系最大。

改善大肠功能。膳食纤维影响大肠功能的主要作用是，增加粪便的体积和重量，缩短通过时间，增大排便频率和改善便秘等；稀释大肠内容物，以及为正常存于大肠内的菌群提供发酵底物。以上情况，均受膳食纤维种类以及其他膳食和非膳食因素的影响。不同种类的膳食纤维对粪便的体积、重量和通过时间的影响虽有不同，但都对维持大肠的生理功能具有重要意义。

改善血糖的生成。许多研究证明，吃某些水溶性纤维素可以使血糖降低、血胰岛素升高。其主要原因是膳食纤维的黏稠性，延缓了胃排空的时间和淀粉在小肠内的消化，或减慢了葡萄糖在小肠内的吸收。

降低营养素的利用率。膳食中可消化的成分在小肠内被吸收利用。但是实验结果表明各种膳食纤维均具有抑制消化糖类、脂类、蛋白质的胰酶的活性，降低这类营养素的利用率。同时，天然膳食纤维还有抑制某些元素（钙、铁、锌、铜等）吸收的作用。可溶性纤维素能降低对脂肪酸的吸收利用。

四、膳食纤维对人体健康的影响

人类摄入一定量的膳食纤维，对人类某些慢性非传染性疾病的预防和保健起着非常重要的生理生化作用，如预防癌症、非胰岛素依赖型糖尿病、降血脂、解毒、胆结石、控制体重减肥、便秘等。

膳食纤维摄入得过多或过少都会给人类的健康带来不利影响，尤其摄入过多会引起腹部不适，如增加肠道的蠕动性和使产气量增大，影响人体对蛋白质、脂肪、糖类、维生素和微量元素的吸收利用。

五、中国居民膳食纤维参考摄入量

中国营养学会根据我国的实际情况以"中国居民膳食指南及平衡膳食宝塔"为依据，以不同能量膳食者各类食物参考摄入量（克/天）为标准，计算出中国居民可以摄取的膳食纤维的量及范围（参见《中国居民膳食营养素参考摄入量表（DRIs）》）。

六、膳食纤维的主要食物来源

　　膳食纤维食物来源主要是植物性食物。在谷类、薯类、蔬菜、水果中含量较多，其他食物中含量较少。

课堂思考

　　青少年中许多人不喜欢吃蔬菜，而蔬菜是膳食纤维的主要来源。你认为应该如何纠正不喜欢吃蔬菜的饮食习惯？

？ 思考与训练

一、名词解释

　　常量元素　水溶性维生素　脂溶性维生素　膳食纤维　抗氧化剂

二、填空题

　　1. 水溶性维生素主要有：_____、_____、_____。

　　2. 举出三种常见的膳食纤维，如：_____、_____、_____。

　　3. 食物中所含的三种非产能营养素是：_____、_____、_____。

　　4. 举出三种影响钙吸收的因素：_____、_____、_____。

　　5. 脂溶性维生素主要有：_____、_____。

三、选择题

　　1. 构成人体骨骼的主要矿物质是（　　）。

　　A. 铁　　　　　B. 镁　　　　　　C. 锌　　　　　　D. 钙

　　2. 下列选项中含膳食纤维较多的食物是（　　）。

　　A. 水产品　　B. 蔬菜　　　　C. 畜肉　　　　　D. 禽蛋

3. 下列选项中属于脂溶性维生素的是（　　）。

A. 维生素 A　　B. 维生素 C　　　　C. 维生素 B_3　　　D. B 族维生素

4. 成人每天较合理的水的供应量为（　　）毫升。

A. 2000　　　　B. 3000　　　　　C. 1500　　　　D. 2500

5. 维生素 C 在（　　）的环境中能得到较好的保护。

A. 碱性　　　　B. 中性　　　　　C. 高温　　　　D. 酸性

四、判断题

1. 人体缺钙时，食用含钙的食物越多越好。（　　）

2. 为了减少体重，就要少进食，多喝水。（　　）

3. 老年人肠胃功能降低，所以需要适当进食含膳食纤维丰富的食物。（　　）

4. 维生素的供应量不足，不会对健康构成直接的影响。（　　）

五、简答题

1. 简述常量元素的生理功能及对人体健康的影响和它们的主要食物来源。

2. 钙、磷的过量或缺乏对人的健康有什么影响？

3. 简述各种维生素的生理功能和主要食物来源。

4. 简述维生素的共同特性。

5. 简述水的生理功能。

6. 膳食纤维的生理功能有哪些？

六、案例分析

　　案例：有关部门调查表明，我国小学生的膳食结构中，对于膳食纤维的供应量明显不足。原因可能是多方面的：有的家长只注重优质蛋白质的供应，大鱼大肉应有尽有；有的是因为孩子不喜欢吃蔬菜，家长就顺从了孩子的意愿；等等。由于对小学生高蛋白、高脂肪、高热量的供应过多，膳食纤维的摄入量不足，加上如今小学生的活动量减少，而导致大量"小胖墩"的现象发生，超重、肥胖、肥胖症的儿童越来越多，已经成为令人担忧的一个社会问题。

根据上述案例回答如下问题：

结合自己的亲身感受，分析当前少儿群体中肥胖体质不断增多的原因，并提出自己的合理化建议。

七、实践与训练

1. 选择一种蔬菜，对其所含有的维生素 C 进行测定。
2. 选择一种烹饪原料，对其中钙的含量进行测定。

中国居民膳食
指南与平衡膳食

第四章

烹饪营养学旨在实践应用，把居民膳食指南与营养食谱设计进行有机联系，使理论与实践应用紧密结合，而特殊人群营养与膳食指导也以应用为主。

本章内容包括中国居民膳食指南与平衡膳食、特殊人群营养与膳食指导、营养食谱设计与膳食营养调查等，重点介绍中国居民膳食指南与平衡膳食，并通过营养食谱设计突出其应用性。

学习目标 »

方法能力目标

熟悉和掌握中国居民膳食指南和平衡膳食的原则与内容，并能运用膳食指南的内容对不同人群的膳食营养进行指导和营养食谱设计，在实践应用中培养学生分析问题与解决问题的能力。

专业能力目标

通过对本章知识的学习，把营养学的知识与烹饪专业结合起来；在具体的烹饪实践中进行营养食谱、营养筵席的设计，并能熟练运用中国居民膳食指南的原则和内容，解决消费者对营养知识不了解的实际问题。

社会能力目标

每人设计一份风味不同的营养筵席菜单，并说明设计的原则与目的；以各班级烹饪营养与美食实践小组的名义，到饭店进行观摩整桌筵席的制作过程，并要求每人写一篇观摩体会。

案　例

我国 RDA 的沿革

早在 1938 年，中华医学会公共卫生委员会就组织营养委员会制定了"中国人民最低营养需要量"，提出了成人每千克体重需要蛋白质 1.5 克，并应注意钙、磷、铁、碘及维生素 A、维生素 B、维生素 C、维生素 D 的摄取，以防缺乏。1952 年，中央卫生研究院营养学系编著出版的《食物成分表》的附录"营养素需要量表（每天膳食中营养素供给标准）"纳入了钙、铁和 5 种维生素的需要量。中国医学科学院营养系修改了 1952 年的建议，定名为"每日膳食中营养素供给量（RDA）"，附于 1955 年修订再版的《食物成分表》中。之后在有关文献中均使用这一术语来表达"适宜"营养素摄入水平。1962 年，在中国生理科学会的生物化学、营养学学术讨论会中，讨论和修订了 1955 年 RDA，并附于第三版《食物成分表》中。这次修订增加了"氨基酸需要量的估计值"及"每日膳食中微量元素的供给量"。1976 年，中国医学科学院卫生研究所再次修订 RDA，但变动不大；1981 年 5 月，在中国生理科学会全国营养学术会议暨成立大会上，再次修订了我国的 RDA，建议蛋白质供给量为 1.2 克 / 千克，碳水化合物供能占 65% ~ 75%，脂肪能量应低于 30%。1988 年 10 月和 2007 年 10 月中国营养学会分别对 RDA 做了两次修订。尤其是在最近一次修订中，中国营养学会常务理事会同时通过了"推荐的每日膳食中营养素供给量的说明"，之后编辑出版了《中国居民膳食指南》一书。这次修订根据新的科学知识和我国的具体情况，对年龄分组、产能营养素的供能比及某些微量营养素的建议值做了一些调整或说明，但尚未考虑到预防某些有关慢性病的问题。为保证《中国居民膳食指南》的时效性和科学性，使其真正切合居民的营养健康需求，2014 年起，国家卫生计生委委托中国营养学会组织专家根据我国居民膳食结构变化，历时两年多时间，修订完成了《中国居民膳食指南（2016）》。此次修订的目的是通过帮助居民改善膳食结构，起到引导食物生产与消费、促进健康发展等重要作用。

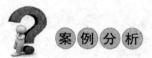 案例分析

根据上述案例，结合对最新版本《中国居民膳食指南（2016）》的介绍，进一步阐述我国政府对在不同经济发展时期居民膳食营养的重视程度。

第一节　中国居民膳食指南

一、中国居民膳食营养素参考摄入量（DRIs）

（一）概　况

人类为了保持健康快乐的幸福生活，每天必须从膳食中获取机体所需的各种营养成分。机体对各种营养成分的需要量随着年龄、性别和生理状况的变化而有所不同。儿童、青少年需要营养素维持正常生长发育和机体生理功能；成年人需要维持机体生理功能和适宜的体重；妊娠女性除需维持机体生理功能、适宜的体重外，还要满足胎儿生长发育和泌乳需要，所以要额外增加各种营养素。

机体需要的各类营养素要从摄取的食物中获得。因此，科学地安排每日膳食以提供数量与质量适宜的营养素，是保证避免由于某种营养素长期供应不足或是过多而导致相应的营养素不足或营养素过多危害机体的重要因素。

为了帮助个体和人群安全地摄入各种营养素，避免营养缺乏或营养过多可能产生的危害，营养学专家根据有关营养素需要量的知识，提出了适用于各类人群的膳食营养素标准。

膳食营养素标准随着科学知识的不断更新和社会经济的发展也不时地进行修订，以适应新的认识水平和应用需求。不同国家或地区，在不同时期，针对其各自特点和需要都曾使用了一些不同的概念和术语，丰富和推动营养科学领域的研究和进展。中国营养学会专家委员会已将我国膳食营养素标准修订为"中国居民膳食营养素参考摄入量（DRIs）"，替代 RDA。但还使用"推荐营养素摄入量"，简称"推荐摄入量（RNI）。RNI 在数值上相当于过去的 RDA，但在应用上和过去的RDA 又有所不同。2000 年中国营养学会编著出版《中国居民膳食营养素参考摄入量》，2013 年对其进行了修订，出版了《中国居民膳食营养素参考摄入量（2013版）》。

（二）膳食营养素参考摄入量（DRIs）的主要内容

DRIs 是在 RDAs 基础上发展起来的一组每日平均膳食营养素摄入量的参考值，其中包括 4 项内容：平均需要量（EAR）、推荐摄入量（RNI）、适宜摄入量（AI）和可耐受最高摄入量（UL）。

1. 平均需要量（EAR）

EAR 是根据个体下列的研究资料制定的，是根据某些指标判断可以满足某一特定性别、年龄及生理状况群体中 50% 个体需要量的摄入水平。这一摄入水平不能满足群体中另外 50% 个体对营养素的需要。EAR 是制定 RNI 的基础。

2. 推荐摄入量（RNI）

RNI 相当于传统使用的 RDA，是可以满足某一特定性别、年龄及生理状况群体中绝大多数（97% ~ 98%）个体需要量的摄入水平。长期保持 RNI 水平，可以满足身体对该营养素的需要，保持健康和维持组织中有适当的储备。RNI 的主要用途是作为个体每日摄入该营养素的目标值。RNI 是以 EAR 为基础制定的。如果已知 EAR 的标准差，则 RNI 定为 EAR 加两个标准差，即 RNI=EAR+2SD（SD：标准差）。如果关于需要量变异的资料不够充分，不能计算 SD 时，一般设 EAR 的变异系数为 10%，这样 RNI=1.2×EAR。

3. 适宜摄入量（AI）

在个体需要量的研究资料不足而不能计算 EAR，因而不能求得 RNI 时，可设定 AI 来代替 RNI。AI 是通过观察或实验获得的健康人群某种营养素的摄入量。例如纯母乳喂养的足月健康婴儿，从出生到 6 个月，他们的营养素全部来自母乳。母乳中供给的营养素量就是他们的 AI 值。AI 的主要用途是作为个体营养素摄入量的目标。制定 AI 时不仅考虑到预防营养素缺乏的需要，也纳入了减少某些疾病风险的概念。根据营养"适宜"的某些指标制定的 AI 值一般都超过 EAR，也有可能超过 RNI。

4. 可耐受最高摄入量（UL）

UL 是平均每日摄入营养素的最高限量。这个量对一般人群中的几乎所有个体似不致引起不利于健康的作用。当摄入量超过 UL 而进一步增加时，损害健康的危险性随之增大。UL 并不是一个建议的摄入水平。"可耐受"指这一剂量在生物学上大体是可以耐受的，但并不表示可能是有益的，健康个体摄入量超过 RNI 或 AI 是没有明确的益处的。

鉴于营养素强化食品和膳食补充剂的日渐发展，需要制定 ULs 来指导安全消费。如果某营养素的毒副作用与摄入总量有关，则该营养素的 UL 值依据食物、饮水及补充剂提供的总量而定。如毒副作用仅与强化食物和补充剂有关。则 UL 依据这些来源而不是总摄入量来制定。对许多营养素来说还没有足够的资料来制定其 UL。所以未定 UL 并不意味着过多摄入没有潜在的危害性。

（三）中国居民膳食营养素参考摄入量（DRIs）的应用

制定 DRIs 的主要目的是满足不断发展的应用需要。以往只有 RDAs，制定人群食物供应计划、评价个体和群体的食物消费资料、确定食品援助计划目标、制定营养教育计划，以及指导食品加工和营养标签等都参考同一套推荐值，这样针对性不强，特别是评估过量摄入的危险性很不理想。DRIs 则包含多项内容，可以针对个体或群体不同的应用目的提供更适宜的参考数据。DRIs 的主要用途如表 4-1 所示。

表4-1　DRIs在健康个体及群体中的应用

用途	针对个体	针对群体
计划	RNI——摄入的目标 AI——作为限制过多摄入的标准， 长期摄入超过此限可能产生不利的影响	EAR——结合摄入量变异值应用，确定一个特定群体的平均摄入量
评价	EAR——用以检查摄入不足的可能性 UL——用以检查过量摄入的可能性 （评估真实情况需要临床，生化和 / 或人体测量的资料）	EAR——用以评估一个群体中摄入不足的发生率

注：需要统计学上可靠的日常摄入量估算值

1. 平均需要量（EAR）

EAR 是一个特定人群的平均需要量，主要用于计划的评价群体的膳食。可以根据某一年龄、性别组中摄入量低于 EAR 个体的百分比来评估群体中摄入不足的发生率，评价其营养素摄入情况是否适宜。EAR 也可作为计划或制定人群推荐摄入量的基础。如果个体摄入量呈常态分布，一个人群组的目标摄入量可以根据 EAR 和摄入量的变异来估计。为了保证摄入量低于 EAR 的个体少于 2% ~ 3%，推荐摄入量的平均值应在 EAR 加两个标准差以上。针对个体，可以检查其摄入不足的可能性。如某个体的摄入量低于 EAR 减两个标准差，几乎可以肯定不能达到该个体需要量。

2. 推荐摄入量（RNI）

RNI 相当于传统使用的 RDA。RNI 是个体适宜营养素摄入水平的参考值，是健康个体膳食摄入营养素的目标。RNI 不是评价个体或群体膳食质量的标准，也不是为群体做膳食计划的根据。当某个体的营养素摄入量低于其 RNI 时，并不一定表示该个体未达到适宜营养状态。

RNI 在评价个体营养素摄入量方面的用处有限。如某个体的摄入量低于 RNI，可以认为有摄入不足的危险；如果某个体的平均摄入量达到或超过了 RNI，可以认为该个体没有摄入不足的危险。膳食摄入量或其他任何单一指标都不能作为评价个体营养状况的根据。摄入量经常低于 RNI 可能提示需要进一步用生化实验或临床检查来评价其营养状况。

RNI 是根据某一特定人群中体重在正常范围内的个体的需要量设定的。对个别身高、体重超过此参考范围较多的个体，可能需按每千克体重的需要量调整其 RNI。

3. 适宜摄入量（AI）

AI 是某个人群或亚人群能够维持一定营养状态的平均营养素摄入量。它是通过对群体而不是个体的观察或实验研究得到的数据。AI 与真正的平均需要量之间的关系不能肯定，只能为营养素摄入量的评价提供一种不精确的参考值。AI 主要用作个体的营养素摄入目标，同时用作限制过多摄入的标准。当健康个体摄入量达到 AI 时，出现营养缺乏的危险性很小。如长期摄入超过 AI 值，则有可能产生毒副作用。

4. 可耐受最高摄入量（UL）

UL 是营养素或食物成分的每日摄入量的安全上限，是一个健康人群中几乎所有个体都不会产生毒副作用的最高摄入水平。UL 的主要用途是检查个体摄入量过高的可能，避免发生中毒。当摄入量低于 UL 时，可以肯定不会产生毒副作用。当摄入量超过 UL 时，发生毒副作用的危险性增加。UL 对健康人群中最敏感的成员似乎也不至造成危险，所以不能用 UL 评估人群发生毒副作用的危险性。在大多数情况下，UL 包括膳食、强化食品和添加剂等各种来源的营养素之和。

二、中国居民膳食结构

在人类历史的长河中，我国人民不仅在科学文化方面作出很多卓越的贡献，而且在饮食和食品营养方面也有很多符合现代营养学观点的重要著作和合理膳食的指导观点。

中国历史上虽然没有现代营养学的学科建设与体系发展，但在中国，传统养生学的发展却是非常发达的，并且在中国传统养生学的理论体系中建立起了中国传统的膳食结构模式，而且中国传统膳食结构模式与现代营养学的科学理念是基本相吻合的。

（一）中国传统膳食结构的形成与发展

早在 2000 多年前的周王朝时期，宫廷饮食中就有了"食医"的官职，为当时的天子及宫廷贵族的饮食制定膳食与食物搭配标准，这成为我国膳食营养思想的先导。

春秋时期，在众多的有关饮食思想、饮食观点以及传统医学的发展过程中，形成了中国最早的膳食结构模式，这就是《黄帝内经》中所提出的"五谷为养，五果为助，五畜为益，五菜为充"的理论指导，它建立了中国古代具有膳食平衡思想的膳食结构模式，成为世界上最早且全面的"膳食指南"。

进入唐宋时期，随着中国古代"食疗""饮食养生"等概念和实践的发展进步，先前的传统膳食结构理论得到了进一步的完善。明确提出了"五谷为养，失豆则不良；五畜适为宜，过则害非浅；五菜常为充，新鲜绿黄红；五果当为助，力求少而数。气味合则服，尤当忌偏独；饮食贵有节，切切勿使过"的食物结构理论。

元、明、清以来，以忽思慧的《饮膳正要》为代表的膳食养生专门著作诞生，书中观点成为指导中国膳食养生、营养平衡的重要思想，一些观点与现代营养学已经非常接近。

中国古代关于食物结构的研究表明，我国人民的基本食物结构自古以来就是遵循以植物性食物为主，动物性食物为辅的原则。这种食物结构组合如用现代营养理论来衡量，也是一种比较合理的食物结构。

（二）中国传统膳食结构的特点

纵观中国传统膳食结构理论与实践，可以发现中国传统膳食结构有如下几个显著的特点。

建立了以植物性食物为主，动物性食物为辅的膳食结构模式。 中国自古以来就是一个人口众多的国家，根据国情的发展需要，建立了以植物性食物为主，动物性食物为辅的膳食结构模式。这一膳食结构模式不仅适合中国的发展，也与现代营养学的膳食平衡理论不谋而合，从而确定了农业大国的发展地位。正是这一膳食结构的传承与发展，养育繁衍了人口众多的中华民族。

提出了"天人合一"的饮食观点。 由于农业的发展与自然环境的关系密切，所以顺应四季的饮食养生观点与天体运行规律相一致的膳食思想成为"天人合一"饮食实践的最好证明。而这一膳食观点即使在今天看来依然有其健康意义。

提出并实践了饮食养生观点。 中国虽然没有把传统的饮食养生体系发展成为现代营养科学的学科体系，但建立起了完善的饮食养生理论与实践。中国的饮食养生理论与实践不仅具有传统饮食养生意义，而且其中所包含的膳食平衡思想也与现代营养学理论基本相一致。

提出了"食饮有节，起居有常"的观点。 "食饮有节"的饮食养生理念，几乎把现代营养学中的建立合理餐饮制度、平衡营养与合理膳食、热量分配均衡、膳食摄取营养素与需求相对平衡等理论涵盖其中。因此，已经基本等同于现代营养学的内涵与理论。

（三）当前我国居民膳食营养摄入情况

进入 21 世纪以来，我国经济日益发达，食物资源日益丰富，国民的饮食生活水平日益提高。2002 年全国城乡居民人均日摄入热量为 9414 千焦；其中城市为 8929 千焦，农村为 9606 千焦。热能的消耗有地区差异，经济发达地区相对低些。

蛋白质的人均日摄入量为 66 克；其中城市为 69 克，农村为 65 克，与 1992 年相比，城市略有下降，农村有所提升。但总体上动物性食物增加，优质蛋白比 10 年前增加 35 克。脂肪的全国居民平均日摄入量为 76 克；其中城市与农村分别为 86 克和 73 克，比 1982 年总量增加了 328 克，特别是农村对脂肪的摄入量增长较快。

有关部门的调查资料表明，2002 年各种维生素的全国人均日摄入量为：视黄醇

470 微克，其中城市为 547 微克，农村为 439 微克；维生素 B_1 为 1 毫克；维生素 B_2 为 0.8 毫克，其中城市为 0.9 毫克，农村为 0.7 毫克；抗坏血酸为 88 毫克，其中城市为 82 毫克，农村为 97 毫克。这些数值与 1992 年比较，除农村的视黄醇上升外，城市的视黄醇和城乡的维生素 B_1 与抗坏血酸都有所下降。

矿物质中，钙的人均日摄入量为 389 毫克；其中城市居民人均日摄入量为 439 毫克，农村居民人均日摄入量为 370 毫克。但总体来看，钙的摄入量呈现不足的状况，且女性不足比例高于男性。另外，锌的平均摄入量为 11 毫克。

根据国家有关部门提供的资料表明，2002 年我国谷类食物提供的能量占总能量的 58%，其中城市为 49%，农村为 62%。来源于动物性食物的能量占 13%，其中城市为 18%，农村为 11%。与 10 年前相比较，谷物供给的能量减少了 9 个百分点，动物性食物供能增加了 3 个百分点，达到平衡水平。蛋白质提供的能量占总能量的 12%。脂肪供能占 30%，比 10 年前增长了 8%，特别是城市居民达 36%，超过了世界卫生组织推荐的 30% 的上限，这对居民的健康不利。

蛋白质来源中，52% 来自谷物，8% 来自豆类，25% 来自动物性食物 (农村 21%、城市 36%)，15% 来自其他食物。从总量上看，相较于 10 年前，居民的谷物蛋白质下降了 10%，但动物性食物和豆类的蛋白质平均上升了 9%，说明优质蛋白比例有了明显提高。

脂肪来源中，来自动物性食物的脂肪占 39%，其中城市为 36%，农村为 40%。与 1992 年相比较，城市有所降低，农村有所升高。

总的来说，我国城市居民目前的膳食结构比 10 年前发生了根本变化，总体膳食质量有所提高。动物性食物、水果、奶类食物的摄入量有所增加，谷类与动物性食物的平均摄入量已达到中国居民平衡膳食宝塔食物推荐的范围，只是蔬菜与水果的摄入量略显不足，奶类与豆类食物的平均摄入量差距较大。值得注意的是农村居民的动物性食物、水果、奶类及奶制品的摄入量与城市居民差距较大，这说明提高农村居民的优质蛋白比例和矿物质、维生素的摄入量，改善农民的膳食质量，是今后我国营养工作的重点。

我国居民的膳食结构具有如下特点：

1. 优点

我国传统的膳食结构除了早以色、香、味、美、形俱佳的优点在世界上享有盛名外，近年来，国内外一些营养学家还发现，中国的膳食结构在避免西方膳食模式所带来的"文明病"方面很有效果。我国食物结构与西方食物结构相比，其特点为：其一，以植物性食物为主，动物性食物为辅，荤素结合，各种营养素的比例对成年人较为适宜。其二，摄入植物性食物较多，膳食纤维含量较高，故降低了肠道疾病的发生。

2. 问题

中国居民的整体营养状况有了较大改善，膳食质量明显提高，儿童、青少年生长发育水平稳步提高，儿童营养不良患病率显著下降，居民贫血患病率也有所下降。但营养问题仍然存在，且出现多样化、复杂化趋势。其一，农村地区营养摄入不足现象仍很严重。城市和经济发达地区存在着一系列营养失衡带来的问题，如微量元素缺乏病、维生素缺乏病、肥胖症、心血管病、糖尿病等。其二，食物中优质蛋白质食物含量少，动物性食物和豆类食物较低。一些不科学、不文明的饮食习惯依然存在，如酒消费过多等。食物消费的不平衡问题突出，营养过剩与营养不良并存的状况有加剧趋势。

（四）我国食物结构的调整方针

按照国务院颁布实施的《九十年代中国食物结构改革与发展纲要》所指出的"营养、卫生、科学、合理"的原则，继承中华民族饮食习惯中的优良传统，吸收国外的先进适用的经验，改革、调整我国的食物结构和人们的消费习惯。总体是坚持以粮为主食，配以果蔬；以植物蛋白质为主，肉、蛋、奶、鱼和贝类为辅，即动物蛋白质为辅的食物结构。

20 世纪 80 年代以来，改革开放促进了经济发展，居民生活由温饱型走向小康型，但也产生了膳食与营养失衡的问题。解决的主要途径在于改革食物生产与消费结构，优化居民膳食营养结构，合理开发和利用食物和营养资源。为此，国务院于1993 年 5 月 27 日颁发了《九十年代中国食物结构改革与发展纲要》。该纲要包括我国食物发展现状、食物发展原则与营养目标、政策与措施、组织管理与实施等方面内容。《九十年代中国食物结构改革与发展纲要》是中国颁布的第一部食物与营养发展纲要，在推动全国食物与营养发展方面取得了积极效果。

继《九十年代中国食物结构改革与发展纲要》之后，国务院于 2001 年 11 月 6

日颁布了《2001～2010 年中国食物与营养发展纲要》。这是我国政府为解决当时城乡之间、地区之间食物与营养差异、膳食营养失衡、食源性健康与疾病等突出问题而制定的一个重要策略,对引导各地充分利用市场机制、合理配置食物资源、全面提高食物生产力和满足城乡居民改善营养与健康需求有重要意义。

2014 年 2 月,国务院办公厅发布了《中国食物与营养发展纲要(2014—2020年)》,这是我国政府制定的第三部关于食物与营养发展的纲领性文件。《中国食物与营养发展纲要(2014—2020 年)》立足保障食物有效供给、优化食物结构、强化居民营养改善,绘制出至 2020 年我国食物与营养发展的新蓝图。

目前,正在酝酿出台我国首部国民营养条例,以解决目前我国膳食营养方面最迫切的问题,包括营养调查与监测,食品营养标签,婴幼儿、妇女、老人等特殊人群的突出营养问题。

除了这些纲要性政策外,为响应联合国粮农组织和世界卫生组织的《世界营养宣言》和《营养行动计划》,卫生部会同国家计委、国家教委、农业部、国内贸易部等 14 个有关部委制定了《中国营养改善行动计划》。目标是通过保障食物供给和落实干预措施,减少饥饿和食物不足,降低蛋白质与能量营养不良率,预防、控制和消除微量元素缺乏症;通过正确引导食物消费,优化膳食模式,促进居民营养改善和生活方式的健康发展,预防营养慢性病的发生。

贯彻营养改善行动计划的一个具体措施是制定膳食指南。第一版《中国居民膳食指南》在 1989 年 10 月颁布,含八条主要内容:食物要多样、饥饱要适当、油脂要适量、粗细要搭配、食油要限量、甜食要少吃、饮酒要节制、三餐要合理。第二版《中国居民膳食指南》在 1997 年 4 月颁布,同时颁布的还有《中国居民平衡膳食宝塔》。而为了适应我国国民膳食结构快速变化的需要,中国营养学会于 2007 年对1997 年的《中国居民膳食指南》又一次进行了修订,于 2008 年出版。同时,我国在制定居民膳食营养素参考摄入量(RDA)方面也付出了很多的努力。1981～2001 年,中国营养学会先后几次组织会议对其进行了修改,目前使用的《中国居民膳食营养素参考摄入量》是 2001 年 5 月公布的版本,它已成为指导我国居民健康饮食的重要指南。

目前在我国全面推广实施的食品营养标签活动也是落实营养改善计划的一个重要行动。2004 年 2 月卫生部公布了《食品营养标签管理办法》,对营养标签包含的营养素含量标示、营养素名称和其他营养信息进行了规范和标示说明,例如对营养素含量标示方面的能量、蛋白质、脂肪、糖类、胆固醇、糖、钠、钙等做出了强制性要求。食品营养标签是显示食品组成成分、食品特征和性能，向消费者传递食品营养信息的主要手段，它应该成为向公众进行营养教育、指导选择健康膳食的重要指南。

2005 年由国家食物与营养咨询委员会编写发布的《中国营养改善行动计划》，在全国人均能量与营养素要求、缺铁性贫血、母乳喂养、儿童营养不良患病率等方面提出了 11 条具体目标。相关部门和地方政府响应号召，因地制宜，纷纷落实本部门或本地区的具体营养改善行动计划，取得了显著的效果。

此外，国家在促进全民营养改善方面还采取了许多积极有效的措施，如实施儿童营养监测与改善项目；大力推进豆制代乳品的开发利用；对食品进行营养强化和营养补充，食盐加碘、加锌，酱油添加铁元素，改善食用油；等等。

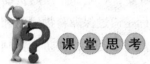

课 堂 思 考

中国传统膳食结构与现代营养学的平衡膳食有什么相同与不同之处？

三、中国居民膳食指南

（一）膳食指南的由来与目的

膳食指南又称膳食指导方针，它是指对一个国家或地区的健康公民和某种疾病患者的膳食指导原则；是指出了为增进健康和减少疾病哪些膳食应该多吃、少吃或不吃的指导性文件。

1968 年瑞典最先出版了第一部"膳食目标"，名为《北欧各国人群食物医学观》，具体提出：减少脂肪、饱和脂肪和食糖，增加蔬菜、水果、脱脂奶、鱼、瘦肉和谷类，经常运动、防止超重等条目，言简意赅地陈述了膳食指导原则。由于该目标容易被人们理解和接受，因此产生了积极的社会效果。联合国粮食及农业组织与世界卫生组织肯定了这一举措，并建议各国予以仿效。至今世界上已有 20 多个国家和地区公布了各自的膳食指导方针。

膳食指导方针是食物合理选择与搭配的陈述性建议，它是根据有关营养学制定的膳食指导原则，其目的在于改善、优化食物结构，倡导合理膳食，营养平衡，以减少与膳食有关的疾病，使居民达到健康长寿的目的。

（二）2007 年版中国居民膳食指南的内容

我国制定居民膳食指南的目的是向人们建议合理膳食组成，使之符合食物构成中的"营养、卫生、科学、合理"原则。1989 年我国制定了中国居民的第一个膳食指南，其间随着社会经济的发展和人们生活饮食结构的变化有必要再加以修订。调查统计发现，我国居民因食物单调或不足所引起的营养缺乏病，如儿童发育迟缓、缺铁性贫血、碘缺乏症、佝偻病等虽有所减少，但仍需进一步控制；而与膳食结构不合理有关的慢性退行性疾病，如因摄食脂肪过多所致的心血管与脑血管疾病，因摄食物质中致癌物（致癌的前体物及食盐、脂肪过多）所致的肿瘤，因摄食热量过多所致的肥胖等营养过剩病与日俱增；我国居民维生素 A、B 族维生素和钙摄入量普遍不足；部分居民膳食中的谷类、薯类、蔬菜比例明显下降，而油脂和动物性食物摄入过高；能量过剩、体重超重等问题日益显著；食品卫生问题也有待改善。针对上述问题，中国营养学会于 2007 年对原来的膳食指南进行了修订和完善，于 2008 年正式出版。

修订前后的膳食指南最主要的区别就是要求各类人群真正按照"食物多样化，谷类为主，每天吃奶类、豆类或其制品来增加各种有益营养素和补充摄食中钙的不足。另外还倡导适宜的运动，食量与能量消耗相平衡"等平衡膳食原则进行膳食，意在控制肥胖趋势，从而减少相关疾病的发生。如我们能够较好地遵守膳食指南中所述各项原则，人们的健康状况将得到很大的改善。现将 2007 年修订的《中国居民膳食指南》内容十大要点介绍如下：

- 要点一：食物多样，谷类为主，粗细搭配；
- 要点二：多吃蔬菜水果和薯类；
- 要点三：每天吃奶类、大豆或其制品；
- 要点四：常吃适量的鱼、禽、蛋和瘦肉；
- 要点五：减少烹调油用量，吃清淡少盐膳食；
- 要点六：食不过量，天天运动，保持健康体重；

● 要点七：三餐分配要合理，零食要适当；

● 要点八：每天足量饮水，合理选择饮料；

● 要点九：如饮酒应限量；

● 要点十：吃新鲜卫生的食物。

（三）2016版中国居民膳食指南的推荐内容

随着时代的发展和国民经济水平的提高，我国居民膳食消费和营养状况发生了很多变化，为了更加契合我国居民健康需要和生活实际，受国家卫生计生委委托，2014年中国营养学会组织了《中国居民膳食指南》修订专家委员会，依据调查数据、科学分析、健康报告等，对《中国居民膳食指南（2007）》进行了修订，并于2016年5月份颁布。

最新颁布的《中国居民膳食指南（2016）》以科学证据为基础，从维护健康的角度，为我国居民提供食物营养和身体活动的指导，所述内容都是从理论研究到生活实践的科学共识，是指导、教育我国居民平衡膳食、改善营养状况及增强健康素质的重要文件。《中国居民膳食指南（2016）》核心推荐内容如下：

1. 食物多样，谷类为主

平衡膳食模式是最大程度上保障人体营养需要和健康的基础，食物多样是平衡膳食模式的基本原则。每天的膳食应包括谷薯类、蔬菜水果类、畜禽鱼蛋奶类、大豆坚果类等食物。建议平均每天摄入12种以上食物，每周25种以上。谷类为主是平衡膳食模式的重要特征，每天摄入谷薯类食物250～400克，其中全谷物和杂豆类50～150克，薯类50～100克；膳食中碳水化合物提供的能量应占总能量的50%以上。

2. 吃动平衡，健康体重

体重是评价人体营养和健康状况的重要指标，吃和动是保持健康体重的关键。各个年龄段人群都应该坚持天天运动、维持能量平衡、保持健康体重。体重过低和过高均易增加疾病的发生风险。推荐每周应至少进行5天中等强度身体活动，累计150分钟以上；坚持日常身体活动，平均每天主动身体活动6000步；尽量减少久坐时间，每小时起来动一动，动则有益。

3. 多吃蔬果、奶类、大豆

蔬菜、水果、奶类和大豆及制品是平衡膳食的重要组成部分，坚果是膳食的有益补充。蔬菜和水果是维生素、矿物质、膳食纤维和植物化学物的重要来源，奶类和大豆类富含钙、优质蛋白质和 B 族维生素，对降低慢性病的发病风险具有重要作用。提倡餐餐有蔬菜，推荐每天摄入 300 ~ 500 克，深色蔬菜应占 1/2。天天吃水果，推荐每天摄入 200 ~ 350 克的新鲜水果，果汁不能代替鲜果。吃各种奶制品，摄入量相当于每天液态奶 300 克。经常吃豆制品，每天相当于大豆 25 克以上，适量吃坚果。

4. 适量吃鱼、禽、蛋、瘦肉

鱼、禽、蛋和瘦肉可提供人体所需要的优质蛋白质、维生素 A、B 族维生素等，有些也含有较高的脂肪和胆固醇。动物性食物优选鱼和禽类，鱼和禽类脂肪含量相对较低，鱼类含有较多的不饱和脂肪酸；蛋类各种营养成分齐全；吃畜肉应选择瘦肉，瘦肉脂肪含量较低。过多食用烟熏和腌制肉类可增加肿瘤的发生风险，应当少吃。推荐每周吃鱼 280 ~ 525 克，畜禽肉 280 ~ 525 克，蛋类 280 ~ 350 克，平均每天摄入鱼、禽、蛋和瘦肉总量 120 ~ 200 克。

5. 少盐少油，控糖限酒

我国多数居民目前食盐、烹调油和脂肪摄入过多，这是高血压、肥胖和心脑血管疾病等慢性病发病率居高不下的重要因素，因此应当培养清淡饮食习惯，成人每天食盐不超过 6 克，每天烹调油 25 ~ 30 克。过多摄入添加糖可增加龋齿和超重发生的风险，推荐每天摄入糖不超过 50 克，最好控制在 25 克以下。水在生命活动中发挥着重要作用，应当足量饮水。建议成年人每天 7 ~ 8 杯（1500 ~ 1700 毫升），提倡饮用白开水和茶水，不喝或少喝含糖饮料。儿童少年、孕妇、乳母不应饮酒，成人如饮酒，一天饮酒的酒精量男性不超过 25 克，女性不超过 15 克。

6. 杜绝浪费，兴新食尚

勤俭节约、珍惜食物、杜绝浪费是中华民族的美德。按需选购食物、按需备餐，提倡分餐不浪费。选择新鲜卫生的食物和适宜的烹调方式，保障饮食卫生。

学会阅读食品标签，合理选择食品。创造和支持文明饮食新风的社会环境和条件，应该从每个人做起，回家吃饭，享受食物和亲情，传承优良饮食文化，树健康饮食新风。

四、中国居民平衡膳食宝塔

中国营养学会依据《中国居民膳食指南》，并结合中国居民的食物构成特点，设计绘制了"中国居民平衡膳食宝塔"。宝塔把平衡膳食的原则转化成各类食物的重量与质量，而且用图形方式把各类食物标示出来，哪些食物可以多吃，哪些食物应该少吃或选择食用一目了然，更便于人们在日常生活中应用（图4-1）。

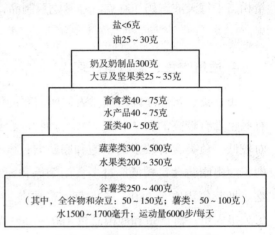

图4-1　中国居民平衡膳食宝塔

（一）中国居民平衡膳食宝塔结构

中国居民平衡膳食宝塔共分五层，包含我们每天应吃的主要食物种类。平衡膳食宝塔各层位置和面积不同，这在一定程度上反映出各类食物在膳食中的地位和应占的比重。

第一层是谷薯类食物，每人每天应该吃 250 ~ 400 克。其中，强调全谷物和杂豆每人每天应吃 50 ~ 150 克，薯类每人每天应吃 50 ~ 100 克。

第二层是蔬菜类和水果类，每人每天分别应吃 300 ~ 500 克和 200 ~ 350 克。

第三层是畜禽肉、水产品、蛋类等动物性食物，每人每天应该吃 120 ~ 200 克。其中，畜禽肉 40 ~ 75 克，水产品 40 ~ 75 克，蛋类 40 ~ 50 克。

第四层是奶及奶制品和大豆及坚果类食物，每人每天应吃相当于鲜奶 300 克的奶及奶制品，相当于干豆和坚果 25 ~ 35 克的食品。

第五层塔顶是食用油和食盐，每天食用油控制在 25 ~ 30 克，食盐不超过 6 克。

　　膳食宝塔没有建议食糖的摄入量，因为我国居民现在平均吃糖的量还不多，对健康的影响还不大。但多吃糖有增加龋齿的危险，尤其是儿童、青少年不应吃太多的糖和含糖高的食品及饮料。饮酒的问题在《中国居民膳食指南》中已有说明。

　　新的膳食宝塔图增加了饮水和身体活动的要求，强调足量饮水和增加身体活动的重要性。水是膳食的重要组成部分，是一切生命必需的物质，其需要量主要受年龄、环境温度、身体活动等因素的影响。

　　新的指南提高了每天饮水的量，推荐在温和气候条件下生活的轻体力活动的成年人每日饮水应该在 1500 ～ 1700 毫升（约 8 杯）。在高温或强体力劳动的条件下，应适当增加。饮水不足或过多都会对人体健康带来危害。饮水应少量多次，要主动，不要感到口渴时再喝水。目前我国大多数成年人身体活动不足或缺乏体育锻炼，应改变久坐少动的不良生活方式，养成天天运动的习惯，坚持每天多做一些消耗体力的活动。建议成年人每天进行累计相当于步行 6000 步以上的身体活动。如果身体条件允许，最好进行 30 分钟中等强度的运动。

（二）中国居民平衡膳食宝塔各层食物的说明

　　膳食宝塔建议的各类食物摄入量都是指食物可食部分的生重。各类食物的重量不是指某一种具体食物的重量，而是指一类食物的总量，因此在选择具体食物时，实际重量可以在互换表中查询。如建议每日 300 克蔬菜，可以选择 100 克油菜、50 克胡萝卜和 150 克圆白菜，也可以选择 150 克韭菜和 150 克黄瓜。

　　膳食宝塔中所标示的各类食物的下限为能量水平 1800 千卡的建议量，上限为能量水平 2600 千卡的建议量。

　　谷类、薯类及杂豆。谷类包括小麦面粉、大米、玉米、高粱等及其制品，如米饭、馒头、烙饼、玉米面饼、面包、饼干、麦片等。薯类包括红薯、马铃薯等，可替代部分粮食。杂豆包括大豆以外的其他干豆类，如红小豆、绿豆、芸豆等。谷类、薯类及杂豆是膳食中能量的主要来源。建议量是以原料的生重计算，如面包、切面、馒头应折合成相当的面粉量来计算，而米饭、大米粥等应折合成相当的大米量来计算。谷类、薯类及杂豆食物的选择应重视多样化，粗细搭配，适量选择一些全谷类制品、其他谷类、杂豆及薯类。每 100 克玉米楂和全麦粉所含的膳食纤维比精面粉分别多 10 克和 6 克，因此建议每次摄入 50 ～ 100 克粗粮或全谷类制品，每周 5~7 次。

蔬菜。蔬菜包括嫩茎、叶、花菜类、根菜类、鲜豆类、茄果、瓜菜类、葱蒜类及菌藻类。深色蔬菜是指深绿色、深黄色、紫色、红色等颜色深的蔬菜，一般含维生素和植物化学物质比较丰富，因此在每日建议的 300 ~ 500 克新鲜蔬菜中，深色蔬菜最好占一半以上。

水果。建议每天吃新鲜水果 200 ~ 350 克。在鲜果供应不足时可以选择一些含糖量低的纯果汁或干果制品。蔬菜和水果各有优势，不能完全相互替代。

畜禽肉。包括猪肉、牛肉、羊肉、禽肉及动物内脏类，建议每天摄入 40 ~ 75 克。目前我国居民的肉类摄入以猪肉为主，但猪肉含脂肪较高，应尽量选择畜瘦肉或禽肉。动物内脏有一定的营养价值，但因胆固醇含量较高，不宜过多食用。

水产品类。水产品包括鱼类、甲壳类和软体类动物性食物，其特点是脂肪含量低，蛋白质丰富且易于消化，是优质蛋白质的良好来源。建议每天摄入量为40 ~ 100 克，有条件的居民可以多吃一些。

蛋类。蛋类包括鸡蛋、鸭蛋、鹅蛋、鹌鹑蛋、鸽蛋及其加工制成的咸蛋、松花蛋等，蛋类的营养价值较高，以鸡蛋为佳，建议每日摄入量为 40 ~ 50 克，相当于半个至 1 个鸡蛋。

乳类。乳类有牛奶、羊奶和马奶等，最常见的为牛奶。乳制品包括奶粉、酸奶、奶酪等，不包括奶油、黄油。建议量相当于液态奶 300 克、酸奶 360 克、奶粉 45 克，有条件的居民可以多吃一些。婴幼儿要尽可能选用符合国家标准的配方奶制品。饮奶多者、中老年人、超重者和肥胖者建议选择低脂或脱脂奶。乳糖不耐受的人群可以食用酸奶或低乳糖奶及奶制品。

大豆及坚果类。大豆包括黄豆、黑豆、青豆，其常见的制品包括豆腐、豆浆、豆腐干及千张等。坚果包括花生、瓜子、核桃、杏仁、榛子等，坚果的蛋白质与大豆相似，但含有多种有益脂肪酸。推荐大豆与坚果每人每日摄入量为 25 ~ 35 克，有条件的居民可适量增加坚果的食用量，以替代相应量的大豆食品。

食用油。食用油包括各种烹调用的动物油和植物油，植物油包括花生油、豆油、菜籽油、香油、调和油等；动物油包括猪油、牛油、黄油等。每天烹调油的建议摄入量为 25 ~ 30 克，尽量少食用动物油。烹调油也应多样化，应经常更换种类，食用多种植物油。

食盐。健康成年人一天食盐（包括酱油和其他食物中的食盐）的建议摄入量为不超过 6 克。一般 20 毫升酱油中含 3 克食盐，10 克黄酱中含 1.5 克食盐，如果菜肴需要用酱油和酱类，应按比例减少食盐用量。

（三）中国居民平衡膳食宝塔的应用

膳食宝塔中建议的每人每日各类食物适宜摄入量范围适用于一般健康成人，在实际应用时要根据个人年龄、性别、身高、体重、劳动强度、季节等情况适当调整。年轻人、身体活动强度大的人需要的能量高，应适当多吃些主食；年老、活动少的人需要的能量少，可少吃些主食。能量是决定食物摄入量的首要因素，一般来说人们的进食量可以自动调节，当一个人的食欲得到满足时，对能量的需要也就会得到满足。但由于人们膳食中脂肪摄入的增加和日常身体活动减少，许多人目前的能量摄入超过了自身的实际需要。对于正常成人，体重是判定能量平衡的最好指标，每个人应根据自身的体重及变化适当调整食物的摄入，主要应调整的是含能量较多的食物。平衡膳食宝塔在具体应用中还要遵循以下原则：

以宝塔为依据，合理安排食物。 平衡膳食宝塔建议的各类食物摄入量是人群的平均值和比值。在每天膳食中应包含宝塔中的各类食物，各类食物的比例也应基本与膳食宝塔所示一致。但在日常的生活中也不要天天都按照平衡膳食宝塔推荐量去吃，要灵活运用，只要能经常遵循平衡膳食宝塔中各层各类食物的大体比例来合理科学地安排膳食就可以了。

同类互换、口味享受。 人们吃多种多样的食物除为获得均衡的营养外，也是为使饮食更加丰富多彩，以满足人们的口味享受。宝塔中每一类食物中都有许多品种，虽然每种食物各有特点，但同一类中的各种食物所含营养素成分往往大体上相近，在膳食中可以互相替换。所以在使用宝塔时，既要把营养与美味结合起来，又要按同类互换、多种多样（品种、形态、颜色、口感）的原则调配一日三餐。

合理分配餐次与食量。 我国多数地区的居民的习惯是一日三餐，三餐食物量的分配及间隔时间多与作息时间和劳动状况有关。一般以早晚餐各占总能量的 30%、午餐占 40% 为宜，特殊情况下可适当调整。通常上午的工作学习较紧张，因此早餐除主食外，还应安排奶、豆、蛋、肉中的一种，并搭配适量蔬菜和水果。

因地制宜充分利用本地资源。 各地的饮食习惯及产物不尽相同，只有因地制宜充分利用本地资源，才能有效地应用平衡膳食宝塔。牧民可适当提高奶的摄入量；渔民可提高鱼及水产品的摄入量；农村山区可充分利用山羊奶、花生、核桃等资源替代动物蛋白质等。

养成习惯、永葆健康。应从小就进行应用平衡膳食宝塔的教育，自幼养成习惯，并坚持不懈，只有这样才能使机体永葆健康，延年益寿。

勤俭节约、珍惜食物。勤俭节约、珍惜食物是中华民族的传统美德，要继承中华民族优秀饮食文化传统，大力宣传节约光荣、浪费可耻的思想观念，珍惜粮食，反对浪费。

五、平衡膳食

我国古代医学家已经注意到人们的饮食与健康有着非常密切的关系，并积累了许多有价值的膳食经验与理论。在现代营养学的发展过程中，许多与营养学有关的疾病，如退行性疾病、心血管病、内分泌病、遗传性疾病，以及癌症等都已引起人们的重视。科学实验证明，这些疾病在很大程度上与人们的饮食有着密切关系。所以，今天对膳食质量的评价，既要建立在各类人群生理要求的科学基础上，又要摆脱不合理地滥用营养物质所造成的不良影响，以探求合理而平衡的膳食。

（一）平衡膳食的基本概念

平衡膳食是指热能和各种营养素含量充足，配比适宜，能满足人体的正常需求，使膳食中所供给的营养素与机体的需要能保持平衡。这样就能避免因膳食结构的比例失调和某些营养过量而引起机体不必要的负担与代谢上近期或远期的紊乱，从而达到膳食的合理营养。

所以，膳食中所提供的营养素无论是过多或过少都是不合理的。为了取得全面而平衡的膳食，人们必须要求膳食能全面地提供各种比例合适的营养素，使其相互配合而相得益彰，这也是营养理论和烹饪实践研究的最为重要的问题之一。

（二）平衡膳食的基本要求

1. 膳食要满足人体对各类营养素的需求

尽管人体的健康状况各不相同，但对各类营养素的需求却是必需的，需求的数量上可能有些差异，但必须能满足机体对各类营养素的需要，这是平衡膳食的基本要求。

（1）能供给足够的热能来维持机体内外的机能活动，以满足生活、劳动的需要。

（2）能供给充足的生理价值较高的蛋白质，以满足生长发育、组织修补和更新的需要。

（3）能供给各种无机盐和微量元素，用以构成身体组织和调节生理功能。

（4）能供给充足的各种维生素，用来调节生理功能，维持正常代谢，增强机体的抵抗力。

（5）要供应适当的纤维素和水分，来帮助人体的排泄，维持体内各种生理程序的正常运行，以预防某些疾病。

2.膳食所含营养素之间的比例要适当

营养素在人体代谢过程中是按一定的比例进行的，当一种营养素缺乏或不良时，就可能使机体代谢紊乱，从而造成营养素之间的失衡。例如，食物中糖类或脂类含量不足时，蛋白质在体内水解成的大多数氨基酸就不得不转变为葡萄糖，以供热量之不足，这样就使机体无法正常维持氮的平衡，而大量分解的蛋白质所产生的过量的酸还会对机体产生不良反应。又如体内缺乏维生素 A、维生素 B_2，可使维生素 C 的含量急剧下降；而当维生素 D 摄入量不足时，可影响钙在体内的吸收利用；过量的锌会干扰铜的代谢；过量的铜又会大大地抑制铁的吸收；等等。

科学烹饪的目的在于提高膳食的吸收利用率，而提高膳食的吸收利用率的关键就在于膳食中营养素之间的比例合理，当膳食中营养素与人体所需营养素的比例相接近时就达到了平衡膳食的目的。

3.膳食构成尽可能多样化

膳食平衡的一个基本要求就是膳食构成尽可能多样化，以保证各种营养素的供给。各种营养素在食物中的分布不均衡，营养学效应也有差别，而且各种食物所含的营养素的种类、数量、比例和性质等都有一定的差异。因此，计划膳食时应根据各种食物的营养价值和特点，调整营养素在膳食中的位置和比例，使人们利用最经济的办法获取最合理的膳食营养。

4.科学烹饪，促进食物的消化吸收

食物的色、香、味、形等感官性状，对人的食欲影响很大，如果采取优良的烹

饪加工方法，可以保证饭菜的口味美好、色泽和谐、香气诱人，不仅可以保持大脑皮层的适度兴奋，而且还能提高食欲，有利于食物的消化吸收，并能减少因烹饪加工方法不当而使营养素遭受损失。

5. 建立合理的膳食制度

保证人体能够获得足够的各类营养素，首先必须保证机体的进食量，因此建立合理有效的膳食制度就非常重要。以人们日常膳食的餐制而言，在我国从古至今，从南到北，有日食二餐、三餐、四餐、五餐、六餐制等不同膳食习惯。然而，最后人类选择了三餐制。事实证明，保证必要的进食量，并非餐次越多越好。因为餐次过多，食量可能增多，而由于消化道对营养素消化过程需要足够的时间，当时间不足时，就无法完成消化过程，而聚积的食物过多，就会对消化系统造成压力，超负荷运行，从而导致消化不良，其吸收利用率就会受到影响。反之，餐次过少，或食量不足，或食量分布不均匀，同样也会影响营养素的吸收利用效果。

一般混合型食物在胃中的排空时间为 4 ~ 5 小时，因此，日食三餐较为合理。而且每日进食时间应与活动内容和作息时间相适应。在三餐量的分配上，比例也要合理。一般早餐占全天总热量的 25%，午餐占 40%，晚餐占 35%，这种分配比例既照顾了我国人民的饮食习惯，又能使身体更好地来消化食物和吸收利用营养素。

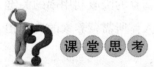

课 堂 思 考

结合自己学校的情况，你认为大学生在校就餐如何做到平衡膳食与合理营养？

第二节　特定人群与平衡膳食

在我们的周围，存在着各种各样的人，他们由于在生理状况上存在着这样或那样的差异，因而他们所需要的营养与膳食也有所不同，以适应自身健康的需要。

《中国居民膳食指南（2016）》由一般人群膳食指南、特定人群膳食指南和中国居民平衡膳食实践三部分组成。其中，特定人群包括孕妇乳母膳食指南、婴幼儿膳食指南（0～24月）、6～17岁）膳食指南、儿童少年（2～5岁、老年人群膳食指南（≥65岁）和素食人群膳食指南。

一、孕妇、乳母膳食指南与平衡膳食

（一）孕妇、乳母膳食指南

1. 备孕妇女膳食指南

调整孕前体重至适宜水平；常吃含铁丰富的食物，选用碘盐，前3个月开始补充叶酸；禁烟酒，保持健康生活方式。

2. 孕期妇女膳食指南

补充叶酸，常吃含铁丰富的食物，选用碘盐；孕吐严重者，可少量多餐，保证摄入含必要量碳水化合物的食物；孕中晚期适量增加奶、鱼、蛋、禽、瘦肉的摄入；适量身体活动，维持孕期适宜增重；禁烟酒，愉快孕育新生命，积极准备母乳喂养。

3. 哺乳期妇女膳食指南

增加富含优质蛋白质及维生素A的动物性食物和海产品，选用碘盐；产褥期食物多样不过量，重视整个哺乳期营养；愉悦心情，充足睡眠，促进乳汁分泌；坚持哺乳，适度运动，逐步恢复适宜体重；忌烟酒，避免浓茶和咖啡。

（二）孕妇的营养与平衡膳食

1. 孕妇的生理特征

妇女自受孕以后，机体内的正常生理代谢发生了一系列的改变。从受精卵在子宫着床到产生出一个完整的胎儿，称为妊娠期。孕妇的妊娠期并不是简单地在母亲正常生理代谢基础上加上胎儿的生长发育，而是在胚胎发育的同时，母体组成和生理代谢也发生了一系列相应的变化。孕期妇女的总体重增加约 12 千克，其中血液增加 1.2 千克，乳房增加 0.4 千克，子宫重约 1 千克，胎盘及羊水占 1.5 千克，胎儿占 3.3 千克左右。

2. 孕妇营养与健康的关系

妊娠期母体内物质代谢和各种器官的系统功能发生了很多适应性的生理变化，同时胎儿要从母体中吸收大量的营养素以生长发育。在此期间如不注意营养素的供给与合理膳食，容易引发孕妇营养缺乏症。如孕妇膳食铁缺乏，会造成缺铁性贫血；缺乏钙和维生素 D 可引起手足抽搐和痉挛，严重缺乏可引起骨质软化和骨质疏松症；若缺乏维生素 C 可引起牙龈水肿、出血等；严重的蛋白质缺乏可引起营养不良性水肿；等等。

3. 孕妇营养与胎儿发育

孕妇营养素的摄入量与胎儿的生长发育有密切关系。营养素和热能的充足可防止新生儿体重过低，降低产儿死亡率。有些因营养的缺失会导致胎儿器官发育不良或发育迟缓，以及某些生理功能低下，甚至造成流产、子宫内死亡或胎儿畸形。如果胎儿时期的钙、磷和维生素 D 供给不足，婴儿不仅出牙时间迟缓且体质虚弱，易患佝偻病等。

由此可见，孕期营养素缺乏对孕妇和胎儿健康都会产生不利影响。但孕妇盲目偏食或某些营养素摄入过量，则会造成其自身及胎儿的体重过大，发生难产；胎儿成年后还可能患上肥胖、高血脂、糖尿病等。因此，孕妇期的营养摄入，必须根据科学、合理的原则，有目的地安排好孕妇的膳食，保证营养素的平衡供给。

4. 孕妇的营养需要

热能。孕期总热量的需求增加，包括供应胎儿生长，胎盘、母体组织日常消耗，孕妇体重增加，蛋白质、脂肪储存以及增加代谢所需的热能。一般情况如下，孕前期，指 13 周以前，每日须增加 628 千焦；孕中期，指 13 ~ 27 周，每日须增加 1463 千焦；孕后期，指 28 ~ 40 周，每日须增加 1463 千焦。合理的热能增加，应根据定期测量体重的增长正常与否来判断。

蛋白质。妊娠期间供给充足的优质蛋白质对孕妇和胎儿来说都特别重要，因而供给量一定要充足，优质蛋白质要占总量的 1/2 左右。我国营养学专家建议：孕中期，每天膳食应增加蛋白质摄入量 15 克，供应总量达到 80 克；孕后期，每天膳食应增加蛋白质摄入量为 25 克，使总供应量达到 90 克。

脂肪。妊娠过程中，孕妇需平均增重 2 ~ 4 千克脂肪，以储备胎儿后期发育之需。因此，孕妇膳食中应有适量的脂肪增加，包括饱和脂肪酸和不饱和脂肪酸，但总量不宜过多，一般认为其占总热比以 25% ~ 30% 为宜。

糖类。孕妇每日至少应该摄入 200 ~ 250 克的糖类，以防止酮体症的出现。如果糖类供应量不足，还会引起血糖下降，使胎儿血糖过低。另外，适量的膳食纤维可防止孕妇便秘。

维生素。脂溶性维生素 A 的需求量有所增加，但不能过量，孕期每日维生素 A 摄入量为 1000 微克视黄醇当量。维生素 D 在孕妇正常饮食、有足够时间接触阳光的情况，一般不易发生缺乏，因此，应慎重补充，摄入量为每日 10 微克左右。在 B 族维生素中，由于孕妇新陈代谢增强，耗能增加，对维生素 B_1 的需要量也增加，每日的供应摄入量为 1.8 毫克。维生素 B_2 与热能代谢也有关系，孕妇也应适当增加摄入量，日摄入量为 1.8 毫克。维生素 C 对胎儿骨骼、牙齿的正常发育，以及造血系统的健全与机体的抵抗力都有促进作用，孕妇的日摄入量应比常人有所增加，标准以每日供应摄入量 80 毫克为宜。

矿物质。钙在成年妇女体内含 1 千克左右，孕期需增加储存 30 克。我国营养学会建议孕中期每日摄入钙 1000 毫克，孕末期为 1500 毫克，同时要注意多食含钙丰富、吸收高的食物，如牛奶、虾皮以及动物骨骼熬制的汤等。妇女受孕后，对铁的需要量增加。孕妇和胎儿在妊娠期和分娩时总共需铁 1000 毫克，其中 350 毫克为满足胎儿和胎盘的需要，450 毫克为孕期红细胞增加的需要，其余部用以分娩时流血的损失。妊娠妇女体内锌含量由 1.3 克增加到 1.7 克。足月胎儿体内含锌约为 60 毫克。孕期，胎儿及胎盘每日需要 0.75 ~ 1 毫克的锌。我国营养学会建议孕妇每日锌的供给量为 20 毫克。孕期孕妇甲状腺功能活跃，碘的需要明显增加。我国营养学会建议孕期妇女碘的摄入量由普通妇女的每日 150 微克增至 175 微克。其间，孕妇每周吃一次海带、紫菜、海鱼等就不会缺碘。

5. 孕妇的合理膳食

为适应孕妇的特殊生理需要，保证胎儿的正常发育，孕妇的膳食应在妊娠前平衡膳食的基础上加以适当的补充，并在妊娠过程的不同阶段予以调整。

孕妇早期的膳食。 妊娠早期胎儿生长发育比较慢，孕妇所需的营养素大体与孕前保持相同，鉴于妊娠反应而导致孕妇产生恶心、呕吐、厌食、偏食、嗜酸等症状，膳食原则应以易消化、少油腻、味清淡为主，少吃多餐。调节口味，刺激食欲，提供孕妇所喜好的食物，以保证食量。同时多提供新鲜蔬菜、水果等碱性食物，以保证各类维生素的供应，并提供营养价值高的蛋白质，如鱼、禽、蛋、奶等。

孕妇中期的膳食。 妊娠中期孕妇没有任何不良反应，食欲开始增加，胎儿生长发育加快，孕妇对热能和营养素的需要明显增加。此时应选择营养丰富、多样化的膳食组合，如蛋类、乳类、瘦肉、鱼类、豆类及各种蔬菜、水果，以保证优质蛋白质的供应量，并增加膳食纤维，以防止发生便秘。

孕妇后期的膳食。 孕妇在妊娠后期要注意增加具有特殊营养价值的食物，如奶类、蛋黄、瘦肉、动物内脏、海产品、核桃仁等，以满足胎儿和孕妇对优质蛋白质、磷脂、必需脂肪酸、无机盐和维生素的需要。这一时期孕妇常会出现贫血和缺钙等现象，因此在膳食中应增加含铁丰富、吸收率高的食物和富含钙质的奶类、大豆、虾皮、海带等。妊娠后期，胎儿的生长发育速度加快，要保证有足够的热能供应，以满足其对营养的需要，但也应避免供给过量。

（三）乳母的营养与平衡膳食

1. 乳母的生理特征

乳母最显著的生理特征是要分泌足够的乳汁，以供婴儿食用。而且，母乳是婴儿理想的膳食。

乳汁分泌是一种复杂的神经反射活动，乳母体内储备的营养素和每日摄入的营养素是合成乳汁的原料，而乳汁的分泌及乳汁的质量又受到多种因素的影响。例如，婴儿的吸吮力和吸吮频率；乳母的精神状态、情绪及身体疲劳程度；乳母膳食中营养素的摄入量及其比例等。

产后的妇女由于身体处于逐步恢复正常的生理功能过程，机体需要进行一系列的调节活动，从而基础代谢率增高。通常产后恢复期的乳母比普通成年妇女的代谢率要高出 20% 左右，加上分泌乳汁，这样就需要消耗大量的热能，因此乳母处于热能的高消耗阶段。

2. 乳母营养与健康的关系

乳母膳食中营养素的摄入量不仅影响乳汁的分泌，而且影响乳汁中各种营养素的含量以及必需氨基酸的组成和比例。如果乳母营养素摄入量不足，除了减少乳汁分泌的量及降低了乳汁的质量以外，还会消耗乳母的营养储备甚至母体的组织，从而影响乳母的健康。

一般情况下，不论乳母膳食状况如何，乳汁的基本成分始终维持不变，以利于婴儿的健康成长。所以，当正常膳食中营养素供应量不足或不全时，机体就要动员母体在肝脏、骨骼及其他器官的营养储备补充到乳汁中去。如乳母膳食中钙供应不足时势必调动母体骨骼组织中的钙，以维持乳汁中钙量的稳定，而此时母体就处于钙的负平衡状态，久而久之，势必造成对母体骨骼组织的影响，甚至罹患各种骨骼疾病；若乳母膳食中铁的供应量不足，乳汁中需要调动母体血液中的铁，而使乳母形成缺铁性贫血；等等。

3. 乳母的营养需求

热能。妇女授乳期对热能的需要明显增加。一般乳母每天分泌乳汁 500 ~ 850 毫升，仅此一项就要耗掉 3.1 千焦热能。当然，乳母摄入热能的量也不宜过多，部分产后妇女体重迅速增加，过多的热能供应是其主要原因之一。

蛋白质。乳母的蛋白质营养状况与乳汁的分泌有很大的关系，当蛋白质的膳食供应不足时，就会分解母体内的组织蛋白进入乳汁中，但仍会影响到乳汁中蛋白质的含量，母体健康也因此受损。正常情况下，每分泌 850 毫升母乳，所含蛋白质量为 10 克左右。母体膳食蛋白质转化为乳汁蛋白质的有效率为 70%，因此在满足母亲身体正常的需要外，每日需增加补充量为 20 ~ 30 克蛋白质，以保证乳汁中蛋白质的含量。我国对乳母日摄入蛋白质的推荐量为 90 克。

脂肪。乳母每日膳食脂肪供应量应以占总热量的 20% ~ 25% 为宜。乳母期脂肪的供应量应保持饱和脂肪酸与不饱和脂肪酸的比例平衡，婴儿中枢神经发育及脂溶性维生素的吸收都需要脂类的供应和存在。

无机盐。乳母期对无机盐的供应主要以钙为主，乳汁中钙含量比较稳定。如果乳母每日分泌 850 毫升母乳，则钙的需要量增加近 300 毫克。我国营养学会给乳母推荐的钙日摄入量为 1500 毫克；国际卫生组织建议日摄入量为 1200 毫克，同时还要进行户外活动，多晒太阳，适量补充维生素D，以促进钙的吸收。铁和铜由于不能通过乳腺进入乳汁，适当的供应主要保证乳母身体的健康，防止贫血和促进产后恢复。

维生素。乳母维生素A的摄入量直接影响乳汁中维生素A的含量，要提高母乳中维生素A的含量就必须在膳食中加以补充，一般日摄入量为1200微克视黄醇当量。维生素D几乎不能通过乳腺，只要乳母供应量足就可以，以日供应量为10微克为宜。多数水溶性维生素均可以通过乳腺进入乳汁，但乳汁中的含量却是由乳腺调控的。我国营养学会推荐乳母每日维生素B_1和维生素B_2的供给量均为2.1毫克，维生素B_3供给量为21毫克。另外，乳母每天应摄入足够量的水分。除饮水外，应多吃流质的食物，如肉汤、骨头汤与各种粥类，以补充乳汁中的水分。

4. 乳母的合理膳食

乳母的膳食供应，一要营养价值高，二要能够促进乳汁的分泌。

营养价值高。各种营养素与热能供应充分。产妇喂乳期间，必须从膳食中获取各种营养素以满足乳汁的分泌和自身恢复的需要。因此，主食之外，应经常食用肉、鱼、蛋、乳等高蛋白、高热能的动物性食物，还应经常保证食用一定数量的坚果、籽实类食品，多吃蔬菜、水果及海产品。食物的种类和品种要经常变化，搞好调节。

促进乳汁的分泌。乳汁的分泌取决于乳母的膳食构成。为促进乳汁的分泌，首先以食用含有高营养的汤类为主，如炖鸡汤、炖排骨汤、炖猪蹄等，避免辛辣、酒等刺激性食物。其次可依照中医通乳的方法，摄食"通乳汤"之类，一般是在骨汤、鸡汤中加入行血通乳的中草药，如王不留行、通草、木通等，民间常用的是大枣、红糖，也有一定的效果。麦芽及麦芽制品有抑制乳汁分泌作用，应禁食。

二、儿童少年的膳食指南与平衡膳食

（一）儿童少年膳食指南

1. 学龄前儿童膳食指南

规律就餐，自主进食不挑食，培养良好饮食习惯；每天饮奶，足量饮水，正确选择零食。

食物应合理烹调，易于消化，少调料，少油炸；参与食物选择与制作，增进对食物的认知与喜爱；经常户外运动，保障健康生长。

2. 学龄儿童膳食指南

认识食物，学习烹饪，提高营养科学素养；三餐合理，规律进餐，培养健康饮食行为。

合理选择零食，足量饮水，不喝含糖饮料；不偏食节食，不暴饮暴食，保持适宜体重增长；保证每天至少活动 60 分钟，增加户外活动时间。

（二）儿童少年的营养与平衡膳食

1. 儿童少年的生理特征

儿童最大的生理特征是生长迅速、活动量大，因此对热能及各种营养素，尤其是无机盐的需要量较大。儿童生长发育期热能摄入长期不足，可造成生长迟缓或停滞。对各种营养素的需求也是如此，而且随着年龄的增长又有所不同，但总的趋势是逐渐增加。因此，合理的营养与平衡膳食不仅直接影响儿童正常的生长发育，而且将为其终身健康打下良好的基础。

2. 儿童少年的营养需要

热能。儿童少年期新陈代谢旺盛，生长发育很快，加之每天大量的运动量，因此热能供应必须满足；但摄入量又不能超量，超过正常需要的热能供应量，会导致热能在体内过剩，使身体发胖，甚至导致肥胖症。因此在考虑儿童的热能需要时，应考虑到年龄、活动量、生长发育开始的时间以及速度等多方面因素，以便准确把握适当的膳食构成。

蛋白质。一般来说，儿童需要的蛋白质比成人多，并要求有较多的优质蛋白质。儿童摄入的蛋白质除了进行正常的基础代谢外，更多地用于构成大量的新生的机体组织。因此，蛋白质的供应量不仅要数量足，而且要以优质的动物蛋白质为主。

无机盐。儿童对各种无机盐的需要量也是十分可观的，比一般正常成人要多。尤其是钙、磷、铁等。足够的钙、磷是促使儿童骨骼、牙齿生长健全的基本物质条件。钙、磷的供应量不足时，尤其是长期不足，加上维生素 D 的缺少，可能影响儿童的正常发育，出现骨骼坚硬度不够的软骨病、佝偻病。铁是血红蛋白和许多酶的组成成分，铁缺乏时易导致缺铁性贫血。因此，儿童期应在膳食中提供消化吸收率高的供铁食物。缺碘可引起儿童甲状腺功能不足、发育阻滞、黏液水肿。胎儿、婴儿期缺碘将造成不可逆的脑发育不全，导致以智力低下、语言和运动障碍为特征的"克汀病"。因此，儿童期应多供应海产品，以保证碘的需要量。

维生素。儿童期对于维生素的需要量相对高于成人。因为各种维生素是促进儿童生长发育不可缺少的营养素。婴儿断奶后，应注意摄入含维生素 A 与含维生素 B_2 较高的食物，如肝、蛋以及各种绿叶蔬菜等。其他如维生素 D、维生素 E 和维生素 C 等，也应保证有足够的摄入。

水。人体内新陈代谢和体温调节都必须有水参加才能完成。婴幼儿及儿童体内水分含量高于成人，而且生长发育迅速、代谢旺盛、活动量大、热能需要多，对水的需求更大，每天每千克体重需 100 ~ 150 毫升水。

3. 学龄前儿童的合理膳食

学龄前儿童生长发育迅速增长，此时消化器官也逐渐完善，乳齿逐渐出齐，咀嚼能力增强，但胃功能尚未发育完全。学龄前儿童营养素需要量相对高于成年人，但有的常与成年人进食相同的食物，于是常常造成营养素摄入量不足。也有的没有养成良好的进食习惯，偏食、挑食，进食量不足，致使热能、蛋白质、钙、维生素 A、核黄素与抗坏血酸等摄入量不足，严重影响学龄前儿童的生长发育与身心健康。为此，对学龄前儿童的膳食应格外注意以下几个方面：

（1）每日膳食中应有一定量的牛奶、肉、禽、鱼及豆制品等蛋白质营养价值高的食物。优质蛋白质应占总蛋白质的 1/2 以上为宜。

（2）应强调膳食品种多种多样，特别是应多样进食绿叶蔬菜和新鲜水果，以增加无机盐与维生素 C 的摄入量。

（3）纯糖、纯油脂食物不宜多吃，儿童过多食用往往造成食欲下降。尤其是在餐前不易食用，食糖过多还会引起龋齿。

（4）膳食既要保持营养，又要色、香、味美与多样化，以增进幼儿食欲。尽量不吃油炸、油腻、质硬或刺激性强的食品，这就需要在膳食中注意烹调方法。

（5）培养儿童良好的饮食习惯，使其不挑食、不偏食，并鼓励儿童进食各种不同的食物，正确选择零食。

4. 学龄儿童的合理膳食

学龄儿童合理膳食的关键在于两点：一是提供足量的优质蛋白质及各种维生素；二是食用由粗细搭配的多种食物组合。

学龄儿童膳食中应有丰富的含蛋白质的食物，如鱼、禽、蛋、精肉及豆制品等，每天保持250克牛奶供应，并摄食一定数量的粗粮及蔬菜、水果，引导学龄儿童养成不挑食、不偏食、不饮刺激性饮品、少吃糖果、正确选择零食的膳食习惯。

学龄儿童正处于学习阶段，尤其上午的学习一般安排较为紧张，应注意早餐的供应与质量，以保证上午的学习有足够的精力和体力。考试期间也应该注意膳食营养的搭配与供给，尤其应多提供一些有益大脑与神经系统的食品。

学龄儿童同时处在一个极易造成超重或肥胖的阶段，在膳食供应上应特别注意，避免热能过剩及其他营养素供给不足。

5. 青少年的合理膳食

青少年时期由于生长发育快，加上运动量又特别大，对热能的需要量和营养的要求都很高。首先是蛋白质的要求高，供应以优质蛋白为主。主食的量也大大提高，一般每餐达150～200g，以保证足够的碳水化合物的供给。粗粮、细粮交替搭配，使营养素起到互补作用。青少年骨骼生长迅速，特别需要补充钙和磷，因此，应较多地供应乳及乳制品、鱼、虾等钙的生物利用率高的食品。同时，还应补充含碘、锌、铁高的食物，如海带、紫菜、动物内脏等。

青春期的女孩，尤其要引导合理膳食，避免盲目追求苗条、美容而不合理节食、偏食现象。总之，科学、合理的膳食与营养是保证青少年健康成长的关键。同时应通过教育、引导青少年多了解和学习营养学的一些基本知识，使其养成良好的膳食习惯。

三、婴幼儿喂养指南与平衡膳食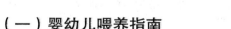

（一）婴幼儿喂养指南

1. 6月龄内婴儿母乳喂养指南

产后尽早开奶，坚持新生儿第一口食物是母乳；坚持6月龄内纯母乳喂养；顺应喂养，培养良好的生活习惯；生后数日开始补充维生素 D，不需补钙；婴儿配方奶是不能纯母乳喂养时的无奈选择；监测体格指标，保持健康生长。

2. 7～24 月龄婴幼儿喂养指南

继续母乳喂养，满 6 月龄起添加辅食；从富含铁的泥糊状食物开始，逐步添加达到食物多样；提倡顺应喂养，鼓励但不强迫进食；辅食不加调味品，尽量减少糖和盐的摄入，注重饮食卫生和进食安全；定期监测体格指标，追求健康生长。

（二）婴幼儿的合理膳食

1. 母乳喂养

母乳是婴儿最适宜的食物，含有婴儿所需的、最合适比例的营养素，而且还含有有助于消化的脂肪酶和淀粉酶。因此，应尽量提倡母乳喂养。但母乳中铁和维生素 D 的含量不高，其他营养素的含量也随母乳的营养状况而有差别，因此，喂母乳期间，最好能适当添加一些高质量的辅助性食品。

2. 混合喂养

混合喂养是在母乳不足时，适当添加其他代乳品喂养婴儿，可于每次哺乳后添加代乳品，或者每天喂一次或数次代乳品。常见的代乳品有：

（1）鲜牛奶：鲜牛奶中蛋白质含量比母乳高，新生儿喂养时应加以冲淡，并加热煮沸，使之便于消化。

（2）鲜羊奶：对于对牛奶过敏的婴儿，可用鲜羊奶代替。羊奶比牛奶易于消化，但含叶酸不足，应添加辅助食品。

（3）奶制品：常见的有奶粉、蒸发奶等。奶粉用时应加适量的水调和，奶粉与加水的比例一般为 1：4。蒸发奶又叫淡奶，喂养时加一倍量的水即为原奶。

（4）其他代乳品：除了奶制品代乳母之外，常用的代乳品有豆奶粉、米粉、面粉制品、豆制品等。

3. 人工喂养

产妇没有母乳时，喂养婴儿只能全部用代乳品喂养，称为人工喂养。人工喂养运用的代乳品与上面所介绍相同。

四、老年人的膳食指南与平衡膳食

（一）老年人的膳食指南

老年人和高龄老人分别指 65 岁和 80 岁以上的成年人。老年人的膳食指南关键推荐内容如下：少量多餐细软，预防营养缺乏；主动足量饮水，积极户外活动；延缓肌肉衰老，维持适宜体重；摄入充足食物，鼓励陪伴进餐。

（二）老年人的营养与配合膳食

1.老年人的生理特征

衰老是人体不可避免的自然发展规律。进入老年阶段，人体生理机能的改变涉及全身的各个系统，其中某些生理机能直接影响到营养素的需要和食物选择。例如：因为牙齿松动或脱落，咀嚼能力降低，影响食物在口腔内的咀嚼和消化；味觉功能减退，消化液及各种消化酶分泌减少，导致食欲减退，消化能力降低；胃肠蠕动减弱，使食物消化不完全，各种营养素在小肠吸收亦不完全，易发生营养不良；等等。另外，进入老年期，骨骼中由于钙的流失导致骨质疏松，加之关节的磨损，骨节病开始发生，使运动能力降低；并且由于胰液分泌减少，常发生高血压或糖尿病；心血管功能下降，引起动脉粥样硬化及心血管疾病。

2.老年人的营养需要

热能。老年人因基础代谢率降低，活动减少，机体热能的总需要量降低。而人体对热能需要量的减少，从中年就已经开始，老年后更加明显。60 岁以后，人体热能的摄入量较青壮年期降低 20%，70 岁以后降低 30%。一般来说，老年人每天摄入 6.72 ～ 8.4 兆焦的热能，即可满足机体的需要。所以，我国营养学会推荐的老年人具体供给热能的量为：60 岁为 8368 千焦（2000 千卡）；70 岁为 7531 千焦（1800 千卡）；80 岁为 6694 千焦（1600 千卡）。

衡量热能的摄入量是否平衡的最简单方法是测量体重，如果体重恒定在一定的范围内表示热量供给恰当。老年人标准体重可按身高（cm）计算，公式如下：

$$男性标准体重 = （身高 -100）× 0.9$$
$$女性标准体重 = （身高 -105）× 0.95$$

评价时，当体重在标准值的 ± 10% 时则为超重或低体重，体重超过 ± 20% 时为肥胖或消瘦。体重过高或过低均不利于健康。老年人最常见的高脂血症、动脉硬化症、糖尿病等疾病的发病都与肥胖有密切关系。体重过低的老年人易患呼吸系统感染，如气管炎、支气管炎、肺炎等疾病。

蛋白质。老年人由于胃液及胃蛋白酶分泌量减少，对蛋白质消化吸收率下降，对蛋白质的质与量有较高的要求。老年人每天要求有一定量的蛋白质用以维持氮平衡，这根据蛋白质的质量而有所差异。一般正常膳食时每千克体重保证有 0.7 克的蛋白质供应便可维持氮平衡，每千克体重若有 0.7 ~ 1.0 克的蛋白质供应更可靠，供应 1.0 ~ 1.2 克则能达到正氮平衡。我国营养学会据此定出老年人每日蛋白质供给量为 65 ~ 70 克，其中 1/3 为动物性蛋白质。若按热比控制调整到 12% ~ 14% 较为适宜。老年人的蛋白质摄入在膳食中也不宜过多，以免增加肝、肾负担，大多数动物内脏老年人不宜食用。

脂肪。老年人胆汁酸减少，胰脂酶活性降低，对脂肪的消化功能下降，脂肪的摄入量不宜过多。但因脂肪是一种浓缩的能源，又是脂溶性维生素的载体，所以老年人膳食要有一定的脂肪供给量。老年人摄入的脂肪量占膳食总热能的 20% 较为合适，而且应选用植物性油脂，如豆油、香油、花生油等不饱和脂肪酸多的油脂。对饱和脂肪酸和胆固醇应适当控制，鱼卵、蟹黄、蛋黄、肝、肾等含胆固醇多的食物老年人不宜多吃。

糖类。糖类在人体内易于消化吸收，是老年人热能的重要来源，其热比可以控制在 65% 左右。但由于老年人胰岛素分泌减少，对血糖的调节作用减弱，糖耐量降低。因此，糖类的供应也应得到控制，尤其不要大量食用精制糖，以控制血糖的浓度。为此，膳食中可以适当增加各种粗粮、蔬菜、水果、豆类、藻菌类等膳食纤维含量高的食物。

矿物质。对于老年人来说，矿物质的补充不可忽视，尤以非产能营养素中的钙为首要。老年人因身体组织的变化体内钙的丢失较多，加之胃肠功能降低，使钙的吸收率也下降。如果膳食中钙含量不足，更容易造成钙的缺乏。微量元素中铁量往往充足，但因利用率不高而呈现为缺乏，膳食中多一些动物性食物有利于提高铁的利用率。铁缺乏易导致机体组织再生不良，以及味觉失常和其他功能障碍，所以要求每天要有 15 毫克的供应量。

维生素。对于老年人来说，维生素是非常重要的一类营养素，它对于增强机体抵抗力、调整代谢和防止衰老都有一定的作用。老年人易于缺乏的维生素有维生素 A、维生素 B_2 及维生素 C，因此膳食中应有一定量的有色蔬菜。对于维生素 D，只要经常坚持户外活动、晒太阳，一般不会缺乏。维生素 B_1 参与了糖类的代谢，可促进食欲及维护神经功能，只要每天粮食不要太精并讲究烹调方法，一般可以达到 1.0 ~ 1.3 毫克的需要量。维生素 B_2 参与蛋白质、脂类与糖类的代谢，可以通过食用蛋、奶来实现每天 1.0 ~ 1.3 毫克的供应量。近年来的研究表明，维生素 E 具有明显的抗衰老、提高免疫力功能的效果，认为补充维生素 E 可以减少细胞中脂褐质的形成，并可以改变皮肤弹性。维生素 C 有增强机体抗病能力及抗衰老的功能。因此老年人宜多摄入维生素 C 和维生素 E。

另外，每天饮用适量的水，对老年人的健康也非常重要。

3. 老年人的合理膳食

主食。主食要注意粗细粮食的合理搭配，提高食物的生理价值。

副食。应荤素搭配、品种多样。荤食可以提供优质蛋白质，但要适量。应优选各类豆制品及含脂量较少的鱼类、禽肉、瘦肉、牛奶等食品。副食主要指各类蔬菜、菌藻类等。

配食原则。其一，主副食和干稀搭配。这样不但可以增进食欲，还可以提高蛋白质的生理价值；并且要讲究烹调方法。烹调中根据生熟、感官性状和季节进行正确处理，可以减少营养素的流失，达到均衡摄入。其二，三餐安排合理。三餐的热能安排应根据民间的"早吃好、午吃饱、晚吃少"的进食经验，合理分配三餐的热能。一般早餐占 30%，午餐占 40%，晚餐占 30%。其三，膳食要清淡、少量。老年人进食以七八分饱为度，不宜过食。烹调应清淡、少油腻，并控制食盐的摄入量，每天不超过 6 克。另外定时、定量进餐，多食软质、流质、少糖的食物也很重要。

五、素食人群膳食指南与平衡膳食

素食人群是指以不食肉、家禽、海鲜等动物性食物为饮食方式的人群，根据所戒食物种类不同，可分为全素、蛋素、奶素、蛋奶素人群等。完全戒食动物性食物及其产品的为全素人群；不戒食蛋奶类及其相关产品的为蛋奶类人群。为了满足营养的需要和促进健康，素食人群需要认真对待和设计膳食，合理利用食物。

（一）素食人群膳食指南

1. 推荐内容

谷类为主，食物多样，适量增加全谷物；增加大豆及其制品的摄入，每天50～80克，选用发酵豆制品；常吃坚果、海藻和菌菇；蔬菜、水果应充足；合理选择烹调油。

2. 素食人群膳食指南说明

（1）素食人群膳食除动物性食物，其他食物的种类与一般人群膳食类似，所以一般人群膳食指南的建议均适用于素食人群。

（2）素食人群需要认真对待和设计素食，这是不可忽视的关键环节。如果素食组成和搭配不合理，将会增加蛋白质、维生素 B_{12}、n-3 多不饱和脂肪酸、铁、锌等营养素缺乏的风险。

（3）素食是一种饮食习惯和饮食文化，对于素食者，社会应予以尊重，但不主张婴幼儿、儿童、孕妇等特定人群选择全素膳食。

（二）素食人群的平衡膳食

1. 提高全谷类食物摄入量

（1）主食餐餐不能少。对于素食者来说，应更好地享用主食如米饭、面食等，每餐不少于100克，不足部分也可利用茶点补充。

（2）全谷物天天有。选购食物，应特别注意加工精度，少购买精制米、精白粉；适当选购全谷物食物，如小米、全麦粉、嫩玉米、燕麦等。

2. 合理利用大豆食物

（1）三餐换着吃。早餐豆浆，午餐黄豆芽菜，晚餐炖豆腐或炒豆干，可轻松满足大豆类食品的推荐摄入量；

（2）发酵豆制品不可少。常见发酵豆制品有腐乳、豆豉、臭豆腐、酸豆浆、豆瓣酱、酱油等。

（3）豆制品营养价值高。喝豆浆、吃豆腐等豆制品要比吃整粒熟大豆的营养价值高。

（4）合理搭配。将大豆类与谷类食物搭配食用，发挥蛋白质互补作用，提高蛋白质的营养价值。

3. 选对食用油

长期素食人群容易造成 n–3 多不饱和脂肪酸缺乏，因此建议其在选择食用油时，应注意选择富含 n–3 多不饱和脂肪酸的食用油，如紫苏油、亚麻籽油、菜籽油、豆油等。建议烹炒菜肴时多选用菜籽油或大豆油，凉拌菜肴时以亚麻籽油或紫苏油为宜。

4. 菌菇海藻和新鲜蔬果不可少

（1）新鲜蔬果。对素食者尤为重要，其富含各种营养成分。

（2）海藻。含有十分丰富的矿物质，富含长链 n–3 多不饱和脂肪酸（DHA 二十二碳六烯酸、EPA 二十碳五烯酸、DPA 二十二碳五烯酸）。

（3）菌菇类。含有丰富的营养成分和有益于人体健康的植物化合物，如蛋白质、糖类、膳食纤维、维生素、矿物质以及菌多糖等。

5. 素食人群易缺乏的营养素及其主要来源

（1）n–3 多不饱和脂肪酸：来源于亚麻籽油、紫苏油、部分海藻。

（2）维生素 B_{12}：来源于发酵豆制品、菌菇类，必要时可通过服用维生素 B_{12} 补充剂。

（3）维生素 D：来源于强化谷物，以及每天适量增加光照。

（4）钙：来源于绿色蔬菜如西兰花等、杏仁、用石膏做的豆腐，对于奶素和蛋奶素人群，乳制品是膳食钙的重要来源。

（5）铁：来源于菠菜、蚕豆、扁豆、黑木耳等。维生素 C 有利于植物性铁的吸收，可多摄入富含维生素 C 的蔬菜水果，利用铁制炊具烹饪菜肴也是选择之一。

（6）锌：来源于豆类、全谷物类、坚果、菌菇类等。

新修订的《中国居民膳食指南》建议适当吃零食，你认为其目的是什么？怎样选择零食？

第三节　营养食谱设计与营养调查

一、营养食谱设计的意义

人体要获得均衡充足的营养，必须通过科学合理的膳食计划与配餐才能得以实现。因此，设计和编制切实可行、符合平衡膳食原理的营养食谱是烹饪工作者的一项重要工作，也是烹饪工作人员对烹饪原料进行选配、烹调的重要依据。

我国传统的膳食习惯更多的是依据自身的经济条件与风俗习惯确定的；无论是一日三餐还是聚餐设宴，对食物之间营养素的合理搭配往往被忽视，有时为了口腹之欲而不讲究科学的烹饪加工。因而，传统的食谱中存在许多弊端。如一桌筵席中，蛋白质含量过高，而碳水化合物、维生素供应量不足，造成蛋白质的浪费以及摄食营养素的合理程度太低。

因此，合理地设计和编制食谱，不仅能够直接提高餐饮食品质量和经济效益，而且能够使得进餐者获得营养价值较高、有利于身体健康的膳食，从而也减少了由于不必要的营养素过量供给所造成的浪费。一句话，合理地设计和编制食谱，是人体获取合理营养的基本保证。

二、营养食谱的种类

食谱的种类很多，按照不同的标准可以有不同的分类。食谱按使用周期可以分为：一餐食谱、一日食谱、周食谱和月食谱等；按照不同的人群需求可以分为：儿童食谱、学生食谱、孕妇食谱、老年人食谱等；按照食谱的功能可以分为：减肥食谱、滋补食谱、美容食谱、疾病食谱等。

营养食谱与普通食谱的最大区别是它确定了各种烹饪原辅料的用量，并能够满足人们平衡膳食的需求。

三、营养食谱设计编制方法

目前，营养食谱设计编制的主要方法是计算法。在条件允许的地方，可以借助计算机进行计算编制。

计算法是食谱编制最常用的方法，也是包括计算机编制在内的其他各种方法的基础。它主要是根据就餐者的营养素需要情况，分别计算并确定出主食、副食和各种调味品的数量。结合这些原料营养素的分布特点，合理烹饪加工饭菜，并将其分配在一日三餐中。运用计算法编制食谱的步骤如下：

（一）确定热能和营养素供给量

热能和营养素供给量的确定，主要是根据就餐者的性别、年龄、劳动强度等，通过 DRIs 查得。

如果是为个人或就餐人员基本情况相同的集体食堂制定食谱，例如为学校食堂配餐与食谱编制，由于就餐的学生情况基本相同，只是性别上有差异，其营养素的供应量可以直接从 DRIs 查出作为标准。

如果为年龄、性别、劳动强度相差比较大的人群进行配餐或食谱编制，就应该进行热能需要系数的计算。热能系数是指将"标准人"的热供给量设为标准 1.0，用"自然人"的热能需要量与其他作比较，计算的值称为热能需要系数。"标准人"可以是 DRIs 为轻体力劳动的成年男性，也可以由编制者任意确定。

案例：某家庭中有三口人，父亲，中年，汽车驾驶员；母亲，中年，中学教师；儿子，8 岁，小学生。查 DRIs，他们的热能需要标准分别为 10.9 兆焦、9.6 兆焦、8.0 兆焦。确定以父亲为"标准人"，则他们的热能需要系数分别为：

父亲：10.9MJ/10.9MJ=1.0

母亲：9.6MJ/10.9MJ=0.88

儿子：8.0MJ/10.9MJ=0.73

全家一日热能需要系数为：1.0+0.88+0.73=2.61

查 DRIs 可知"标准人"一日热能及各种营养素的供给量，并根据每人一日热能需要系数计算出全家人的热能及营养素供应量。

（二）确定主食的种类与数量

热能和各种营养素的日供给量确定后，先根据所需的热能确定主食种类与数量。

按我国目前粮食的消费情况以及平衡膳食原则，一般轻体力劳动者每人每天主食消费 400 克左右。我国居民的膳食习惯，南方为大米，北方为小麦面粉，另外可适当增加一些杂粮和粗粮食品。

（三）确定副食的种类与数量

主食所含的各类营养素的不足的部分需要从副食中予以补充。副食包括动物性食物和植物性食物两大类。

大多数动物性食物及大豆制品，是人体优质蛋白质的重要来源，同时还能供给比较丰富的脂溶性维生素和钙、铁等主食所缺乏的各种营养素。在选择动物性食物时，从健康的角度，应多选择水产类食物原料，特别是海产品，以及禽类、蛋类等，乳类及乳制品也是不可缺少的部分，不但儿童每天要食用，成人也应有适量的供给量。一般情况下，一个轻度劳动者每人每天应供给动物性食物 100 ~ 150 克，豆制品 50 克，可以基本满足对优质蛋白质的需要。我们可以根据这个基础量，结合具体情况，包括家庭收入、食物供应、家庭成员的生理与健康状况等，决定动物性食物的供给量。

植物性食物主要是供给人体水溶性维生素、膳食纤维等营养素。一般情况下，每一轻体力劳动者每天需要 500 ~ 600 克的蔬菜和水果。在选择蔬菜与水果时，应注意在允许的范围内选择多品种的蔬菜，特别是嫩茎、叶、花、薹、鲜豆类及茄果、菌藻类等。水果在选择时，也应尽量选择新鲜的水果，避免选择储存时间较长的水果。

（四）确定油、糖等调味品的数量

根据主食、副食已供给脂类的量，参照 DRIs 供给量标准，就可以确定油脂的供给量。糖的供给量以每一轻体力劳动者每天不超过 50 克为宜，不可过多。

食物烹饪过程中，常常还使用其他一些调味品，例如生姜、精盐、味精等，因用量比较少可以不计，但对盐的总量应该加以控制，以每一轻体力劳动者每天不超过 10 克为宜。然后将确定食物的种类和数量粗略地进行合计，并与需要量进行比较，若有某些营养素供应不足时，可进行适当的调整。

（五）将各种食物分配到三餐中

食物的种类与数量确定后，就应将其分配到一日三餐中去。

在分配食物时要注意结合个人的生活习惯，同时也要注意改变一些不合理的饮食方式和弊端。特别要注意早餐的热能和蛋白质的供给，增加早餐的营养素供给和食物的花色品种，使三餐的热能比例分别约占 30%、35%、35%，避免出现将一日三餐的热能和营养素都集中在一餐的现象，尤其不要集中到晚餐中。同时，还要注意，如果家庭中有孩童时，则应根据其所处的不同成长阶段，在食物的供给上、餐次上结合其生理特点灵活确定。

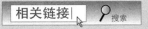

营养食谱设计案例

四菜一汤会议餐

本会议餐的设计是按与会人员每天保证摄入 10.4 兆焦的热量进行的，其中三大类产能营养素在所需总热量中占的比例是：蛋白质 16%，经计算应为 99.3 克；脂类 24%，经计算应为 65 克；糖类 60%，经计算应为 373.7 克。根据《食物成分表》查出有关数据，编制下列食谱。（食谱按 10 人量，原料重量以克计量。）

1.早餐

稀饭（大米 400）；

开花馒头（面粉 400、白糖 100）；

馒头（面粉 700）；

牛奶（牛奶 2000 或奶粉 200）；

酱鸡蛋（鸡蛋 10 个）；

凉拌柿椒（柿椒 100）；

椒盐芹菜（芹菜 100）；

八宝咸菜（八宝菜 100）；

珊瑚白菜（白菜 100）；

腐乳（腐乳 80）。

2. 午餐

豆腐虾仁（豆腐 400、虾仁 350、青豆 30）；

炒肝尖（猪肝 200、冬笋 200、黄瓜 50）；

菜花熘鸡片（菜花 300、鸡片 100）；

海米扒油菜（海米 100、油菜 600）；

榨菜肉丝汤（榨菜 100、猪肉 50）；

大米饭（大米 1200）；

馒头（面粉 700）。

3. 晚餐

红烧黄鱼（黄鱼 1000）；

芹菜炒豆干（芹菜 300、豆腐干 200）；

黄瓜炒肉丝（黄瓜 500、肉丝 100）；

醋熘豆芽（绿豆芽 600）；

小烧饼（面粉 500）；

馒头（面粉 700）；

稀饭（大米 500）。

注意：炒菜爆锅一律用植物油，三餐总量不超过 500 克。

六菜一汤会议餐

　　本会议餐的设计是按与会人员每天保证摄入 10088 千焦的热量进行的，其中三大类产能营养素在所需总热量中占的比例分别是：蛋白质 14%，经计算应为 87 克；脂类 27%，经计算应为 73 克；糖类 58%，经计算应为 351 克。根据《食物成分表》查出有关数据，编制下列食谱。（食谱按 10 人量，原料重量以克计量。）

　　1. 早餐

酱鸡蛋（鸡蛋 500）；

榨菜丝（榨菜 500）；

椒盐芹菜（芹菜 150）；

红腐乳（红腐乳 75）；

牛奶（牛奶2000或奶粉200）；

稀饭（大米400）；

馒头（面粉700）；

开花馒头（面粉500、白糖100）。

2. 午餐

炒猪肝（猪肝200、冬笋50、黄瓜50）；

清炒虾仁（虾仁350、冬笋50）；

辣子鸡丁（白条鸡650、柿椒100）；

榨菜炒肉丝（猪肉100、榨菜250）；

醋烹藕片（鲜藕350、青蒜50）；

红烧鲤鱼（鲤鱼600）；

鸡蛋汤（鸡蛋75、油菜60）；

馒头（面粉1000）；

小烘饼（面粉500）。

3. 晚餐

青椒炒肉丝（猪瘦肉100、柿椒400）；

爆三丁（海参100、猪肉100、冬笋150）；

海米扒油菜（海米50、油菜500）；

醋椒鱼（黄鱼500）；

芹菜炒肉丝（猪肉50、芹菜500）；

肉末芫荽（猪瘦肉50、芫荽400）；

榨菜汤（榨菜50、油菜40）；

米饭（大米1500）。

注意：炒菜爆锅一律用植物油，三餐总量不超过500克。

七菜一汤会议餐

本会议餐的设计是按与会人员每天保证摄入9987千焦的热量进行的，其中三大类产能营养素在所需总热量中占的比例分别是：蛋白质17%，经计算应为98克；脂类27%，经计算应为72克；糖类55%，经计算应为326克。根据《食物成分表》查出有关数据，编制了下列食谱。（食谱按10人量，原料重量以克计量。）

1. 早餐

酱鸡蛋（鸡蛋500）；

榨菜丝（榨菜 500）；

椒盐芹菜（芹菜 150）；

红腐乳（红腐乳 75）；

水疙瘩（水疙瘩 100）；

八宝咸菜（八宝菜 100）；

腌莴苣叶（莴苣叶 200）；

牛奶（牛奶 2000 或奶粉 200）；

稀饭（大米 500）；

馒头（面粉 700）；

蛋糕（面粉 100、鸡蛋 100、白糖 100）。

2. 午餐

葱烧海参（海参 400、大葱 400）；

炒猪肝（猪肝 200、柿椒 150）；

清蒸鲤鱼（鲤鱼 600）；

炒鸡片（鸡里脊肉 150、莴苣 100、冬笋 30）；

肉末芫荽（猪瘦肉 50、芫荽 400）；

炒黄豆芽（黄豆芽 500）；

酱烧豆腐（豆腐 500）；

榨菜汤（榨菜 100、油菜 100）；

米饭（大米 1700）；

炝锅面条（面条 500）。

3. 晚餐

清炒虾仁（虾仁 350、冬笋 50）；

干炸小黄鱼（小黄鱼 500）；

炒肉丝烹汤（猪肉 100、榨菜 200）；

海米扒油菜（海米 100、油菜 500）；

爆鱿鱼卷（鱿鱼 400、黄瓜 25、冬笋 25）；

炒金针菜（金针菜 300、冬笋 50、柿椒 50）；

芹菜炒肉丝（猪肉 50、芹菜 500）；

稀饭（大米 500）；

花卷（面粉 1000）。

注意：炒菜爆锅一律用植物油，三餐总量不超过 500 克。

四、筵席菜单设计

筵席是中国饮食文化最为精彩的内容之一。然而，传统的中国筵席无论是从礼仪规矩和格局，还是从菜肴的用料和组合，都在某种意义上存在许多弊端，尤其是在菜肴的组合方面，缺乏以营养理论为指导、以平衡膳食为原则的筵席设计。因此，筵席菜单的设计就成为烹饪营养学的一个极其重要的内容。

传统中国筵席的菜点主要是由动物性原料或山珍海味组成的，大多属于高脂肪、高蛋白、高热能的膳食类型。普通筵席中，脂肪量可达到 40% ~ 60%，高级筵席中蛋白质的量可达 40% ~ 50%，而碳水化合物在这两类筵席中的比例往往还不足 20%。仅从热能的配比上看，中国传统的筵席是典型的不平衡膳食，属于不合理膳食类型。所以，要重视筵席营养菜单的设计与编制。

筵席菜肴的设计，首先要考虑热能供给量与就餐人员热能需求量的合理。一桌筵席的热能需要（按 10 人计），既包括入席者实际需求的热能，又要包括每桌必要的食物剩余，如残留在盘底的烹调用油等。筵席设计若按五个劳动强度等级选择热能，则对于每个就餐者来说，它的热能供给应当高于平常一个劳动量级，应当选择中等劳动强度的热能供应。同时餐次热比也应视其情况高于平常，一般按 50% 计算。这样，筵席的进餐者均按中等劳动强度 3000 千卡的 50% 计算，则每个入席者的平均需要热能为 1500 千卡。同时，设计时再加上剩余食物和烹调用油占有的热能，这两部分热能占平均需要热能的 15% ~ 20%。因此，设计一个轻体力劳动入席者的热能需要量应按每人 1700 ~ 1800 千卡计算。另外，还要考虑进餐者的生理特点、工作性质、季节时令以及进餐时间等因素，在热能的选择上允许有 10% 的浮动量。

筵席中三大产能营养素（碳水化合物、脂类、蛋白质）的比热，也应有一个较为合理的分配比例。一般来说，每一桌食物蛋白质比热不超过一席总热能的 15%，脂类不超过 50%（包括工艺需要的烹调用油和残留在盘底而实际未被食用的油脂），碳水化合物占 30% ~ 40%。

营养筵席菜单的设计既要符合营养原则，又必须符合筵席的基本格局，同时还要按生热营养的比热，荤素搭配，菜肴与小吃、水果相配合，摄入量与需要量相配合，各营养素之间的相互配合等来编制菜单。

相关链接　🔍搜索

川式海参席的营养菜单

凉菜：怪味鸡片、葱酥鲫鱼、冰糖兔肉、软烧鹅当、金钩蚕豆、酱酥桃仁、陈皮牛肉、珊瑚雪莲

热菜：家常海参、蒜薹熘鳝丝、奶汤素烩、宫保凤脯、三鲜平菇、魔芋烧鸭、雪花桃泥、鸡豆花汤

素菜：素烧豌豆尖、麻婆豆腐

小吃：清汤馄饨、珍珠圆子、牛肉焦饼、冰糖银耳

水果：广柑

苏式普通筵席菜单

凉菜：麻油小油菜、椒盐海带丝、凉拌金针菇、酱鸭、五香熏鱼、盐水小虾

热菜：菠萝虾、干烧鱼、荷叶米粉排骨、叫花鸡、干贝冬瓜球、素什锦

汤菜：鲈鱼羹、杏仁豆腐

点心：萝卜丝饼

五、膳食营养调查

营养调查是营养配餐的前提，完整的营养调查应该包括膳食营养调查、体格营养状况检查及实验室生化检验三个方面。

膳食营养调查即是通过调查了解一个人在短时间内平均每天所吃各种食物的数量，计算每人每天由食物中摄取的各种营养的平均摄入量，并与营养素供应量标准进行比较，从而评价膳食质量能否满足人体的需要，同时了解膳食计划、食物调配和烹调加工过程中存在的问题，以便对膳食构成进行改进，并按此设计编制新的符合标准的营养食谱。

（一）膳食营养调查的对象

一般性的膳食营养调查选择对象应在年龄、性别、生理状况及劳动强度方面具

有代表性，同时也应注意调查被选调查对象所在地区的食品生产特点、地理气候条件和饮食习惯等。

全方位的社会性膳食营养调查则是选择不同年龄段、不同层面、不同群体、不同生理状况的人群，结合当地的饮食特点进行分类调查，以便全面了解某一地区的膳食营养状况。

为了了解某一地区或某一单位人群的营养状况，教学中可结合当地的实际情况，适当调整教学进度计划，安排不同班级就同一调查对象进行半年或一年的跟踪调查，每次调查的天数要适当。工厂、学校、机关、幼儿园、部队等，一般不少于5天，居民调查一般7天为宜。若需了解某一特殊阶段时间内（如春节），特殊对象（如孕妇、乳母）营养素的摄入状况，也可安排人员随时随地进行调查。

膳食营养调查的科学性较强，而且是一项细致的群体性工作，调查者应向被调查单位的领导及调查对象详尽说明调查的目的和方法，使其了解调查的内容及过程，消除顾虑，主动配合，避免弄虚作假现象的发生，保证膳食营养调查工作顺利进行。

（二）膳食营养调查的方法

膳食营养调查的方法常用的有称量法、记账法、询问法等。

1. 称量法

称量法是最常用也是比较精确的一种方法。它可以分为两种方式：一种是称量全体入伙人员所摄取食物的总重量，计算出平均每人一天所消耗的食品数量，再计算其膳食的营养价值和热量。另一种是记录称量入伙人员中的一部分人员摄取的食物总量，选择职业相同、年龄相仿、生理状况相近的健康人，人数一般不低于15人（集体单位），或调查人数占同类人群的1/2或1/3的数量，精确地调查其每餐摄取的食物数量，求出每餐摄取的食品营养，用以代表同一职业、年龄等健康人群的膳食营养状况。

称量法的调查方法有以下几个方面。

（1）调查的时间。膳食营养调查的时间每次以一周为宜，最少不得少于3天，但不超过10天。如果是长期跟踪调查，则以每次3天为宜，并以相同的间隔时间进行跟踪调查。进行调查时要避免节日（专门节日调查例外）或吃饭不正规的日子，因为此时所吃的膳食不能代表经常的习惯。

（2）调查对象的选择。如果被调查对象的进食、劳动情况、性别、年龄和生理情况基本相同或相仿，则只需称量全体人员每天所摄取的食物总量就可以了，然后再以进食人数除以食物的摄取总量，即可以求出每日的摄取量。如果被调查对象进食、劳动情况、性别、年龄、生理状况不相同时，则要对此大致分类，然后从每一类中选取一定数量的对象进行调查，一般每类选择 15 ~ 25 人，或者是每类人群的1/2 或 1/3 人数，以减少失误或偏差。

（3）设计和使用膳食调查表。在对调查者正式调查之前，先要设计膳食调查表，其设置的栏目可以根据调查者要求设计，一般可以分为主、副食名称与食物名称，总重量和净重量等。

根据调查表记录每餐主、副食原料重、成品重及成品的剩余量，根据原料重量与成品重量之比，可计算出食物的生熟比例，进一步可以计算出进食者摄入的生食品量，然后通过查阅《食物成分表》，求出每人营养素摄入量。

相关链接 🔍搜索

根据主、副食熟品重量计算用料量

100kg 大米煮熟后共得米饭 122.5kg，1 人吃 0.5kg 米饭相当于大米量：

$$100 \div 122.5 \times 0.5 = 0.408kg（408g）$$

大白菜 25kg，猪肉 10kg，盐 0.6kg，共做出 70kg 白菜炒肉片，1 人吃了一盘相当于 0.65kg，折合各种原料的重量：

白菜：$25 \div 70 \times 0.65 = 0.232kg（232g）$
猪肉：$10 \div 70 \times 0.65 = 0.093kg（93g）$

称量时所有食品都应在洗前称量，用的盐、酱油、醋可连容器一起称重。用后再称一次，两次之间的差值即为实际用量。填写进食者膳食登记表时，如果是选择对象，则应每人有一张，连续数天，由被调查者自行登记，将进食的详细情况一一记录。然后，检查进食者膳食登记表，不完整的、有遗漏的、有错误的一一清除。

首先，将登记表中的主、副食相同者分餐进行归纳。其次，按每盘菜折合成原料的重量。最后，按餐别将主食的摄取量和副食的摄取量分别记入营养素摄取量计算表，并根据《食物成分表》分别进行计算。

2. 记账法

膳食营养调查最简便易行的方法是记账法，它可以随时随地进行，尤其适用于机关、学校、军队等集体单位的膳食调查。记账法的计算要点包括：

（1）被调查单位的食物消耗数量，一定要每天分类记录。例如，肉类要记清楚是猪肉还是牛肉，或其他种肉类，不能统称为肉类，否则就无法来准确计算食物中的营养成分。

（2）仔细统计每天吃饭的人数或每餐吃饭的人数，不可疏忽大意。

（3）对所加工的食品，不仅要有原料的重量，而且要详细记录制品的重量。若是一种原料制成多种制品，一定要详细记录，不能仅记录原料的重量，不然结果就会不准确。

（4）统计出来的食品原料数量中，包括非可食部分在内，所以需要先折合成可食部分后，再根据《食物成分表》进行各种营养素的计算。

记账法的计算方法相对来说较为简单，即把被调查单位某一时间内的伙食账目加以分类统计，然后求出每人在此时间的各项食品的消耗总量，再按照《食物成分表》计算出各类食品的营养成分。所得到的总数是该段时间内所摄取的营养素量，除以该段时间的天数，求出每人每天各种营养素的摄取量。

相关链接 🔍搜索

集体餐人均每天营养素摄入量计算方法

某校有 560 名学生，在 3 月份（按 30 天计）共消耗大米 8400kg，猪肉 560kg，大白菜 4200kg，油 140kg，计算每个学生的营养素摄取量。

首先，把各项食品分类统计，求出每个学生一个月的食品消耗总量：

大米：8400kg÷560=15kg

猪肉：560kg÷560=1kg

白菜：4200kg÷560=7.5kg

油脂：140kg÷560=0.25kg

> 然后，把所得各类食品的重量写在每人每日营养素统计表上（该表可以按调查项目自行设计印制）。
>
> 记录的食物成分的各项营养素计算如下：
>
> 如蛋白质：
>
> 每 kg 标准大米的蛋白质含量约是 80g，那么 15kg 标准大米的蛋白质含量就是：
>
> $$15 \times 80g = 1200g$$
>
> 每 kg 猪精肉的蛋白质含量约是 160g，那么 1kg 猪精肉的蛋白质含量就是：
>
> $$1 \times 160g = 160g$$
>
> 每 kg 大白菜的蛋白质的含量约是 9.6g，那么 7.5kg 大白菜的蛋白质含量就是：
>
> $$7.5 \times 9.6g = 72g$$
>
> 则每人每天摄取的蛋白质量为：
>
> $$（1200+160+72）\div 30 \approx 47.8g$$
>
> 其他各项也如此计算。

记账法的优点是，在账目精确和每餐用餐人数统计确定的情况下，能达到相当准确的程度。调查的时间阶段可以长些，尤其适合于长期跟踪调查，使所得结果能更好地反映出膳食中各种营养调配的情况。记账法调查的手续简便，不但专业人员易于进行，而且容易指导传授给其他人员进行操作，使调查单位以后能定期进行调查计算以供改进膳食参考。

记账法的缺点是，与其他调查法相比较，尤其是与称量法相比较，精确度明显不够，因此，不宜用于深入地研究某些细致的营养问题，特别是对居民进行准确的个人膳食营养调查。

3. 询问法

询问法调查最为方便，但失之于粗略。在客观条件受限而不能进行记账法和称量法的情况下，应用询问法进行调查也能得到大体的情况和初步的了解。例如对一般的调查者，不能做深入调查，仅能询问最近一星期或三日内每天所摄取的食物种类及数量，并对此加以估计。其计算的方法与记账法相同，同时也需了解有无忌食、偏食等饮食习惯，借以初步诊断所观察到的症状与营养缺乏或过多是否有关。

询问调查表的设计可以根据具体的调查标准和内容而确定。

（三）资料整理、分析

根据膳食调查的结果，分别对热量来源，动物性蛋白质及完全蛋白质所占蛋白质的百分率，以及钙、磷比例等进行计算。一般的计算项目如下：

1. 热量计算

计算热量分配时，将谷类、豆类、其他植物性食物等各类食物发热量分别加在一起，并分别计算出所占总热量的百分比。

2. 蛋白质计算

计算蛋白质时，分别将动物性蛋白质和大豆蛋白质加在一起，作为完全蛋白质的来源，然后除以一日摄入总蛋白质的量，即可得出完全蛋白质所占的百分比。

3. 热量来源与分配

蛋白质、脂类、碳水化合物是能量的来源，应分别计算各自的日产热量及所占总热量的百分比，将结果与标准进行比较。同时三餐各餐供给的热量与所占全天总热量的供给比例也要分别计算出来，看是否分配合理。

4. 钙、磷计算

分别计算出钙与磷的含量，并计算出二者的比例关系，与标准进行比较。另外，其他矿物质与维生素 A 等营养素的食物来源，可通过分析来观察其营养价值。

（四）综合评价

所谓综合评价，也就是对调查结果进行评价。把膳食营养调查计算所得与被调查单位每人每日平均热量和各种营养素的摄入量与供给量相比较进行热量评价；同时将热能和营养素的来源、分布及其比例，与合理的安排相比较，进行膳食质量评价。

1. 热能和各种营养素摄入量的数量评价

我国现在一般以 2007 年中国营养学会按不同年龄、性别、劳动强度、生理状况推荐的每日膳食中热能和营养素的供给量，并结合 2000 年中国营养学会编纂的《中国居民营养素参考摄入标准》的规定，作为评价群体膳食的标准。其计算公式为：

$$摄入量对供给量的满足程度（\%）= 摄入量 / 供给量 \times 100\%$$

评价标准为：热能满足 90% 以上为正常；热能小于 90% 大于 80% 为不足，小于 80% 为严重不足；其他营养素大于 80% 为正常；蛋白质小于 70%，其他营养素小于 60% 为严重不足。

2. 热量来源评价

人体所需的能量来源于糖类、脂类和蛋白质三大营养素，它们在体内虽然可以相互转化但不能完全代替。合理的能量来源分配是：糖类以占总能量的 60% ~ 70% 为宜；脂类占 15% ~ 25%，不宜超过 30%；蛋白质宜占 10% ~ 15%。具体的计算方法是将膳食营养调查结果中摄入的糖类、脂类和蛋白质的克数乘以相应的产能系数，得出各自所产的能量数，除以三大产能营养素所占总的能量数，即可求出每一种能量来源所占总能量的比例。蛋白质每克产能 16.74 千焦；脂类每克产能 37.66 千焦；糖类每克产能 16.74 千焦。

3. 蛋白质来源评价

按来源不同，蛋白质可以分为动物性蛋白质和植物性蛋白质。一般来说，以动物性食物和大豆及其制品提供的蛋白质营养价值较高，为优质蛋白质，应占蛋白质总量的 30% 左右。

4. 脂肪来源评价

按来源不同，脂肪可以分为动物性脂肪和植物性脂肪，应避免动物性脂肪摄入过多。

5. 膳食结构分析

即对平均每天所摄入的食物重量进行分析评价。主要是分析各类食物重量占总食物重量的比重，从而看出在调查期间哪些食物摄入量过多、哪些食物摄入量不足或是根本没有摄入，以便从被调查单位的食物构成中了解其膳食组成特点，并参考平衡膳食原则，对其进行必要的调整。

（五）编写膳食营养调查报告

膳食营养调查的最后阶段，是将调查计算的结果，在与标准进行比较后，做出合乎实际情况的评价，写出膳食营养调查报告。其报告的主要内容包括：

- 标题；
- 调查目的、指导思想；
- 调查的对象、时间；
- 调查方法；
- 计算分析情况；
- 结果评价；
- 建议；
- 调查人与报告人。

 ## 思考与训练

一、名词解释

中国居民膳食指南　平衡膳食　营养调查　体质指数　素食人群

二、填空题

1. 我国古代提出的膳食结构是_____、_____、_____、_____。

2. 现代文明病主要是由膳食中的"三高"引起的，三高的内容是指_____、_____、_____。

3. 膳食结构的类型一般可以分为_____、_____、_____、_____。

4. 中国居民平衡膳食宝塔中规定的人均日食用量在300～500克的食物有_____、_____两类。

三、选择题

1. 中小学生在吃早餐时应注意（　　）。

A. 质量好　　　　B. 可以不吃　　　　C. 越多越好　　　　D. 什么都行

2. 平衡膳食宝塔中规定每人每天的蔬菜类摄入量为（　　）。

A. 500克　　　　B. 350克　　　　C. 300克　　　　D. 随意

3. 平衡膳食宝塔中规定每人每天的奶及奶制品摄入量为（　　）。

A. 300 克　　　　　B. 150 克　　　　　C. 200 克　　　　　D. 随意

4. 低脂膳食的原则适合的人群是（　　）。

A. 糖尿病　　　　　B. 呼吸系统疾病　　　C. 高血压　　　　　D. 慢性肾病

5. 下列选项中与饮食没有关系的是（　　）。

A. 肥胖　　　　　　B. 创伤　　　　　　C. 糖尿病　　　　　D. 高血压

四、判断题

1. 中国居民平衡膳食宝塔是居民饮食摄入量的标准。（　　）

2. 为了减少体重，就要少进食，多喝水。（　　）

3. 保持酸、碱平衡是科学饮食的原则之一。（　　）

4. 每人每天必须食用一定量的谷物食品。（　　）

5. 老年人活动量较少，所以不需要大量的钙元素。（　　）

五、简答题

1. 我国膳食结构有哪些特点？

2. 平衡膳食的基本要求有哪些？

3. 老年人的膳食营养供应应注意哪些方面？

4. 素食人群膳食应注意哪些问题？

5. 什么是营养调查的综合评价？

六、案例分析

案例：2008 年，有调查显示，每个中国人在这一年里吃下了 19.6 千克的糖，相当于每天吃了 50 克糖。与 30 年前相比，中国人的糖摄入量整整上升了 5 倍。这一数字让人惊诧的同时，也让人万分不解：生活越来越好，害怕肥胖的人越来越多，我们哪怕吃一块糖、一点甜食都要前后思量，怎么糖的摄入量还是越来越大呢？

原因就是，并非甜的食物里才含糖，很多吃着无味，甚至是酸的、咸的食物里，都可能有大量"隐形糖"存在，这些"隐形糖"已经成为近年来国内外营养学界关注的焦点。而吃糖多的危害，一点也不亚于吃盐多的危害，除了引发肥胖、高血压、心血管疾病外，还会带来骨质疏松、胆结石、视神经炎、阴道炎，甚至表现为任性、易冲动、易暴躁的"甜食综合征"，这些是相当一部分人没想到的。

　　根据上述案例回答如下问题：

　　检查自己每月糖摄入量是否过高。如果与上述调查结果相同，请分析过量食用糖的原因，并制订一份改进的行动计划。

七、实践与训练

1. 根据规定的标准，每人设计一份营养筵席菜单。
2. 到规模性的餐饮企业进行筵席设计的相关学习与调查。
3. 根据酒店提供的筵席菜单进行营养学分析，并撰写分析报告。

常见疾病膳食营养

　　了解当前由于饮食营养的不合理所导致的冠心病、肥胖症、高血压、糖尿病、高脂血症等常见性疾病的发生情况，并在掌握不同疾病营养特征与膳食原则的基础上，提高对饮食平衡、合理膳食等健康因素重要性的认识。

　　本章内容为冠心病、肥胖症、高血压、糖尿病、高脂血症等常见性疾病的营养特征与膳食原则应用知识的介绍。

学习目标

方法能力目标

　　熟悉和掌握冠心病、肥胖症、高血压、糖尿病、高脂血症等与饮食营养有关的常见性疾病的营养特征与膳食原则。重点掌握不同疾病膳食原则指导下的食谱设计与应用，培养学生把烹饪营养学知识运用到社会生活的实践中去。

专业能力目标

　　通过本章知识学习，在掌握冠心病、肥胖症、高血压、糖尿病、高脂血症等常见性疾病的营养特征与膳食原则的前提下，充分认识这些疾病与饮食营养的关系，并能熟练运用到未来的烹饪实践工作与菜单设计中，提高帮助患者解决实际问题的能力。

社会能力目标

　　各班的烹饪营养与美食实践小组可以针对本班级的实际情况，对全体学生进行分析，看是否有超重或肥胖的同学，根据超重或肥胖同学的具体情况，协助其进行食谱设计，提出日常饮食的改进建议，并监督其对改进建议的实施过程。

案 例

食品、菜肴中的"隐形糖"

中国农业大学食品学院副教授范志红很早就开始关注隐形糖的危害，她告诉记者，膨化食品和核桃粉、芝麻糊等速溶糊是加工食品中最大的"隐形糖"藏匿者。比如雪饼、鲜贝、虾条等膨化食品，因为含油脂少，被不少商家抓住这一点大打健康牌，很多家长也喜欢买给孩子吃。它们吃起来虽是咸的，但里面含有大量淀粉，却不含任何能抑制血糖上升的膳食纤维。核桃粉和芝麻糊也是如此，稍有生活经验的人都知道，它们即使磨成粉，加入沸水后也不能搅成糊，厂家一般都会加入淀粉糊精等添加剂让其成糊。这两种食物中的淀粉进入体内，升高血糖的速度比糖还要快。与此类似的还有土豆、芋头等高淀粉蔬菜。美国著名营养教育家劳拉·道尔森在她的《低糖膳食》一书中指出，这些食物中的淀粉食入后会迅速转化为葡萄糖，它和吃白糖没什么分别。

吃水果虽然健康，但其中的糖分也不容忽视。首都医科大学附属北京同仁医院内分泌科主任杨金奎提醒，别看西瓜吃起来甜，其含糖量仅为 4.2%；猕猴桃吃起来较酸，含糖量却是 10%。含糖量在 9% ~ 13% 的水果还有苹果、杏、无花果、橙子、柚子、荔枝等；而柿子、桂圆、香蕉、杨梅、石榴等水果，含糖量超过了 14%。

还有一种"隐形糖"藏匿在面包、话梅、酸奶和调味酱里。北京友谊医院营养师华鑫说，一般的白面包 100 克中含有 10 ~ 20 克的白糖，这还不算其本身的淀粉含量。话梅等零食为了防止变质，会加入大量的糖抑制细菌生长。酸奶的制作配方是 100 克牛奶配 10 克左右的白糖；番茄酱、烧烤汁等调味酱里，每 100 克大概有 15 克的糖。哪怕是市面上广为流行的"无糖食品"，其中添加的木糖醇对血糖的影响虽然小于白糖，但研究表明，每克也会产生 2.4 千卡的能量，比葡萄糖每克产生 4 千卡的能量只低一点。因为木糖醇的价格远远高于白糖，不少"无糖食品"中甚至同时添加木糖醇和白糖，这种造假行为极易误导糖尿病患者。

还有饭馆、酒店里的菜肴制作，为了要保持菜肴的风味特点，就不得不加许多的糖进行调味，这也是"隐形糖"。

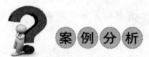 案 例 分 析

事实证明，大量直接或间接食用糖（包括"隐形糖"），对人类健康带来许多不利的因素，是引发高血压、糖尿病等"现代文明病"的主要因素之一。试分析过量食用糖类食品的危害。

随着人们生活水平的提高，营养过剩与营养失衡导致了许多直接与疾病有关的饮食问题，被现代人称为"现代文明病"，诸如心血管疾病、糖尿病等。由于这些疾病在某种意义上是吃出来的，所以凡患有这些疾病的人都必须在饮食上有一些改变。因此，现代营养学要解决的问题之一就是通过合理的膳食来改变或者减轻此类疾病的程度，甚至通过合理饮食来达到治疗疾病的效果。

第一节　冠心病营养与膳食原则

冠心病是随着生活水平的提高，营养摄食不合理而吃出来的疾病。因此，无论是为了预防或是为了有效控制及治疗冠心病，都必须根据其病理特点，从合理膳食、合理营养开始。尤其对于那些已经患上冠心病的人来说，日常的膳食是否合理就显得更加重要。

一、冠心病营养与膳食原则

一般来说，冠心病人营养配餐应按照"低盐、低糖、低脂肪、高维生素、高蛋白质、高钙"的营养与膳食原则，简单地说就是"三低、三高"。下面对此进行简要的分析介绍。

（一）低盐

所谓低盐，就是每天吃的食盐（化学名称为氯化钠）在5克以下。那么，冠心病患者的膳食中为什么要限制吃盐呢？

众所周知，中国菜肴的烹调最讲究的就是调味，而一切菜肴的调味都离不开食盐。食盐的作用不仅仅是给菜肴调味，人不吃盐还会没有精神、没有力气，甚至恶心、呕吐、血压降低。这说明人体是需要少量食盐的。现代科学实验表明，成人每天需要3～5克食盐。如果吃盐太多，对人体不利。因为血液里的盐太多，水分就会蓄积在组织里，形成水肿，增加体重，从而加重心脏负担。另外，食盐的渗透压作用，还能使血管紧张收缩，并且对一些增加血压的物质敏感，导致高血压病的发生。事实证明，我国北方人的膳食口味重，吃盐量一般较多，患高血压的人就多于南方。由于高血压最易并发冠心病，所以冠心病人每天吃盐量应严格控制在5克以下，心肌梗死患者盐的摄入量则应严格控制在每天2克以下。

（二）低糖

低糖，是指冠心病患者在进食时，对白糖、红糖及所有含糖类较高的食物宜少吃。每天总量应控制在250～300克，其中红糖、白糖等精制糖应控制在20克以下。因为多吃糖和含糖类食物会使血糖增高；血液中糖的含量过高，血小板易凝集形成血栓。这种像栓一样的血块堵塞冠状动脉就会引起冠心病、心绞痛和心肌梗死。长期多吃糖还会引起糖尿病。糖尿病又易导致血脂代谢紊乱，使甘油三酯明显升高，血液的黏稠度升高，形成临床上所说的"高黏血症"。高黏血症能促使动脉粥样硬化斑块形成，使冠状动脉管腔狭窄或者堵塞，就会发生或加重冠心病。所以，冠心病人一定要少吃糖，特别是精制糖，含糖高的粮食特别是米、面，每天总量不超过300克为宜。身体肥胖的人最好控制在250克以下。

（三）低脂肪

所谓低脂肪就是指少吃动物的脂肪。除了日常饮食中的肥肉外，还包括猪油、黄油、奶油、羊油、鸡油等动物油脂，以及含胆固醇高的动物内脏，如肝、肾、脑花、骨髓、大肠、蛋黄、蟹黄、鱼子，还有含油脂、胆固醇都高的乌贼、带鱼、鳗、鱿鱼、鹌鹑蛋、猪蹄等，冠心病患者都应少吃或最好不吃。因为这些食物含脂质高，吃后会直接使血液中的胆固醇、甘油三酯、低密度脂蛋白等血脂升高，而阻隔和降低了人体中有利的高密度脂蛋白。高密度脂蛋白有降低胆固醇的作用。如果血液中高密度脂蛋白降低，就会使低密度脂蛋白、胆固醇、甘油三酯等脂质增高，引起和加重冠状动脉粥样硬化，从而引起和加重冠心病。所以动物性油脂每天不能超过10克，最好控制在5克左右。

虽然过多的动物性油脂对冠心病患者无益，但也不能一点不吃动物油脂或动物脂肪。适量少吃一点也是需要的，特别是脂溶性维生素A、维生素D、维生素E、维生素K，要溶解在动物性油脂里才能被人体吸收。一点动物性油脂不吃，必然会导致这些脂溶性维生素的缺乏。所以，冠心病患者的膳食中，最好是将动、植物油按3∶7的比例相互搭配，调制成混合油，这样既有利于上述脂溶性维生素的溶解吸收，也不至于过多地摄入对冠心病不利的脂质。

（四）高蛋白质

高蛋白质就是指每天应吃 100 克左右的动物瘦肉，吃 100～150 克的鱼肉，吃 100 克大豆制品，每周 2～3 个鸡蛋。因为鱼肉、瘦肉、鸡蛋等动物蛋白的氨基酸组成与人体接近，易被人体吸收利用，因而被称为"优质蛋白质"。植物蛋白缺少人体必需的赖氨酸、蛋氨酸等氨基酸，不能被人体完全吸收和利用。但动、植物蛋白合用，可以提高营养价值，起到互补作用。所以每天最好动、植物蛋白食物各占一半。

从营养学角度来看，蛋白质能维持血管弹性，保持血管柔软，尤其是植物性蛋白质，如大豆蛋白质有降低胆固醇的明显作用。所以，动、植物蛋白质都要吃，这样对防治动脉粥样硬化有重大意义。

（五）高维生素

高维生素是指冠心病患者一定要多吃富含维生素 C、维生素 B_1、维生素 B_2、叶酸、胡萝卜素和维生素 E 的食物。富含维生素 C 的食物是新鲜蔬菜和水果，蔬菜如洋葱、芹菜、菠菜、蘑菇、小白菜、莲花白、油菜等，水果如梨、苹果、广柑、柚子、橘子、葡萄、香蕉、草莓、猕猴桃等。维生素 C 具有化油腻、降低胆固醇的作用；维生素 B_1、维生素 B_2 以及泛酸、叶酸等 B 族维生素能维持血管的正常功能，有效防治冠心病。

（六）高钙

高钙是指多吃含钙丰富的食物，如虾皮、芝麻酱、黄豆粉、牛奶、炒南瓜子、花椒、海参、黄花菜、大头菜、紫菜、虾仁、银耳、豆腐、骨头汤等。科学家研究发现，多吃含钙食物，如冠心病患者每天通过食物摄入 800～1000 毫克的钙，冠心病的发生率明显降低，血压也趋于正常。如果每天摄入的钙在 500 毫克以下，冠心病、高血压的发病率则增加 1.5 倍左右。

综上所述，在编制冠心病患者的食谱时，一定要遵循"三低、三高"的营养与膳食原则。无数案例证明，只要冠心病患者能严格按照"三低、三高"的营养与膳食原则营养配餐，持之以恒，在合理药物治疗的基础上，坚持数年或数十年，加上适当运动和积极乐观的情绪，就会在一定程度上减缓冠心病的发病率，甚至使一些冠心病患者的病情逐渐减轻或恢复到正常状态。

当然，冠心病患者在进食时，虽然要按照"三低、三高"营养与膳食原则进行配膳，但每个人的具体身体健康状况还有所区别。因此，在制定具体的膳食菜单时，要考虑到每个人的具体身体状况，同时还要照顾到季节性的变化，以及病情的轻重程度，等等。

二、传统中医食疗分析

传统的中医药学认为，治疗任何疾病的最好方法都是通过人的日常饮食来实现，食疗无效，才运用药物疗法。对于像冠心病一类的慢性病，在药物治疗的同时，配合传统的日常饮食疗法是非常必要的。

日常饮食疗法是指在中医理论的指导下，通过日常饮食的调理来达到防治疾病目的的一种非药物疗法。调理饮食是冠心病非药物治疗中的重要手段，合理的饮食可以在一定程度上预防冠心病的发生，控制冠心病的发展，改善冠心病患者的症状，甚至可以促进冠心病患者的康复。日常饮食疗法一般来说有以下几个方面的原则：

合理膳食。除家族性高脂血症外，合理的膳食对预防或降低血脂均有疗效。冠心病患者应多食用蔬菜、瓜果、豆类食品，尤其要多吃颜色为深绿色、红色、黄色的蔬菜，如小白菜、胡萝卜、西红柿等；多食鱼及鱼制品，鱼中含有大量的叶酸，它可以降低人体中性粒细胞聚集及趋化功能，同时还可以降低血栓形成的发生率。少吃动物油（如猪油、奶油等）及肥肉，减少食用含饱和脂肪酸高的肉类。食油应选用豆油、菜籽油、玉米油、香油等含大量不饱和脂肪酸的植物油，这样可以促进胆固醇代谢，降低血胆固醇含量。要控制膳食胆固醇，动物内脏含胆固醇很高，不宜多吃；鸡蛋含优质蛋白质，但含胆固醇也颇高，每天吃鸡蛋不宜超过1个。多食豆类及黑木耳，豆类可以降低血清胆固醇，黑木耳对于动脉粥样硬化及降低血液黏度具有一定的治疗作用。

五味调和。中国传统医学认为，食物有酸、苦、辛、甘（甜）、咸五味，对人体的作用各不相同。五味调和，有利于健康；五味过偏，会引起疾病的发生。例如多食咸味，即膳食中摄入过多的食盐，就会使高血压、冠心病的患病率提高。所以饮食五味宜适当，切忌偏嗜某一种口味，每天食盐摄入量不宜超过 5 克，否则伤及五脏，于健康不利。

饮食有节。"食饮有节，起居有常"是我国古人在长期的生活实践中总结出来的健康长寿的经验。其实，这一理论同样对各种疾病的调理有很好的效果。"食饮有节"是指日常的饮食要有节制，即一日三餐要有规律，进食要定量、定时。进食宜饥饱适中，注意热量的平衡。冠心病患者往往体重超常，需要通过限制饮食和增加消耗，使体重达到理想范围，上下波动不超过标准体重的 10%。

顺应四时。饮食的调节要顺应一年四季的变化，这对预防冠心病发生、控制冠心病发展会起到重要的作用。具体地说，中医理论认为，春季万物萌生，阳气升发，人体之阳气亦随之而升发，此时要注意扶护阳气，饮食上多食用葱、姜、麦、豉、枣、花生等较适宜。夏季万物生长茂盛，阳气盛而阴气弱，宜少食辛甘燥烈食品，以免伤阴；宜多食甘酸清润食品，如绿豆、青菜、乌梅、西瓜之类，以酸甘化阴，清热祛暑。秋季是果实成熟的季节，天气转凉，气候干燥，饮食上要注意少用辛燥，如辣椒、生姜等；宜食用芝麻、糯米、蜂蜜、枇杷、甘蔗、菠萝、乳品等柔润食物，以润燥生津。冬季是万物潜藏的季节，气候寒冷，故宜保阴潜阳，宜食五谷、牛羊、鳖龟、木耳等食物，同时要注意饮食的温度，以热食为主，以护阳气。

三、冠心病的饮食宜忌

冠心病与饮食的关系，不论传统中医学或现代西方医学，其认识都是一致的，即不良的饮食习惯是形成冠心病最重要的因素之一。因此，冠心病患者无论是在日常饮食中还是在饮食治疗中，对饮食的食品种类应当有所选择，哪些食物与冠心病患者相宜，哪些食物与冠心病患者不相宜，这就形成了饮食宜忌。

（一）冠心病的饮食相宜

宜饮淡茶。茶是人们日常生活中的一种重要饮料，在我国饮茶的现象较为普遍。据研究，茶叶对许多疾病有防治作用。茶叶中的单宁有维生素 B_3 的功能，能增强微血管壁的韧性，对防治冠心病有益。研究还表明，长期饮茶者，可以减肥、降低血脂。因此，多饮茶，对冠心病患者来说，是寓治疗于日常饮食的方法。茶分为绿茶、红茶和乌龙茶。绿茶性凉，红茶性平偏温。冠心病患者一般以绿茶较为适宜，而且冲泡的茶水以茶量较少、口味清淡为宜，不要喝口味浓厚的茶。

宜食水果蔬菜。水果、蔬菜含有丰富的维生素 C 等，有良好的保护血管的作用，而且水果、蔬菜中含钾也较丰富，是膳食钾的主要来源之一。多食含钾食品有利于降低血压。

宜饮鲜奶。据实验分析，牛奶中含有丰富的钙和蛋白质，这对防治冠心病是十分有利的。牛奶中的蛋白质富含氨基酸，有抑制交感神经的作用。蛋白质有清除血中钠的作用，减少钠的含量有利于血压的下降。我国人群膳食中钙的摄入量普遍不足，饮鲜奶是补充膳食钙的最佳办法，适当的钙含量对冠心病的治疗是有益的。

早餐宜进流质。冠心病患者在进食早餐的时候，空腹先喝点流质食物是很有益的。因为经过一夜的睡眠，人体消耗不少体液，血容量也相对减少，早晨适当补充一些液体，可稀释血液，增加血容量，改善血液循环，有利于心血管的自稳态调节，对老年人来说同时也利于消除便秘。

（二）冠心病的饮食禁忌

忌暴饮暴食。暴饮暴食是众所周知的一种不良的饮食生活习惯，对冠心病更是一个潜在的威胁。古人早就提出"食饮有节"，这无论在防病治病或是养生保健方面都是十分重要的。国内、国外的现代科学研究成果证实，长期采用"节制饮食"的方法来降低血压或控制冠心病发展，不仅具有较好的效果，对于广大居民的日常生活来说也是切实可行的。

忌食糖类。对于血压偏高而又肥胖的冠心病患者来说，在日常的饮食中应少吃糖或少吃含糖高的各种食品，如糖果、糕点、甜饮料之类。因为糖是高热能食物，它除了供给热能外，不能供给其他任何营养素。此类食物吃得过多会使人体摄入的热能过剩，从而导致身体更加肥胖，这对冠心病患者而言是大忌。

忌食辛辣。辛辣性质的食物不仅具有强烈的刺激性，而且食后会使体内燥热升窜，能助阳生火。中医认为，冠心病患者大多阳有余而阴不足，辛辣燥热不但耗阴，且能动阳，使亢奋的阳气更加张扬，可导致病情恶化，或使药物的效果降低，不利于冠心病的治疗。

忌食胀气食物与浓茶。冠心病患者因消化吸收能力差，易引起腹胀气短或腹泻。因此，应避免或少吃胀气的食物，如黄豆、红萝卜等，禁忌烟、酒或刺激性食品，如茶、咖啡、辣椒等。茶叶有降低胆固醇的作用，但不宜喝浓茶。

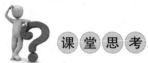

课堂思考

为避免冠心病的发生，饮食中应注意什么？

第二节　肥胖症营养与膳食原则

一、肥胖症营养与膳食原则

控制总热量。长期地控制能量的摄入和增加能量的消耗是肥胖症的基础治疗，对原有的生活习惯和饮食习惯进行彻底的改造，需要极大的毅力。一定要进行饮食控制和增加体力活动，否则难以取得疗效。近年来减肥药物不断出现，但仍未有减肥特效药，长期服用减肥药会产生许多不良反应。当前最有效的减肥方法仍然是控制饮食和增加体力活动，能够有效地改善糖耐量、降低胰岛素分泌，促进脂肪分解，以维持体内的平衡。

膳食中应注意供给低热能食物，以造成能量的负平衡，使长期多余的能量被消耗，直到体重恢复到正常水平。对能量的控制要循序渐进，逐步降低，如成年轻度肥胖者，按每月减轻体重0.5～1.0千克为宜，中度肥胖者每周减轻体重0.5～1.5千克。

控制热能的摄入时，要做到营养平衡，合理安排蛋白质、脂肪和碳水化合物，保证无机盐和维生素的充足供应。蛋白质来自于肉、蛋、乳及豆制品，应占总热量的15%～20%；完全采用素食，不利于健康，过多地摄入蛋白质也会引起热能的增加。

限制脂肪摄入量。脂肪产热能最多，是碳水化合物的2倍多，应限制过多的脂肪摄入，脂肪应占总热能的20%～25%，要控制烹调油的用量，每日用烹调油10～20克，同时还要控制油脂肥厚的食物，如烤鸭、炸鸡、红烧肉、扣肉、熘肝尖、爆腰花等。

碳水化合物的供给要适量。碳水化合物应限制在占总热能的 40% ~ 55%，不可极度地控制，防止酮症的出现。应以谷类食物为主要来源，每日应摄入 150 ~ 250克。应控制单糖食物如蔗糖、麦芽糖、果糖、蜜饯及甜点心等，尽量不吃这类食物，因为这类食物容易引起脂肪沉积。谷类食物应以杂粮为主，杂粮含膳食纤维多，如燕麦片，每 100 克燕麦片含膳食纤维 10.8 克，是精米、精面的几十倍，使人有饱腹感，不会摄取过量，而且可以延缓食物消化吸收的速率，能够控制体重，减轻肥胖。

限制辛辣及刺激性食物及调味品。如辣椒、芥末、咖啡等，这类食物可以刺激胃酸分泌增加，容易使人增加饥饿感，提高食欲、进食量增加，导致减肥失败。食盐也应限制，食盐可以引起口渴和刺激食欲，增加体重，每日食盐食用量不超过 6 克。

膳食中必须有足够量的新鲜蔬菜和水果。蔬菜含膳食纤维多，水分充足，属低热能食物，有充饥作用，可采用凉拌法，如拌豆芽、拌菠菜、拌萝卜丝、拌芹菜。有的蔬菜可以生食，借以充饥。

应注意烹调方法的运用。以蒸、煮、炖、拌、氽、卤等方法为宜，避免油煎、油炸和爆炒等方法，煎炸食物含脂肪较多，不利于饮食治疗。

养成良好的饮食习惯。良好的饮食习惯是防止肥胖的有效措施之一，平时要少吃零食、甜食，少喝含糖饮料。吃饭时要细嚼慢咽，使食物与唾液充分混合，有助于消化吸收，可延长用餐时间，即使吃得少也可以达到饱腹作用。一日三餐要定时定量，早餐一定要吃，晚餐一定要少吃。不可早餐不吃，中餐对付，晚餐大吃。

减肥要着眼于预防。特别是有肥胖家族史的人更应重视早防早治。本着膳食不宜过油、过甜和过多，增加粗粮和蔬菜的同时，积极参与体育锻炼，如游泳、爬山、跑步、骑自行车、打乒乓球等运动，均有助于减肥，但一定要持之以恒，一旦停止体育锻炼，体重还会恢复到肥胖状态。

二、传统中医食疗分析

整体观和辨证论治，是防治肥胖症的基本原则，也是中医学的显著特点。建立在中医药理论基础上的日常饮食疗法，应遵循整体观和辨证施食的原则。

（一）食疗整体观

整体观认为，人体是一个有机的整体，人体与自然环境也是一个有机的整体。进行食疗时，应注意协调人体内部、人体与自然环境间的相互关系，保持、稳定人体内外环境的统一性。

调整阴阳。机体阴阳双方的协调统一，维系着人体的生理活动。疾病的发生和演变，归根结底是阴阳的相对平衡受到破坏。"阴盛则阳病，阳盛则阴病"，"阴虚则热"，"阳虚则寒"是疾病的基本机制。饮食治疗采用补偏救弊，损有余补不足的方法，目的在调整阴阳，恢复机体阴阳的动态平衡。饮食治疗总是围绕调整阴阳，维系阴阳平衡而合理配置膳食。

协调脏腑。脏腑与躯体之间是一个统一整体。脏腑病变可以反映到躯体某一局部，局部病变可以体现为某一脏腑病变。一个脏腑发生病变，会影响其他脏腑的功能。饮食治疗时应协调脏腑之间、整体与局部之间的关系，恢复机体相互间的生理平衡。

适应气候。四时气候的变化，对人体的生理功能、病理变化均产生一定的影响。故应用饮食治疗时，应注意气候特点。

照顾我国地域辽阔。不同地区由于地势高低、气候条件及生活习惯各异，人的生理活动和病变特点也不尽相同，进行饮食治疗时，应根据不同的地域，分别配制膳食。

因人制宜。人们的生理特征、气血盛衰是随年龄而变化的，饮食治疗应根据年龄特征而配制膳食。

（二）辨证施食

辨证论治认为，疾病是动态的，随着病因、体质、气候等因素的变化，一种病可能出现不同的症状，不同的病可能出现相同的症状。根据不同病症的需要而分别配制膳食的原则，称为辨证施食。

同病异食：指相同的疾病，因症状的不同而选食不同的饮食。

异病同食：指不同的疾病，如果出现相同的症状，可选食相同的饮食。

同病异食与异病同食，是辨证论治在饮食治疗上的体现，它们都是根据疾病的本质，有针对性地选择饮食，故辨证施食是提高食疗效果的基本原则。

相关链接　🔍搜索

肥胖症的中医辨证分型

一、脾虚湿阻型

【临床表现】形体肥胖、肢体困重、倦怠乏力、脘腹胀满、纳差食少、大便溏薄、舌质淡、苔薄腻、脉缓或濡细。此型临床上最为多见。

【保健原则】健脾化湿。

【食物选择】扁豆、蚕豆、豌豆、赤小豆、绿豆、黄豆芽、绿豆芽、玉米、冬瓜、冬瓜皮、黄瓜、黄瓜皮、西瓜、西瓜皮、白菜、鲤鱼等。

【推荐菜品】杂豆粥、冰拌三皮、赤小豆鲤鱼汤、冬瓜瓤汤、白菜粉丝汤等。

二、脾肾两虚型

【临床表现】形体肥胖、虚浮肿胀、疲乏无力、少气懒言、动而喘息、头晕畏寒、食少纳差、腰膝冷痛、大便溏薄或五更泄泻、男性阳痿、舌质淡、苔薄白、脉沉细。重度肥胖症患者多为此型。

【保健原则】温阳化气利水。

【食物选择】豇豆、刀豆、枸杞子、羊乳、牛乳、羊瘦肉、狗瘦肉、雀肉、胡桃仁等。

【推荐菜品】枸杞子饮、雀肉粥、羊乳羹、人参胡桃汤、素拌豇豆、胡椒羊肉汤等。

三、胃热湿阻型

【临床表现】形体肥胖、腻食肥甘或消谷善饥、口臭口干、大便秘结、舌质红、舌苔黄腻、脉滑数。此型多为体壮的中青年肥胖者。

【保健原则】清热化湿通腑。

【食物选择】白菜、圆白菜、芹菜、莴苣、竹笋、莼菜、莲藕、苦瓜、马齿苋、马兰草、荸荠、鸭梨等。

【推荐菜品】凉拌莴根、白菜海带汤、五汁饮、凉拌藕丝、竹笋罐头、鸡蛋炒马齿苋、猪肉炒苦瓜等。

四、气滞血瘀型

【临床表现】形体肥胖、两胁胀满、胃脘痞满、烦躁易怒、口干舌燥、头晕目眩、失眠多梦、月经不调或闭经、舌质暗有瘀斑、脉弦数或细弦。肥胖日久者可见此型。

【保健原则】舒肝理气、活血化瘀。

【食物选择】香橼、橙子、橘皮、橘子、佛手、荞麦、高粱米、刀豆、白萝卜、茴香、茉莉花、山楂、茄子、酒、醋等。

【推荐菜品】凉拌佛手、蒜泥茄子、白萝卜汤、荞麦面、茉莉花茶、山楂饮、三花减
肥茶、健身醋等。

五、肾阴虚型

【临床表现】形体肥胖、头昏头痛、五心烦热、腰膝酸软、舌红少苔、脉细数或细弦。
此型临床上比较少见。

【保健原则】滋阴补肾。

【食物选择】银耳、黑木耳、黑豆、桑葚、甲鱼、猪瘦肉、鸭肉、鸭蛋、海参、海蜇、
黑芝麻、猪肾等。

【推荐菜品】凉拌海蜇皮、双耳羹、甲鱼羹、黑豆猪肉粥、香菇烧海参、黑芝麻粥、
杜仲炒腰花等。

由于肥胖症病因复杂，临床上症型兼而有之，治疗与保健宜标本兼顾，补泻同用，数法并施，方能取得比较好的效果。

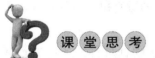

课 堂 思 考

大多数肥胖症患者是因为能量过剩慢慢积累形成的。应如何通过控制饮食，减少肥胖症的发生机会？

第三节　高血压营养与膳食原则

一、高血压营养与膳食原则

高血压疾病在饮食营养上要注意以下几个方面。

限制钠的摄入。 鉴于目前我国尚缺乏钠需要量的研究资料，也未见膳食因素引起的钠缺乏的报道，有专家认为我国每人每天食入的食盐量不应超过6克，而对高血压患者来说，每人每天食入的食盐量应在6克以下（包括其他调味品、酱咸菜、盐渍或腌制品等全部含盐量的总和）。

　　增加钾的摄入。限盐的同时应增加钾，增加钾是预防高血压的重要措施之一。选用含钾比较高的食物就能增加钾的摄入。如果苹果含钠为 1.4，钾为 110，则钾系数即为 110/1.4 = 78.6，目前认为钾比值应在 3 以上才比较好。

　　蛋白质的摄入要足够。专家认为，我国成人每天所必需的蛋白质为每千克体重 1 ~ 1.2 克，这就是说相当于 3 ~ 4 份高蛋白食品。1 份高蛋白食品相当于 50 克瘦肉，或 100 克豆腐，或 1 个大鸡蛋，或 25 克黄豆，或 100 克鸡、鸭、鹅肉，或 100 克鱼、虾。理想的高蛋白食品，应以动物蛋白和植物蛋白各占一半为好，而理想的动物蛋白又以鱼类和肉类各占一半为好。动物蛋白以鱼、虾最好，植物蛋白以豆类最好。

　　胆固醇的摄入要适量。高血压患者应该摄入适量的胆固醇是正确的。有人统计我国居民的脂肪摄入量在 300 ~ 400 毫克，专家建议应进一步限制脂肪的摄入。

　　摄入适量的膳食纤维。各国在评价居民的膳食纤维摄入量时，采取了各自选择的方法。因此得出的结果难以直接做出相互的比较，得出的适宜摄入量的建议也不一定可以直接相比较。

　　中国的《食物成分表》自 1991 年版之后才有不可溶膳食纤维，但尚无总膳食纤维的含量，有关我国居民营养状况的研究工作也未系统开展。因此中国居民的膳食纤维摄入量现在尚无较科学的、正式的标准。有部分专家、学者根据 1999 年推出的"中国居民膳食指南及平衡膳食宝塔"为依据，计算出中国居民摄入的膳食纤维的量及范围以每人每天 25 ~ 35 克为宜。也有部分专家、学者认为以 10 克为宜。

二、高血压患者日常饮食要求

　　多维生素。维生素是维持人体生命过程中所必需的一类有机化合物，天然存在于食物中，人体几乎不能合成，需要量甚微。不同的维生素各有其特殊的生理功能，它既不参与机体组成，也不能提供能量。近年来，有关维生素的作用有不少的新发现，证明它们不仅是防治多种疾病的必需营养素，而且具有预防多种慢性疾病的功能。但有许多维生素的作用及机制尚未完全清楚。特别是维生素 C，对于增加血管的韧性、减少脆性，防止血管出血等都有其独特的功能。维生素 E

是抗氧化剂，在动物组织细胞中，它有保护膜中的多不饱和脂肪酸、细胞骨架及其他功能。缺乏维生素E可使机体内的抗氧化功能发生功能障碍而引起细胞损伤。这一功能与机体内的心血管等许多系统的正常运行密切关联，所以高血压患者在膳食中要多摄入维生素。维生素C的主要食物来源是新鲜蔬菜和水果，如绿色、红色、黄色的辣椒，菠菜，红枣，山楂，青菜等的维生素C含量高达30～110毫克/100克。野生的蔬菜和水果如苜蓿、苋菜、刺梨、沙棘、猕猴桃和酸枣等维生素C含量高达50～100毫克/100克，有的甚至超过100毫克/100克。经常吃到足够的蔬菜和水果，一般不会发生维生素C缺乏。动物性食物和牛奶食品中的维生素C含量很少。

多无机盐。人体已经发现有20多种必需的无机元素，占人体的4%～5%。其中含量较多的（＞5克）有钙、磷、镁、钾、钠、氯、硫等7种，每日膳食需要量都在100毫克以上，称为常量元素。奶和奶制品是钙的良好的来源（每100毫升鲜牛奶约含钙100毫克），含钙丰富且吸收率也高。可以连骨或壳吃的小鱼、小虾及一些硬果类，含钙也较多。豆类、绿色蔬菜也是钙的较好的来源，但有的品种因含草酸较多会对钙的吸收有影响。硬水中含有相当的钙。大部分食物中都含有钾，但谷物、蔬菜和水果是钾的最好的来源。

多膳食纤维。大量的人体和动物实验表明，可溶性膳食纤维可以降低人的血液胆固醇和肝脏胆固醇水平，与心血管疾病关系密切。所以高血压患者的膳食中要多含膳食纤维。膳食纤维可降低血液中的胆固醇含量，起到软化血管和降低血脂浓度等作用，从而能有效降低或舒缓血压指数。膳食纤维在谷、薯、豆类及蔬菜、水果等植物食品中含量丰富。应当保持我国的良好饮食传统，以谷物类食品及植物类食品为主，增加豆类及豆制品的摄入量以及多吃水果和蔬菜。

多必需脂肪酸（不饱和脂肪酸）。人体缺乏必需脂肪酸可使毛细血管的脆性和通透性增高、人体内的胆固醇则与一些饱和脂肪酸结合，由于不能在体内进行正常运转代谢，而在动脉中沉积，形成动脉硬化。茶油、菜籽油、葵花籽油、豆油、花生油、香油等植物油中含必需脂肪酸较多。高血压患者的膳食中必需脂肪酸的含量要多一些。

适量的脂肪和胆固醇。过多的脂肪容易引发胆固醇过高，动物实验表明胆固醇高则容易引起动脉硬化。所以，高血压患者的膳食中要限制脂肪含量。

低食盐。高血压患者的膳食中每人每天食入的食盐量应在6克以下（包括其他调味品、酱咸菜、盐渍或腌制品等全部含盐量的总和）。为减少钠的摄入，可在碘盐中加入炒好捣碎的芝麻。

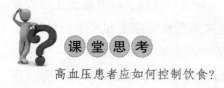

课 堂 思 考

高血压患者应如何控制饮食？

第四节　糖尿病营养与膳食原则

一、糖尿病膳食营养特点

糖尿病患者的膳食安排是糖尿病治疗过程中的一项重要内容，它是一切其他疗法的基础。轻型病人单用饮食疗法即可控制病情；重型病人采用药物治疗时，也必须配合饮食治疗才能达到效果。饮食治疗的目的是通过饮食控制，促使尿糖消失或减少，降低血糖，以纠正代谢紊乱，防止并发症，同时供给病人足够的营养。

首先要控制糖类的摄入，这是糖尿病患者饮食治疗的关键。除了禁食糖类、甜食外，含糖多的粮食（如小米、糯米、糯玉米、甘薯等）、蔬菜（如胡萝卜、莲藕等）、水果（如西瓜、苹果、香蕉、葡萄、水蜜桃、波罗蜜等）也应严格限制。由薯类（如马铃薯、甘薯等）制成的茨粉因是支链淀粉，食后可很快水解而转换成葡萄糖进入血循环，使血糖升高，故而不适合糖尿病患者食用。现在市场上出现的"无糖"食物，一般是指这些食物中没有加进白糖，而是采用甜味剂制成。这些甜味剂不增加胰岛素需求量和热能，使餐后血糖稳定在正常水平。吃甜味剂与麦粉制作的各种食品时，麦粉或米粉等应计算在规定的主食量中，也是不能随意吃的，多吃后血糖是会增高的。一般认为，休息者每日主食 200 ～ 250 克，轻体力劳动者每日主食 250 ～ 300 克，中等体力劳动者每日主食 300 ～ 400 克，重体力劳动者每日主食 400 克以上。

其次要控制肉类食品摄入量。肉类食品过多，一方面使病人血脂升高，增加冠心病的发生机会；另一方面由于肉类食品提供的热量较高，病人易发胖。因此，肉类食品的摄取量应计算在蛋白质和脂肪的分配量中。

再次要特别注意补充维生素 B_1。这是因为主食减少后，维生素 B_1 摄入不足，极易引起各种神经系统疾病，如手足麻木和多发性神经炎等。粗粮、豆类、瘦肉等维生素 B_1 的含量较为丰富，糖尿病患者可多选择这类食物进食。

二、日常膳食原则

中医专家研究认为，糖尿病患者多表现为阴虚燥热之症状，治疗上常施以益气养阴、清热滋肾之法，因此在饮食上宜从日常饮食控制入手。

糖尿病患者的日常饮食极为重要，该吃什么、不该吃什么、怎么吃，病人都必须掌握。

合理营养。根据专家建议，糖尿病患者的日常饮食宜食低糖、低脂肪、高蛋白、高纤维素食品，常吃豆制品。进食宜少量多餐，每天多吃几顿饭，每顿少吃一点，可以减少餐后高血糖，有助于血糖的平稳控制。饮食口味以清淡为主，避免过咸。

合理配餐。糖尿病患者由于代谢紊乱，极易导致体内各种营养成分失衡。而在所有的食物中，没有一类食物单独食用能满足所有营养素的需要，所以必须对食物进行合理选择和科学搭配。比如，动物性食物（禽肉、鱼、蛋等）虽然味道鲜美、营养丰富，但缺少碳水化合物、某些维生素及食用纤维素，应当由粮食、蔬菜、瓜果加以补充；山珍海味固然稀罕名贵，常用作传统筵席中的佳肴，但究其营养成分，亦缺少某些必需氨基酸和水溶性维生素，应当选配其他食物加以补足。糖尿病患者每日应按 5∶2∶3 的比例配餐，即所需热量五成左右由粮食提供，两成左右由蛋白质提供，三成左右由脂肪提供。每餐供给的菜肴无论是一款还是几款，均要荤素搭配，平衡营养。对水果的配餐食用，可按食品交换份（每份 378 千焦）来掌握。例如 25 克大米是一份，200 克的苹果也是一份，假如某病人每日需热量 7560 千焦，就是 20 份。粮食占 10 份，吃 1 份苹果就少吃 25 克大米。吃水果应计算在总热量内，并且不要和饭同时吃，而是作为两餐之间的加餐，这样安排比较恰当。

课 堂 思 考

　　如果你有家人患糖尿病，应该怎样通过日常饮食控制，逐渐恢复健康或减缓病情发展？

第五节　高脂血症营养与膳食原则

一、高脂血症膳食营养特征

　　高脂血症的饮食首先应以满足人体生理需求为原则，在平衡膳食的基础上，力争达到中国营养学会推荐的营养素供给量标准，同时针对血脂异常的临床类型，全面考虑各种营养素对血脂的影响，制定相应的膳食谱，以求达到调节血脂的目的。高脂血症的患者应遵循限制摄入富含脂肪、胆固醇的食物，选用低脂食物（植物油、酸牛奶），增加维生素、膳食纤维（水果、蔬菜、面包和谷类食物）的饮食原则，考虑以谷类食物为主食，粗细搭配。我国营养学家推荐玉米、燕麦，可与大米、面粉等配合食用。豆类、淡水鱼、植物油，含植物纤维素较多的绿色植物如蔬菜、水果（苹果、香蕉）等均含胆固醇较少，应鼓励适当多吃。当然，患者还必须严格控制体重，使每日从食物中获得的总热量能维持理想的体重。

　　高胆固醇者应忌食胆固醇含量高的食物，如鹌鹑蛋、蛋黄、鱿鱼、墨鱼、蟹黄、鱼子、肥肉、动物内脏等；油类忌猪油、牛油、羊油，多进食植物油，如玉米油、菜油、花生油、茶油；多进食粗纤维食物。如非肥胖，不需限制热量摄入，可适当进食瘦肉、家禽；植物蛋白（黄豆、大豆、赤豆、绿豆及豆制品）以及水产品一般含胆固醇较低，尤以海参最低，可常食用；多进食蔬菜、瓜果等食物可以帮助降低胆固醇。

　　高甘油三酯者主要要限制体重，其营养与膳食原则应是低脂肪、低胆固醇和低糖，以控制和减少血脂浓度。膳食中应限制碳水化合物的摄入；多用植物性油类，少选用动物的脑、肝、肾、蛋黄等含胆固醇多的食物，多选用优质的植物性蛋白质和鱼肉、精瘦肉、鸡蛋白等；蔗糖比其他糖类更易引起冠状动脉血栓的形成，故应忌食甜食、含糖饮料及酒类。

二、日常饮食的要求与原则

中医辨证高脂血症以痰瘀、肝肾脾亏虚两大类为主。对前者宜用荷叶、萝卜、芹菜、山楂、蘑菇、黑白木耳、昆布、海藻、豆腐、灵芝、大蒜、洋葱等化痰祛瘀；对肝肾脾亏虚者可选用羊乳、牛乳、豆浆、人参、白术、黄精、首乌、桑葚子、淡菜、草决明等食物代茶或煮粥煲汤。此外尚应多吃柑、橘、橙、柚、向日葵子、枣、柿等水果；辣椒、西红柿、大白菜、荠菜、芥菜、荔枝、橄榄等也有改善胆固醇的作用；谷类以大米、面粉、玉米、小米、赤小豆、绿豆为主；肉类可食猪瘦肉、牛肉、鸡、鱼、虾、蛋白、豆制品。宜戒烟酒，忌暴饮暴食，可适量饮茶。

高血脂患者日常膳食中应掌握以下基本原则：

应控制碳水化合物及总热量的摄入。长期消费热量高的食物就会导致肥胖，而热量低的食物可以防止肥胖，所以也就间接地减低了胆固醇的合成。膳食中应减去多脂肪的肉类、全乳制品、蛋黄及含蛋黄多的糕点等。

增加摄入含纤维素多的食物。医学研究表明，当饮食中含有丰富的纤维素时，人体血液中的胆固醇会自然保持平衡。所以，保持一定量纤维素的摄入，对降低血液中的胆固醇十分有益。

增加维生素 C 和烟酰胺的摄入量。现代科学研究证实，当人体内维生素 C 和烟酰胺缺乏时，可导致：血和肝的胆固醇含量的升高；胆固醇转化成胆汁盐的速率降低，增加胆固醇的积累；容易出现动脉粥样硬化病变。因此，增加维生素 C 与烟酰胺的摄入有助于降低血液中胆固醇的含量。

 思考与训练

一、名词解释

冠心病　糖尿病　高脂血症

二、填空题

1. 冠心病患者营养配餐遵循的"三低、三高"原则是＿＿＿＿＿、＿＿＿＿＿、
＿＿＿＿＿、＿＿＿＿＿、＿＿＿＿＿、＿＿＿＿＿。

2. 列举常见的"现代文明病"：＿＿＿＿＿、＿＿＿＿＿、＿＿＿＿＿。

3. 高脂血症患者的日常饮食应注意增加＿＿＿＿＿、＿＿＿＿＿等营养素的摄入量。

三、判断题

1. 冠心病、高血压病患者可以通过提高饮食控制达到治疗效果。（　　）

2. 糖尿病患者必须禁止食用一切含精制糖和含有碳水化合物的食品。（　　）

3. 减少"三高"饮食，是避免"现代文明病"的关键因素之一。（　　）

四、简答题

1. 冠心病、高血压、高脂血症的营养与膳食原则有哪些？

2. 糖尿病膳食营养特点、日常营养与膳食原则有哪些？

3. 冠心病患者膳食营养的特点有哪些？

五、案例分析

案例：我国餐饮业有句行内话叫"糖调百味"。一位国家高级烹调师告诉记者，餐馆里的菜中，一份葱烧海参要加糖15～25克，红烧排骨、红烧鱼、鱼香肉丝要加糖25～30克，而一份红烧肉要加糖40～50克，菜肴九转大肠甚至要加糖50～60克。而南方一些菜肴的制作中糖的添加量更多，如加糖最高的是无锡排骨，每份要加入75克左右的糖。其他的加工肉制品，比如人们爱吃的肉干、肉脯里也含有不少糖。

根据上述案例回答如下问题：

对所学过的菜肴进行分类分析，看哪些菜肴加糖的剂量较大，并结合菜肴的风味特点提出自己的改进意见。

六 、实践与训练

1. 某女性75岁，Ⅱ型糖尿病患者，身高1.5米，体重60千克，轻度体力劳动，血糖不稳定，牙齿不好。如何安排和计算饮食中的营养需求?

2. 某男性糖尿病患者，回族，身高1.7米，体重80千克，中等劳动强度，试安排其饮食。

科学烹饪与食品加工

　　通过对科学烹饪与食品加工基本知识的系统学习，在提高学生对烹饪加工过程中食物营养素的保护意识与合理搭配食物原料意识的前提下，提高学生对烹饪营养学的实践应用能力。

　　本章内容为科学烹饪与食品加工等基本知识的介绍，重点介绍烹饪加工对食物营养素的影响与保护措施，以及合理搭配原料的原则等。

学习目标

方法能力目标

　　熟悉和掌握科学烹饪与食品加工的基本知识，重点掌握烹饪加工中对营养素的保护措施与合理搭配原料的原则与方法，并能根据这些知识进行实践活动，努力培养学生运用营养学原理解决中国传统烹饪菜肴营养不平衡的问题。

专业能力目标

　　通过学习本章知识，在掌握科学烹饪与食品加工等知识的前提下，提高学生对烹饪加工过程中食物营养素的保护意识，并能够把一些常见营养素的保护措施运用到烹饪实践工作中，提高烹饪营养学的实践能力。

社会能力目标

　　以烹饪营养与美食实践小组为单位，组织学生对学院食堂菜肴制作的原料搭配情况进行调查、分析，从而提高学生对合理进行食物原料搭配的意识，并针对调查的问题提出改进的建议。

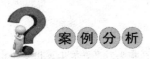

案例

传统加工方式导致营养素的大量损失

我国居民生活习惯中，蔬菜是大宗的日常食物，但加工时总是不得其法，从而造成了大量营养素的损失。例如：淘米，反复地多次洗涤，将大米中的一些可溶性营养素溶到了水里，并随之倒掉；蔬菜加工成为菜肴，要把蔬菜洗涤、切割后放到锅里长时间加热，导致大量不耐高温的营养素如维生素 C 等几乎遭到了灭顶之灾，损失殆尽；手擀面条的面团里要加入大量的食用碱；蔬菜制作馅料时大量的菜汁被挤掉了……

案例分析

合理加工烹饪原料、科学烹调菜肴食品，是保持食物中营养素免遭破坏的重要因素之一。所以，学习科学烹饪与合理的食品加工技术就显得非常关键。结合自己的生活经验和烹饪技艺的学习，谈一谈在烹饪加工中如何运用保护营养素的措施。

科学烹饪是减少食物原料营养素损失和实现营养素平衡的重要措施之一。传统菜点的烹饪工艺往往只注重菜点的口味和造型，而忽略各种原料的配合使用，尤其忽视烹饪过程是否对营养素有破坏作用，一句话，几乎忽略了菜点的营养搭配与营养结构。因此，我们一方面要对传统菜点的烹饪工艺加以继承和运用；另一方面在保留传统菜肴风味和特色的基础上，运用现代营养学的观点和平衡膳食的原则，对其加以改进，以提高菜点的营养价值。我们把这个过程称为科学烹饪。

第一节　科学烹饪的意义

一、科学烹饪的含义

所谓科学烹饪就是对烹饪原料进行科学合理的选择搭配、整理加工，并采用合理的刀工切割与烹调方法，使烹饪成品最大限度地保存原有的营养素，并具有色、香、味、形等良好的感官性状，以维持或提高食物的营养价值和食用价值，并满足人体生理和心理的需要。

一般意义而言，烹饪工作者仅掌握精湛的烹饪技艺，可以制出色、香、味、形俱佳的菜点，达到刺激食欲、促进消化吸收的目的，从而提高了食物的食用价值。但如果烹饪工作者忽略了在烹饪加工过程中对食物营养所造成的破坏和损失，就等于降低了食物的营养价值，那么，再好的食馔也不能称其为完美的。因此，概括地说，科学烹饪是通过烹饪工艺过程的实施，使加工出来的食品满足色、香、味、形、营养、卫生等综合标准。

二、科学烹饪的意义

具体说来，科学烹饪的意义有以下几个方面：

其一，通过对食物原料的合理搭配协调，全面满足人体对营养素的生理需求，并能刺激食欲。如菜肴制作中荤素搭配、植物蛋白与动物蛋白的搭配；主食中小麦面粉与豆类的配合、细粮与粗粮的合理搭配等。

其二，科学烹饪能使食物原料发生有利于人体消化吸收的物理、化学变化。例如生大豆被充分煮熟后，大豆中含有的抗胰蛋白酶就会被破坏，这样就大大提高了人体对大豆的消化吸收率，提高了大豆的食用价值。

其三，科学烹饪可以减少食物原料中营养素的损失。要减少这些损失，就要注意加工切配与烹调加热的合理性，合乎科学的原理，在讲求菜肴色、香、味、形的同时，较多地采用使营养成分损失少的加工、烹饪方法。

其四，科学烹饪可以按照食物原料的形态、结构、理化性质、营养价值等进行选料、搭配组合，使制作出的菜肴符合平衡膳食的人体需求。

其五，通过科学烹饪，除去原料的异味杂质，改善菜肴的感官性状。例如鱼、肉原有腥味，经过加热烹制，配以各种香味原料等，从而成为美味佳肴。

其六，科学烹饪对食物原料在烹调加热过程中运用各种科学合理的保护营养素的有效措施，使制成的食品尽可能多地保存原料中原有的营养素。

其七，科学烹饪对食物原料进行无害化处理，从而保证制成品的卫生要求，避免或减轻某些食物原料对人体健康的危害。

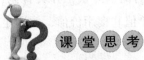

结合自己的生活经验，列举你所知道的我们日常饮食加工中的不科学现象。

第二节　烹饪加工对食物营养素的影响

　　传统的烹饪工艺是一个复杂的过程。在这个过程中，既有有利于人体的方面，但也存在一些弊端。由于烹饪的发明是人类在与大自然的斗争中创造出来的经验活动，虽经过几千年的传承与发展，也难免带有极其原始的一些观念。从现代科学角度来看，烹饪原料在烹饪加工过程中，由于受温度、渗透压、酸碱度、空气中的氧以及酶活力改变等因素的影响，可使原料发生一系列物理的或化学的变化。这些变化可以提高食物的消化吸收率和营养价值，破坏或杀灭生原料中的有毒成分及微生物和寄生虫卵，有利于人体的健康。部分食物原料中的营养素可能因受到损失和破坏而导致营养价值降低。同时，某些食物原料经过特殊的烹调加工方法（如烟熏、火烤、高温油炸、不合理地使用食品添加剂），还可能产生对人体健康有害的物质。因此，分析研究传统的烹饪工艺对烹饪原料营养素的影响，进一步深入探讨中国菜肴的营养价值，对将我国传统的烹饪工艺方法从现代营养科学的角度进行全面系统的分析和评价，以便在传统烹饪工艺中推广和运用科学的烹饪加工方法是势在必行的事情。

一、烹饪加工对蛋白质的影响

　　蛋白质是食物原料中最为重要的营养素之一。

（一）蛋白质的变性

　　蛋白质的变性是在某些理化因素作用下，蛋白质分子内部原有的高度规则的排列发生某种变化，原来在分子内部的一些极性基因暴露到分子的表面引起的蛋白质理化性质的变化。引起蛋白质变性的因素有温度、酸、碱、有机溶剂、紫外线照射、机械力的作用等。

受热变性。 蛋白质的受热变性是最常见的变性现象，并在烹饪工艺中被广泛应用。如蛋清在加热时凝固，瘦肉在烹调加工时收缩变硬等，都是由蛋白质遇热而引起的。食物原料中蛋白质遇热变性的温度是从45℃左右开始的，并且随着温度的升高变性的速度加快，当温度升高至80℃以上时食物便发生凝结、沉淀，即蛋白质发生变性。变性后的蛋白质持水性减弱，水分从食物中脱出，食物的体积与质量减少。

蛋白质的这种热度变性现象，在烹饪加工工艺过程中被广泛运用。很多动物类菜肴，口感老嫩程度是评价其质量的一个重要指标。而肉质的老嫩实际上是由蛋白质的持水性所决定的。

处于成熟期的动物肉类的蛋白质的持水性较高，在受热过程中，肉类蛋白质变性，持水性会降低，其质地会由嫩逐渐变老。鱼体肌肉含水量高于其他肌肉，鱼体受热在60℃～80℃时蛋白质开始变性，部分水分开始渗出，这时蛋白质并未转化成固体蛋白质，所以松软，易碎。如果先用高温油炸，鱼体表面的蛋白质因骤然受高温，变性速度加快，迅速凝结成一层硬壳保护了鱼肉中渗出的水分，也就保持了鱼肉的鲜嫩，所以鱼不易破碎。

动物蛋白质主要来自畜禽类肌肉。肌肉一般呈红色，这是因为它含有肌红蛋白。加热时，温度在60℃以下肌肉颜色几乎没有什么变化，70℃时，肌肉内部变成粉红色，再提高温度，肌肉变为淡粉红色，75℃以上则肌肉变为灰褐色。所以烹饪时，可以肌肉颜色的变化来判断肉的加热、成熟程度。

烹饪行业用于制汤的技术也与蛋白质的受热变性有关。煮肉汤要在冷水时将肉下锅，温度逐渐增加，表面的蛋白凝固较慢，肌肉中的一些蛋白质、含氮浸出物徐徐溶于汤中，增加了汤液的鲜味，而肌肉本身的鲜味下降。若用沸水煮肉，肉表面的蛋白质快速凝结，保护了肌肉内容物不溶出，肉味鲜美，但汤味较差。

调制面团的过程中，水的温度对面粉中蛋白质的变性也有很大影响。面粉中的蛋白质在常温下不发生变性，吸水率较高，经过揉搓，能逐渐形成柔软而有弹性的胶体组织，俗称面筋。用60℃以上的热水调制面团，蛋白质开始热变性，逐渐凝固，筋力下降，弹性和伸展性减退，吸水率降低，只有黏度稍有增加。谷类蛋白质的热变性随温度升高而加强，温度越高，变性作用越强，筋力和亲水性则逐渐衰减，这就是水调面团形成的原理及各类面团性质不同的依据。冷水面团质地坚硬，筋力足，韧性强，拉力大，就是在调制过程中使用冷水，水温低未引起蛋白质的变性，蛋白质与水结合形成致密的面筋网络，把其他物质紧紧包住，因而具有坚硬、筋力大等特点。用热水调制的面团则与其相反，由于水温高，使蛋白质变性，加之淀粉膨胀糊化，黏度虽有增加，但筋力大大下降。因为蛋白质热变性，面筋胶体被破坏，无法形成面筋网络，所以热水面团有筋力小、韧性差的特点。温水调制的面团，其性质则介于冷水面团与热水面团之间。

遇酸、碱作用变性。在常温情况下，蛋白质分子在适当的 pH 值范围内，维持着分子结构的稳定性，保持其原有状态。当酸、碱度超过一定范围时，蛋白质就会发生变性作用。如牛奶变酸后结成乳块状；鲜蛋在碱性条件下制成松花蛋。食物原料在遇酸性或碱性再加热的情况下，蛋白质变性速度加快。在烹饪加工过程中，常用的酸有醋酸、柠檬酸，常用的碱是烧碱、小苏打等。烹饪中往往通过改变加热时的酸碱度来保持肉类食物原料的含水量。例如，做蚝油牛肉时往往先把切好的牛肉加少量碱（如小苏打、嫩肉粉）抓一下，放置十几分钟再烹制；做炸牛排时，甚至在牛排中加适量碱后放入冰箱储存一周，然后取出再炸以保持肉中的水分，达到成品肉质嫩滑柔软的特点。

其他因素作用变性。空气中的氧气、紫外线照射、机械力、溶液渗透压、有机溶剂等因素的作用也可以使蛋白质发生变性。这些因素可以使食物蛋白质从有规则的紧密结构变成无规则的排列形式，促使蛋白分子间相互结合而凝固，或者是相互穿插缠绕在一起，而导致蛋白质变性。如用搅打器或抽子不停地搅打鸡蛋清，使蛋清成为泡沫状，就是机械力的作用使蛋清蛋白质变性。醉腌的菜肴就是利用有机溶剂乙醇的作用制成的。醉腌是以酒、盐作为主要调料的加工方法。一般用鲜活的水产食物原料，通过酒浸醉死，不需加热即可食用。豆浆中加石膏或盐卤等电解质后，大豆蛋白会凝固成为豆腐，也是利用蛋白质的变性原理。

（二）蛋白质的水解

凝固变性的蛋白质若在水中继续加热，将有一部分逐渐被水解，生成蛋白胨、缩氨酸、肽等中间产物。这些肽类物质进一步水解后分解成各种氨基酸。在烹饪中，长时间对肉类进行加热（如煮、炖），肌肉蛋白质被逐渐水解，产生肌肽等多种物质，溶于水中而使汤汁鲜美，就是这个道理。在加工烹制蹄筋、肉皮等结缔组织较多的原料时，由于这些原料中含有较多的胶原蛋白，则需要经长时间加热，尽可能使胶原蛋白水解为明胶，使烹制的菜肴成品柔软、爽滑，便于人体吸收，否则胶原蛋白是很难被人体吸收利用的。

（三）加热对氨基酸的影响

蛋白质加热后，所发生的变化受加热的温度、时间、含水量以及有无碳水化合物存在等因素的影响。一方面，食物蛋白质加热后，发生变性、凝固，这些变化增加了对食物蛋白质的作用，有利于人体内消化酶对蛋白质的分解，因而增加了蛋白质的水解作用，有利于消化吸收。另一方面，加热可以使有害的蛋白质失去活力，从而提高了食物蛋白质的安全性和营养价值。但是，如果加热的温度过高，不仅对蛋白质的构成产生影响，也会使氨基酸的结构发生变化，因此使蛋白质和氨基酸的营养价值受到一定程度的损害。实验证明，鱼肉在空气中放于炉灶上高温（130℃以上）加热 18 小时，其赖氨酸和含硫氨基酸有明显损失。牛奶利用巴氏消毒（110℃2分钟或150℃2.4秒）不影响氨基酸的利用率。但利用传统加热烧煮的方法消毒，其赖氨酸和胱氨酸的含量分别下降10%和13%。

烹饪中用烘烤方法加工的面点，对制品中的氨基酸也有不良影响，特别是点心、面包等面皮的损害尤为严重。饼干糕点的损失则取决于其厚度、加热温度和加热时间。例如，厚度为4厘米的点心，在170℃的温度下加热烘烤5分钟，其中色氨酸、蛋氨酸、赖氨酸分别损失10%、18%、23%；厚度为3.8厘米的点心，在170℃的温度下烘烤8分钟，其色氨酸、蛋氨酸、赖氨酸的损失量分别为44%、48%、61%。由此可知，烘烤点心时，制品越薄、加热温度越高、加热时间越长，对制品中氨基酸的破坏力越大。

二、烹饪加工对脂类的影响

在烹饪工艺过程中，食用油脂是不可缺少的辅助性原料。脂类在烹饪中的变化主要表现在菜点的成形及风味特色上。但脂类在烹饪加工过程中也会发生一些不利于人体健康的变化，严重地影响烹饪原料及菜点的营养价值。

（一）油脂对食品风味的影响

传热作用。油脂的热容量较小，因此，在热量相等的情况下，油比水温度的上升要快一倍多。油脂在加热过程中，不仅油温上升很快，而且上升的幅度也较大，沸点也较高，因而能够很快达到高温。烹饪方法中的煎、炒、炸、烹等就是利用油脂将较多的热能迅速而均匀地传给食物，使菜肴快速成熟，因而缩短了加热时间；有些含水量大、质地鲜嫩的原料能在烹饪过程中避免汁液的过分流失，避免营养素随水流失而遭到损失，使制成品保持爽脆、软嫩多汁的特点。

呈香作用。油脂在加热后会产生游离的脂肪酸和具有挥发性的醛类、酮类等物质，部分物质散发在空气中或进入汤中，使菜肴富有特殊的脂香味。同时，油脂可以将加热形成的芳香物质由挥发性的游离状态转变为结合状态，使菜点的香气和味道变得柔和协调。烹饪中，常用葱、蒜、姜、辣椒、大料等作为调味料在热油锅中煸炒，调味料中的芳香物质溶于油脂而产生出香味各异的菜点。如葱烧海参、辣子鸡丁等，都具有突出的调味料的芳香。

着色作用。不同种类的油脂具有不同的色泽。植物中的豆油和菜籽油含有叶绿素，奶油中含有胡萝卜素带有微黄色，恰当地利用油脂的色泽，能起到色、味俱佳的效果。例如，香油色泽红黄，适宜炸制一些着色的菜肴，使菜肴外层色泽金黄；猪油、奶油色泽光润亮白，易于制作浅色的菜肴，尤宜用于白色酥点、白蛋糕的制作。除此之外，油脂还具有促进食物色的变化与保护作用。白糖在油脂中加热，使糖可以满足焦化的要求，使之变为酱红色；某些绿色蔬菜过油后会呈现更为鲜亮的绿色，等等。

起酥作用。面点中酥点的制作，就是利用油脂的起酥作用。油酥面团之所以能起酥是因为在面团调制时，只用油而不用水，是油、面一起调和的。面粉颗粒被油脂包围，面粉颗粒中的蛋白质和淀粉无法吸收水分，蛋白质在没有水分的条件下不能形成网络结构的面筋，从而形成了面粉颗粒的空隙，使面团成为酥性结构，这样的面团经烘烤后即可以制作出油酥点心。

润滑作用。油脂的润滑作用在菜点加工中有着广泛的应用。如在调味、上浆后的原料中加些油，以利于原料下锅后散开，便于成形。用油滑锅也是对油脂润滑作用的运用。如煎鱼前，炒勺先用油润滑后，将油倒出，然后将勺上油烧热，再加底油进行煎鱼，防止鱼皮粘锅，避免煳底，保证了成品的形态完整。

（二）脂类在烹饪中的变化

脂类的水解和酯化。 在烹饪中加水或料酒、醋等调味品时，酒中的乙醇与醋酸和脂肪酸发生反应，生成具有芳香气味的脂类物质。因为脂类具有挥发性，所以肉香、鱼香等菜肴的特殊风味在加工烹饪过程中或菜肴成熟后就可以闻到，这就是油脂的酯化反应。利用油脂的这一变化，还可以除去鱼、肉等原料的腥、臭异味，这是因为具有挥发性的乙醇可溶解三甲基胺等呈腥臭味物质，并随着加热一起挥发散失。

中性脂肪在受热、酸、碱、酶的作用下都可以发生水解反应。在普通烹饪的温度下，有部分中性脂肪在水中发生水解反应，生成脂肪酸和甘油。

脂肪的热分解。 油脂在加热没有达到其沸点之前就会发生分解作用。加热的分解产物中含有一定量的丙烯醛，它是一种具有挥发性和强烈辛辣气味的物质，对人的感官有强烈的刺激性。油脂的热分解程度与加热的温度有关。在加热到150℃以下时，热分解程度轻，分解产物较少；当油温升到300℃~350℃时，分子间开始脱水缩合成分子量较大的醚型化合物；当油温达到350℃以上时，则可以分解成酮类和醛类物质，具有很强的毒性。此外，油烟中含有有机物燃烧不完全产生的3，4-苯并芘，这是一种强烈的致癌物，因此，长期从事油炸食物的制作和食用油炸食品对人体的健康会产生极大的影响。

食用油脂高温加热，不仅脂肪本身的化学结构发生变化，影响人体对它的消化、吸收，而且油脂中的其他营养素，特别是脂溶性维生素 A、维生素 D 和必需脂肪酸都会被氧化破坏掉，使油脂的营养价值降低。因此，在使用油脂时，应尽量避免持续过高的温度。用于油炸菜点的油脂，温度最好控制在180℃ ~ 220℃，以减少有害物质的生成。对于专门油炸食物的油脂，必须经常按期更换新油。已变色、变味、变黏、变稠的油脂不能再使用。

油脂的热氧化聚合作用。 油脂的氧化主要是油脂与空气接触，由空气中的分子态氧引起的。油脂的氧化可以分为常温下的自动氧化和在加热条件下引起的热氧化两种。

油脂的热氧化发生在加热条件下，反应速度快，而且随着加热时间的延长，还容易分解，其分解产物还会继续发生氧化聚合，并产生聚合物。聚合物的增加，不但使油脂增稠，还会引起油脂起泡，并附着在煎炸食物的表面，这些都是油脂发生氧化聚合反应的结果。油脂氧化聚合的速度与油脂的种类有关。一般来说，亚麻油最易聚合，大豆油、香油等次之；而橄榄油、花生油则较难发生聚合。金属尤其是铁、铜等能促进油脂氧化聚合。所以，油炸锅最好用不锈钢质的，如果用铁锅，在油炸后，不宜用力洗刷，只擦去表面附着物即可。

油脂的老化。 反复高温炸过食品的油，色泽变深，黏度变稠，泡沫增加，发烟点下降，这种现象称为油脂的老化现象。油脂老化不仅使油脂的味感变劣，降低营养价值，而且也使其制品的风味品质下降，由此对人体的健康不利。所以，在炸制食品时应避免油温升得过高，防止油脂老化。

油脂的氧化酸败。 油脂或富含油脂的食品，储藏期间在空气中的氧气、日光、微生物及酶的作用下产生酸臭并且口味变苦涩，甚至还会产生有毒性物质，这种现象称为油脂的酸败。油脂的酸败对油脂的质量影响极大。油炸过程常使类胡萝卜素在油脂中氧化，使油脂原来色素发生改变。由于不饱和脂肪酸的氧化分解，油脂中的必需脂肪酸及脂溶性维生素也遭到不同程度的破坏。因此，氧化酸败的油脂营养价值降低，并且产生对人体健康有害的物质。长期食用酸败的油脂，轻者引起呕吐、腹泻；重者可使人生长停滞，肝脏肿大，肝功能受损，造成维生素 B_2 的缺乏，从而引起各种炎症，甚至还有致癌的危险。

三、烹饪加工对糖类的影响

植物性食物原料中的主要营养成分是糖类，也就是碳水化合物，常见的如淀粉、蔗糖、麦芽糖等，它们是烹饪中极为重要的原料，与菜肴、面点的色、香、味、形、质的形成有着密切的关系。

（一）淀粉在烹饪中的变化

淀粉是烹饪加工中用于上浆、挂糊、勾芡的主要原料，还是制作面点、凉粉、粉皮等食品的原料。

淀粉的糊化。 淀粉不溶于冷水，在热水中则发生膨胀，却不能溶解。天然的淀粉分子排列紧密，形成胶束状的结构，水分子难以进入胶束中，所以淀粉不溶于冷水。当把淀粉混在水中加热，由于提供的热能使胶束运动的动能增强，一部分胶束被溶解而形成空隙，水分子由此可以进入淀粉内部，与部分淀粉分子结合，胶束逐渐被溶解，淀粉粒吸水膨胀。继续加热，当动能超过胶束分子间的引力时，胶束全部崩溃，淀粉粒内部分离、破裂，相互黏结，形成有序的网络，成为具有黏性的胶体溶液，这种变化就是淀粉的糊化。

烹饪中的挂糊、上浆、勾芡、煮饭、蒸馒头、烤面包等加工过程都有淀粉的糊化作用。淀粉的物理性质随着水温的提高发生显著的变化。烹饪中，用烫面制作的面点富有柔、糯、软、黏等特点，其实就是利用淀粉的糊化原理。用沸水调制面团，淀粉颗粒体积比常温下大几倍，吸水量增大，黏性增强，并大量溶于水中，成为黏度极高的溶胶，部分淀粉还在高温下水解成低聚糖和单糖，因而热水面团还有轻度甜味的特征。糊化后的淀粉更加可口，也更有利于消化吸收，未糊化的淀粉则较难被消化。

淀粉的糊化作用常被用于制作菜肴的浆和糊。用爆、炸、熘、炒等烹调技法制作菜肴时，某些主料需要上浆或挂糊后方可烹调。因为上浆或挂糊后的原料经过加热后，淀粉发生糊化，形成具有黏性的透明胶体，紧紧裹在原料的表面，使制成的菜肴鲜嫩、饱满、滑润、晶莹透亮；勾芡可使汤汁具有不同程度的黏性，产生光亮的朦胧感。马铃薯淀粉是烹饪中用得最多的一种淀粉，因为它的颗粒大，吸水力强，糊化温度低，而且淀粉的黏度高，透明度也好。

淀粉在少量水中的加热糊化可形成具有一定黏性、弹性和可塑性的凝胶。利用这一性质，在肉泥、鱼蓉、虾蓉中加入适量的淀粉，受热时淀粉吸取其中的水分而糊化，形成凝胶，把肉或鱼蓉的颗粒牢固地粘连在一起，可提高其组织的牢固程度。加入淀粉的肉丸和鱼丸熟后不易破碎，且富有弹性。

淀粉的老化。糊化的淀粉在室温或低温下放置时，或淀粉凝胶经长时间放置，会变成不透明状，甚至产生沉淀现象，这种现象称为淀粉的老化。如馒头、面包放置时变硬、干缩，主要是淀粉老化的结果。老化的淀粉其黏度降低，使食品外形干瘪，口感由松软变为发硬，俗称"回生"。这时的食品不仅口感变差，而且消化率也随之降低。

淀粉的水解。含淀粉的食物在高温（180℃~200℃）的作用下能够被部分水解，水解所产生的中间产物就是糊精，它可以进一步分解为麦芽糖和葡萄糖。糊精一般呈淡黄色或棕黄色，具有脆香的特点。常见的烤面包、烤馒头及上色的烘烤点心，表面那层棕黄的硬皮，熬米粥时表面那层黏性膜，都是淀粉形成的糊精。

（二）蔗糖和饴糖的变化

蔗糖是由一个分子的葡萄糖和一个分子的果糖化合后失去一个水分子所组成，具有较强的甜味，它是烹调加工中重要的甜味调味品。

　　糖芡。蔗糖易溶于水，其水溶液具有比较大的黏性，其黏度受温度和浓度的影响，一般会随温度的升高和浓度的增加而增大。菜点制作中的糖芡和熬制的蜜汁就是这一性质的反映。将蔗糖溶解于水，加热使水分蒸发，其溶液的浓度越来越高，黏度也就越来越大，当黏度达到一定程度时，糖液就能裹于原料的表面，形成晶莹光亮的糖芡。

　　结晶与挂霜。蔗糖的饱和溶液经冷却或使水分蒸发，便会析出蔗糖晶体，烹饪工艺中的挂霜技艺就是这一性质的运用。在较高温度下溶解大量蔗糖，以形成饱和溶液，当加热使水分蒸发到一定程度时，让糖液裹匀原料，然后快速冷却，让原料表面的糖液迅速结晶，形成细小的晶粒，使菜肴具有松脆、甜香、洁白似霜的外观和质感。

　　拔丝。蔗糖本身为无色晶体，当加热到185℃～186℃时，就熔化为液体，实际上蔗糖加热到150℃时即开始熔化，继续加热就显出微黄色，形成一种黏稠的糖液，冷却后即形成一种无定型玻璃状物质，如果让糖液温度保持在45℃～90℃时，糖液就会在扯动中形成金光灿灿的细丝。烹饪中菜肴的琉璃和拔丝就是利用蔗糖的这一特征形成的。

　　糖色。蔗糖当加热的温度超过其熔点时或在碱性环境下，糖被分解而发生降解作用，产生小分子的物质，经过聚合、缩合后生成褐红色的焦糖色素，这就是蔗糖的焦化反应，是烹饪中糖色的制作。蔗糖的焦化多用于红烧类菜肴的制作，以及菜肴的外部上色之用。

　　饴糖的着色。饴糖的主要成分是麦芽糖。麦芽糖的性质相对较稳定，但在加热时也会发生颜色的变化。加热至90℃～100℃即发生分解，呈现出浅黄—红黄—酱黄—焦黑的不同颜色。不过这种变化比较缓慢。烹饪时，通过控制火候来调节加工时的温度变化，使菜肴产生诱人的色泽。如广东的烤乳猪、北京的烤鸭等都是利用饴糖在加热过程中的变化而制成的，它不仅增加了这些食品的外观色彩之美，而且还使食品的外皮呈酥脆的风味特色。如果使用蔗糖是无法达到这种效果的。

四、烹饪加工对维生素的影响

　　食物原料在烹饪加工过程中，所含的维生素不像发生蛋白质变性、脂肪水解、糖类糊化等那样复杂的理化改变，但也会随着这些高分子营养素的各种变化而被游离出来，受到高温、氧化、光照等不同因素的作用，而造成破坏损失。烹饪原料在加工过程中，其实损失最大的营养素就是维生素，其中又以维生素 C 损失最大。

溶解性。食物原料中所含的维生素 B_1、维生素 B_2、维生素 C 等都能溶于水，属水溶性维生素。它们很容易通过扩散或渗透过程从原料中浸析出来。因此，原料表面积增大、所处环境水流速度加快、水量大和水温升高等因素都会使原料中的水溶性维生素由于浸出而损失增加，尤其是对叶菜影响更大。如把切好的叶菜完全浸在水中，烹制后菜中的维生素 C 可损失 80% 以上。

水溶性维生素在烹制过程中也会因加水量或汤汁溢出而溶于菜肴汤汁中。维生素的汤汁溢出程度与烹饪方法有关。一般情况下，运用蒸、炖、烧、焖、煮等烹调方法，汤汁溢出量可达 50%，这时汤汁中就含有了大量的水溶性维生素；采用滑、炒、熘等烹饪方法，由于成菜时间较短，有的原料经过上浆、挂糊后再烹制，汤汁溢出的量不多，其水溶性维生素从原料中析出的量也不太多。

食物原料所含有的维生素 A、维生素 D、维生素 E 等由于能溶于油脂，不能溶于水中，故称为脂溶性维生素。所以，食物原料在用水洗涤的过程和以水作为传热介质烹制加工时，不会流失脂溶性维生素。如果用油脂做传热介质时，部分脂溶性维生素则会溶于油脂中。因此，在通常以水为主要介质的烹调中，无论是维生素 A 还是胡萝卜素均比较稳定，几乎没有什么损失，即使在水中加热，一般损失也不会超过 30%；短时间烹制，菜肴中的维生素 A 损失一般在 10% 以下。但用于油炸食物时，可使部分维生素 A 溶解于油脂中。然而，与脂肪一起烹调却可以大大提高维生素 A 原的吸收利用率。例如凉拌菜中，加入食用油脂（如香油、辣椒油等），不但能增加其风味，而且还能增加人体对凉拌菜中脂溶性维生素的吸收。

氧化破坏。食物中的维生素 A、维生素 E、维生素 K、维生素 B_1、维生素 B_2、维生素 B_{12}、维生素 C 等都对空气中的氧极为敏感，它们在食物的储存和烹调加工中特别容易被氧化破坏。维生素 C 对氧很不稳定，尤其是在水溶液中更易被氧化，氧化速度与温度、酸碱度有关。在酸性溶液中，维生素 C 被氧化生成脱氢抗坏血酸的速度比较慢，并有可逆反应；但在碱性溶液中，氧化成脱氢抗坏血酸后并进一步分解成其他物质，而遭到彻底破坏。维生素 C 在受到温度、光线照射的环境中，氧化的速度会加快；金属物质如铜、铁、铝等对氧化有促进作用，特别不宜使用铜锅炒制蔬菜菜肴。维生素 A 具有对氧和光很敏感的特点，特别是在高温、紫外线、金属存在时可促进其氧化。但由于多数维生素 A 都是以酯的形式存在于食物中的，酯型维生素 A 对氧较为稳定。因此，菜肴在烹饪加工过程中，维生素 A 或维生素 A 原一般不易氧化而被破坏。维生素 E 对氧也非常敏感，尤其是在碱性条件下加热，可使其完全遭到破坏。在大量油脂中烹调食物，脂肪中所含的维生素 E 有 70%～90% 被破坏。烹调用的油脂中若有极少量的酸败油脂，就足以破坏正常油脂中或食物中大部分维生素 E。

热分解。一般脂溶性维生素对热较稳定，但易氧化的除外。维生素 C 是维生素中最不稳定的一种。不耐热，温度可加速维生素的氧化作用及增大其水溶性。因此，对富含维生素 C 的原料加热时间不能过长，否则几乎全部维生素 C 会遭到破坏。如蔬菜在高温下煮 5～10 分钟，维生素 C 的损失率可达到 70%～90%。维生素 B_1 的水溶液在酸性环境中对热较稳定，但在碱性环境中加热则极不稳定。因此，在烹饪加工中，如煮豆类、熬稀饭、制作馒头、手擀面条、拉面时加入一定量的食碱，可使大部分维生素 B_1 分解，高温烘烤、油炸食物，其所含的维生素 B_1 也可受到不同程度的破坏。维生素 A 在空气中长时间加热，会使其分解破坏，其破坏程度随加热时间延长而增加。油炸食物时，由于油温较高，会加速维生素 A 的氧化分解。但维生素 A 在与空气隔绝的情况下，即使高温加热很长时间，其性质也较稳定。

光分解。维生素的稳定性还会受到光线的影响，因为光能促使维生素的氧化和分解。对光敏感的维生素有维生素 A、维生素 E、维生素 B_1、维生素 B_2、维生素 B_6、维生素 B_{12}、维生素 C 等。

酶分解。自然界中存在许多种酶，它们对维生素具有分解作用。如贝类中的硫胺酶能分解维生素 B_1，蛋清中的抗生物素酶能分解生物素，水果、蔬菜中的抗坏血酸氧化酶能加速抗坏血酸的氧化作用等。

五、烹饪加工对矿物质和水的影响

（一）对矿物质的影响

动、植物食物原料中一般都含有无机盐，只是所含的种类与数量有所不同。比较而言，无机盐的化学性质十分稳定，不过如果烹饪加工方法不恰当，则会引起部分无机盐的损失。例如原料洗涤过程中水流速度过快；原料切制的形态过小过细，与空气的接触面积过大；大米加工精度过高或淘洗次数过多等，其中所含的钾、钠、镁、钙、铁、锌、铜等尤其容易损失。

无机盐大部分以离子状态溶于水中，动、植物食物原料在受热时发生收缩现象，内部水分便流出来，无机盐也就随着水分一起溢出。如煮骨头汤时，骨头中所含的可溶性无机盐钙以及磷脂都溶解到汤里；炖鸡时，鸡中部分可溶性无机盐也很容易溶于水中；用水泡发海带时，若用冷水浸泡，清洗3遍，就有90%的碘流失；蔬菜、水果在切洗过程中，也有无机盐的损失。因此，泡发海带时，用水量不宜过多；加工蔬菜时，宜先洗后切，切后即烹制。

食物原料中的一些有机酸或有机酸盐，如草酸、植酸、磷酸等，能与一些无机盐如锌、钙、铁、镁等结合，生成难溶性的盐或化合物，从而影响无机盐的吸收利用。同时，也影响食物中其他无机盐的吸收。例如，煮猪骨头汤时，加入食醋，骨中的钙遇到醋酸便生成能溶于水的又易于被人体吸收利用的醋酸钙；若在汤中加青菜，如菠菜之类，钙遇草酸就生成难被人体吸收的草酸钙。因此，对含有草酸、植酸、磷酸、有机酸的食物原料，应先用开水烫过后再烹制，以减少无机盐与微量元素的损失。

（二）对水的影响

几乎所有的食物原料中都含有水分，特别是新鲜的蔬菜、水果、乳类及鲜活动物等均含有大量的水分。水分的存在状态、含水量的高低不仅影响食物原料的新鲜、老嫩程度与储藏性能，而且与食物制成品的感官品质与营养价值有着密切关系。

（三）原料中含水量的变化

食物的含水量即水分的存在状态与食物的质地和结构有着密切的联系，它影响食物的硬度、脆度、密度、黏度、韧性和表面的光滑程度等。同一种食物，如果含水量不同，其质感便有很大的差异，例如豆腐的软硬之别、蔬菜的老嫩差异，主要是因为含水量的不同所形成的。

含水量充足的瓜果、蔬菜，细胞饱满，膨胀力大，脆性良好，食用时有脆嫩、爽口、多汁的感觉；若含水量不足，外观皮软皱缩，质地松弛，脆性消失，食用价值大大降低。

（四）水分在烹饪中的流失

食物原料在烹饪加工中，由于蛋白质的变性破坏了原来的空间结构，导致其保水能力下降，引起水分流失。如瘦肉煮熟后，体积缩小，重量减轻，这就是因为水分流失所致。烹饪加工过程中，菜肴必须加入一些调味料，如盐、酱油、糖等，这些调味品的作用使原料或其细胞周围存在着一个由调味品形成的高渗透压溶液，其渗透压数值若大于原料内部水溶液的渗透压，原料里的水分就会向外部溶液渗透，导致原料水分流失。

课 堂 思 考

　　烹饪加工对营养素的影响有有益与有害两方面。你认为现在从事烹饪的工作者在作业中应该怎么做？

第三节　合理烹饪加工食物原料

　　食物原料所含的各种营养成分在烹饪加工过程中或多或少地都会受到影响，产生变化，如果烹饪加工方法不科学、不合理，会造成营养素的大量破坏，使食物的营养价值大大降低。因此，科学、合理地对食物原料进行加工烹饪，或者在加工烹饪过程中采取种种有效的保护措施就显得特别重要，这也是科学烹饪的一个重要内容。

一、烹饪加工中营养素损失的途径

　　烹饪可以使食物产生令人愉快的味道，也可以增加其外观的美感，有提高食欲的效果。但是，由于食物的种类不同，在烹饪过程中所采用的方法也有一定的差异，例如火候的大小，加热时间的长短，调味品的多少，以及是否上浆、挂糊等，使食物中各种营养素的组成与含量不同程度地受到破坏损失。就一般情况而言，烹调方法对维生素的破坏最大，对各种矿物质的破坏次之，蛋白质、脂肪和碳水化合物在通常情况下损失较少。营养素在烹饪加工过程中，损失的途径一般有以下几种情形：

（一）流失

大多数食物原料在日光、盐渍、淘洗等物理因素的作用下，其所含的营养素通过蒸发、渗出或溶于水中而流失，使营养素遭到损失。

蒸发。蒸发是通过日晒或热空气的作用，使食物原料中的水分散发、脂肪外溢而变得干枯。温度越高，提供的汽化热就越多，水分蒸发就越快。烹饪原料在烹、炸、煎、爆的过程中，原料中的水分吸收大量的热能会以沸腾的形式迅速汽化，使原料失水。在蒸发过程中，维生素 C 损失较大，食物的鲜味因此受到不同程度的影响。

渗出。受损的食物由于完整性遭到破坏，或通过加入食盐、糖、酒等，改变了食物内部的渗透压，使水分渗出，一些可溶性营养物质也随之外溢，从而使营养素如维生素、无机盐等遭受不同程度的损失。

溶解。水溶性营养素如水溶性蛋白质、维生素和无机盐等易溶解于水中或汤汁中而造成丢失。食物原料在粗加工、切配过程中营养素尤其容易被溶解流失，如采用不恰当的切洗、搓洗、漂洗、烫洗、涨发等处理。做米饭、米粥时，经淘洗维生素将损失 30% ~ 40%，严重者达到 50%；无机盐损失大约为 25%；蛋白质损失大约为 10%；碳水化合物损失大约为 2%。一般来说，搓洗次数越多，淘米前后浸泡的时间越长，淘米用水温度越高，各种营养素损失也就越多。

有些以水为介质传热的烹调方法，如煮、汆、煨、炖等，在烹调时，食物原料中的一些可溶性营养素会逐渐溶出，并受热分解而遭到破坏，损失的量随着加热时间的增加而增大，如果汤汁不被食用，则损失更大。因此，米汤、煮面条的汤及菜汤应尽量加以利用，一般不要丢弃。

（二）破坏

这里的破坏，是指营养素受物理、化学或生物因素的作用分解、氧化等失去了原有的营养价值的过程。

高温作用。运用油炸、油煎、熏烤或长时间炖煮等高温烹饪加工时，原料受热面积大、时间长，某些营养素破坏损失程度也就增大。因此，烹饪加工中严格掌握和控制火候是科学烹饪的重要原则，特别应该提倡旺火快烹的方法。例如，猪肉切丝旺火急炒，维生素 B_1 损失约 13%，维生素 B_2 损失约 21%；若将其切块长时间小火炖烂，维生素 B_1 损失约 65%，维生素 B_2 损失 41% 以上。

　　氧化与光照。许多营养素如维生素 C，遇到空气很容易被氧化分解而损失掉。因此，切成小块的食物原料，因刀口与空气中的氧接触机会增多，氧化破坏的程度也增高。烹熟的菜肴，如果不及时食用，放置过久也会增大氧化损失，如果保温存放则损失更大。还有些营养素如 B 族维生素、维生素 C 和脂溶性维生素对光敏感，受日光直接照射时会受到不同程度的破坏。如脂肪在日光照射下会加速其酸败过程；某些蔬菜在日照下会褪色、变色，营养素和滋味、质感均变坏。所以，一般情况下，烹饪原料宜避开光照储存于低温环境中。

　　化学因素。维生素中的大部分在碱性条件下不稳定，加碱能造成维生素 C 及部分 B 族维生素大量损失。如煮稀饭、煮豆子时加碱，维生素 B_1 可损失约 75%，炸油条时加碱和高温油炸，维生素 B_1 可能会被全部破坏，维生素 B_2 被破坏 50% 左右。

　　生物因素。是指微生物，如霉菌、某些细菌和酵母菌及原料中一些酶对营养素的分解、破坏作用。微生物污染原料后，利用原料中的各种营养素生长、繁殖，使原料的营养素含量下降，同时还可产生有毒的代谢产物，造成食物原料的商品价值和食用价值都下降或完全丧失。霉菌在适当的温、湿度环境中可使食物原料霉变；细菌侵入烹饪原料内则会引起腐烂变质。如牛奶污染了杂菌后，可使牛奶变酸而不能饮用；马铃薯等蔬菜因温度过高使呼吸旺盛而引起发芽等，都会造成食物价值的降低。

二、烹饪方法对营养素的影响

　　不同的烹饪方法可以制作出不同风味的菜肴。我国的烹饪方法众多，是菜肴花样众多的原因之一。在烹饪方法的运用中，原料中的营养素种类和数量则会发生一系列的变化，使烹制的成品菜肴与原料原有的营养价值产生一定的差异。不同的烹饪方法由于加热火候的大小、加热时间的长短、传热介质的不同等因素，对营养素所产生的影响也是有区别的。

　　炸。炸是旺火加热，以大量食油为传热介质的烹饪方法，油温较高，如果原料不经任何保护性处理，投入油锅中炸制，原料中的水分由于吸收大量的汽化热而迅速汽化，成品具有酥脆、稍硬的特点，如干炸鱼、炸麻花等。在此过程中，所有营养素都有不同程度的损失。蛋白质因高温炸焦而严重变性；脂肪也会发生一系列反应，使营养价值降低；对于蔬菜来说，油炸要比沸煮损失的维生素多一些；炸熟的肉会损失 B 族维生素。所以，在炸的运用中，许多原料要预先挂上一层粉糊糊，称为挂糊。原料初步处理后经挂糊或上浆再下油锅后，浆、糊在热油中很快形成一层脆性的保护层，使原料不与热油直接接触；原料中的蛋白质、维生素损失减少，同时防止了内部水分的汽化，而原料所含的汁液、鲜味不易外溢，形成外层酥脆、内部软嫩的质感，如香酥鸡、软炸里脊等。

　　炒、爆、熘。采用炒、爆、熘制作的菜肴，都是以油为传热介质，除植物性原料外，一般事先都进行挂糊或上浆，然后用旺火热油使菜肴速成，保持菜肴滑嫩香脆的特点。由于这些烹饪方法操作迅速，加热时间很短，水分及其他营养素不易流失，所以营养素的损失较少。有的在制作中用淀粉勾芡，使汤汁浓稠，并有保护维生素 C 的作用。绿叶菜中含有大量的胡萝卜素，用油烹制后能增加吸收率。

　　炖、焖、煨。炖、焖、煨等烹调方法均是以水为传热介质的，且原料体积均较大，为了使调味料能有效地进入原料内部，汤的比例应适当，以增加调味料的浓度，采用的火力一般都是小火或微火，烹制所需的时间较长，因而大量的可溶性营养物质溶解于汤中。另外，由于使用的温度较低，原料中蛋白质的变性温和，处于较好的消化状态，不溶的、坚韧的胶原蛋白在与热水的长时间接触中转变成了可溶性的白明胶。如果把炖、焖、煨熟后的汤液来做调味剂或汤，就可以避免溶于烹调汤汁中的营养素损失，而且汁液中还保留了从炖、焖、煨熟的食肴中所吸收的香味。无机盐、维生素部分被溶于水中，有的则被分解破坏。

　　煮、烧。煮和烧都是采用较多的以汤汁作为传热介质的烹饪方法，原料一般都要经过初步的熟处理，先用大火烧开，再用小火煮熟。所以，汤汁中存在相当多的水溶性物质，如维生素 B_1、维生素 C、无机盐中的钙和磷等，糖类及蛋白质在加热过程中起部分水解作用，而脂肪则无显著变化。但煮沸时间的长短、煮沸前原料的处理方法对营养素的损失也有影响。

　　蒸。蒸的烹饪方法是以水蒸气为传热介质的，蒸的过程中，原料与水蒸气是处于一个密闭的环境中，原料是在饱和水蒸气下成熟的，所以可溶性物质的损失比较少。但由于需要较长时间的高温加热，容易导致维生素 C 的分解。

　　煎、贴。煎和贴都是以少量油布满锅底作为传热介质的烹饪方法。一般把原料做成扁形和厚片形，两面都要先用小火煎成金黄色，制作时火力不大，不易使表面迅速吸收从锅底面传来的大量热量而使其中的水分汽化。煎和贴的原料大多要经过挂糊，所以营养损失不多。

烤、熏。烤的烹饪方法是利用热辐射和热空气的对流传热，把热源产生的热量传递给原料，除了微波加热外，热量传递的顺序是由表及里，因此在原料表面首先获得热量的同时，表面的水分也获得汽化热而蒸发，导致表面失水，使原料内部和表面水分密度不同。所以内部水分尚未传至表面时，表层已经因蛋白质变性而形成一层薄膜，或淀粉糊化后又失水形成一层硬壳，这样原料中的水分就难以向外蒸发了，形成了外酥脆硬层、内软嫩滋润的特点。但使用明火直接烧烤可使维生素 C、维生素 A、B 族维生素以及脂肪遭到破坏。熏制品也有类似的特点，尤其是熏制过程中能产生一些对人体有害的物质，其中脂肪的不完全燃烧、淀粉受热的不完全分解，都可产生 3，4-苯并芘（致癌物），维生素 C 也会受到严重损失。

涮、汆。涮和汆皆以水为传热介质，所用原料体积较小，前者加工为薄片，后者加工为片、丝、条或制成丸子。汤或水用大火烧开，且汤多菜少，因此，在较短时间原料就能获得较多的热量而使其变熟，所以原料中的一些可溶性营养素损失不是很多，如果连同汤汁一起食用，则损失更少。如涮羊肉、汆丸子等。

案例

油炸食品等高脂肪食物的危害

首先，油炸食品，不管是洋快餐还是咱们中国的"老传统"油条、油饼都是高脂肪食物。闻在鼻里香，吃在嘴里爽，可装进肚子里以后，高脂肪不利于消化，不仅影响你的肠胃，而且导致肥胖。其次，食物经高温油炸，其中的各种营养素被严重破坏。高温使蛋白质炸焦变质而降低营养价值，高温还会破坏食物中的脂溶性维生素，如维生素 A、胡萝卜素和维生素 E，妨碍人体对它们的吸收和利用。最后，油脂反复高温加热会产生有毒、有害物质。因为油脂反复高温加热后，其中的不饱和脂肪酸经高温加热后所产生的聚合物——二聚体、三聚体，毒性较强。大部分油炸、烤制食品，尤其是炸薯条中含有高浓度的丙烯酰胺，俗称丙毒，是一种致癌物质。

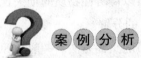

案例分析

根据上述对油炸食品危害的总结，你认为油炸食品应该从我们的餐桌上消失吗？或者应对油炸食品进行怎样的工艺改进？

三、烹饪加工中保护营养素的措施

由于传统的烹饪加工工艺中，不同程度地对食物原料中的各类营养素的比例与数量有一定的影响，甚至有的经烹饪加工遭到极其严重的破坏。因此，在烹饪加工过程中，采用科学的方法，对食物中所含营养素加以最大限度的保护，就显得至关重要。烹饪加工中常见的保护营养素的措施主要有以下几个方面：

（一）科学运用粗加工

几乎所有的食物原料在烹饪前都要经过清洗、去杂的处理。洗涤能减少微生物，去除寄生虫卵和泥沙杂物，有利于食物的卫生。对未被霉菌污染的粮食或没有农药残留的粮食，在淘洗时，应尽量减少淘洗次数，一般为 2～3 次，不要使用流水冲洗或用热水淘洗，不易用力搓洗。如果是免淘米类，则不必再洗。各种菜肴原料如蔬菜等必须在刀切前先洗涤，不要在水中浸泡，洗的次数不宜过多，以洗去泥渣污物即可。这样可以减少可溶性营养素的溶解流失。

（二）科学切料

烹饪前，需将原料先进行切割处理，也称为切料。切料时要做到：

先洗后切。各种原料均应先洗涤后切料，以减少水溶性营养素的流失。

大小适度。原料切制的形状、大小一般是根据烹调的要求，但要尽可能保持合理，尤其不要切得过碎，避免原料中易氧化的营养素损失得更多。如蔬菜、水果切得过碎，很多细胞被破坏，增加了与水、空气的接触面，从而加大了营养素的氧化破坏。

切后不宜泡洗。切成片、丁、丝、条、块后的食物原料不要再冲洗或在水中浸泡，避免大量可溶性营养素溶于水中而被损失。

切后不宜久置。切割定型的原料，不要长时间放置不用，更不能加盐、糖等挤去汁水，这样可避免微生物及无机盐随水流失并减少氧气对营养素的氧化破坏。应现切现烹，现烹现吃。

尽量使用整形原料。有的食物原料，尤其是蔬菜类，尽量在烹饪时保持整体完整，以保护维生素少受氧化而损失。如小白菜、油菜，切段后烹炒，维生素 C 的损失率为31%；切丝后烹炒，维生素损失率为 51%；整只用于烹炒，维生素仅损失 15% 左右。

（三）合理预热处理

许多食物原料在烹饪前要进行不同形式的预热处理，以除去食物原料中的异味、腥味、苦涩味及不适口的辛辣味等，以增加食品的色、香、味、形或用于调整各种原料的烹调成熟时间。预热处理的主要方法有焯水、蒸锅、酱锅、过油等。

焯水。焯水操作时，一定要旺火沸水，加热时间在不影响效果的基础上越短越好。一般原料在沸水中快速一烫就可以捞出，并且千万不能放入冷水中过凉，这样不仅能减轻原料色泽的改变，同时可以减少营养素的损失。高温环境还能杀灭某些对维生素有破坏作用的活性酶。蔬菜经焯水后，不可避免地要损失一些维生素，但也能除去较多的草酸、植酸等，而利于钙、铁及其他无机盐在人体内的吸收。原料焯水后，不要挤去汁水，以减少营养素（主要是可溶性维生素）的流失。

蒸锅。蒸的方法可以对原料进行预热处理。因为在高温密闭环境中，由蒸汽导热致熟基本可以保证可溶性物质不被破坏流失，但对于一些对高温敏感的维生素（如维生素C）就要造成大量的分解而被损失，因此蒸锅时应尽量缩短加热时间。

酱锅。酱锅也叫走红，是食物原料预热处理的常用方式。酱锅实际就是在加有有色调味料的汤锅内炖煮致熟的预热方式，由于加热时间较长，且汤内加有含盐的调味料。因而，食物原料中的大部分可溶性物质溶于汤中，这是不可避免的，因此，酱锅的汤汁千万不能丢弃，要充分利用。

过油。过油有高温油炸和温油滑油两种方式，但即使是温油，其温度也超过了100℃，因而对许多维生素都会造成破坏。因此，凡经过油处理的原料要尽量运用挂糊、上浆等措施，以保护营养素不被破坏。若不上浆、挂糊，则油温尽量高些，待外层迅速蒸发水分凝结后，再用低温加热熟透。

（四）科学选择烹饪方法

不同的烹饪方法对食物中营养素的破坏程度是不同的，而不同的食物原料若选用合适的烹调方法，其保护营养素的效果也是非常明显的。因此，科学地选择烹饪方法是保护营养素的不可忽视的措施之一。

主食烹饪。粮食类原料是主食加工的主要原料。

米饭蒸制时，因烹饪方法不同，营养素损失的多少不一。捞饭是一种最不科学的烹饪方法。因为米汤中含有大量的维生素、无机盐、蛋白质和碳水化合物。一般

捞饭可损失维生素 B_1 67%，损失维生素 B_2 50%，损失维生素 B_3 76% 左右。所以应提倡焖饭或煮饭的方法。若吃捞饭，米汤不能丢弃。熬粥时则要盖上锅盖，以免水溶性营养物质随水蒸气挥发掉。

面食的种类很多，有面条、馒头、面包、包子、饺子、烧饼等。不同的烹饪加工方法同样对营养素的损失差别很大。北方人吃面条、手擀面、拉面往往要加入一定的碱、盐，加碱过多使维生素破坏增多，再入热水中煮熟，其大部分维生素基本丧失无存。因此，面条加工最好不用碱，煮面条的汤不要丢弃，煮水饺也是一样，汤汁要尽量食用，以减少可溶性营养素的损失。馒头、包子大多使用发酵面团，为了抵消酵母菌的酸味，也要加适量的食碱，但这同样会造成对维生素的破坏。因此，兑碱时应掌握好比例，尤其不能过量。烤饼与油烙饼，由于都是在较高的温度下进行的，对热敏感的维生素不可避免地受到破坏，破坏的量随着温度的升高与加热时间的延长而增大。因此，炉烤与烙制均应掌握好温度和加热时间，以最大限度地减少营养素的损失。

煮饭或调制面团时，最好使用烧开自然冷却的自来水。因为生自来水含有一定量氯气，氯气对维生素 B_1 有很强的破坏作用。

菜肴烹饪。 各种食肴原料在营养素的种类上和含量上是不完全一样的，各有特点。如肉类原料中的蛋白质、脂肪含量高，无机盐及一些脂溶性维生素占有一定比例，而缺少碳水化合物、纤维素、水溶性维生素。植物性原料正好相反，含有丰富的无机盐、水溶性维生素和部分脂溶性维生素、纤维素和果胶类物质，有些蔬菜中还含有丰富的可消化的碳水化合物。动物内脏类原料含有丰富的维生素、无机盐、蛋白质、脂肪等营养素。根据各类烹饪原料的特点，若选用恰当的烹饪方法，能使原料中的各种营养素充分地得到保护，并利于人体消化吸收。否则，烹饪方法选择不当，不但影响食物的消化吸收过程，还会对人体产生不良后果。

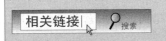

值得推荐的恰当的烹饪方法

（1）清炖鸡：选用老母鸡，用微火长时间炖焖，直至酥烂。这种烹饪方法，可使鸡肉蛋白质发生部分分解，脂肪也被部分分解，无机盐和维生素也溶于汤中，这样做的结果，人食肉喝汤后，便于人体吸收利用。所以，"炖"对于老母鸡这类原料来说，是一种较好的烹饪方法。一般多年生长的禽类，不易轻易熟烂的原料如动物筋、骨、皮、头、蹄等，皆可用炖的方法。

（2）糖醋排骨：骨头中含有大量的钙离子，烹调中加醋做调味料，可使钙离子析出，便于人体吸收。采用这种烹饪方法充分发挥了排骨中含钙量高的优势，而且这种酸、甜组合的口味，诱人食欲，适合于正在生长发育的少年、儿童或老年人食用，以增加钙的吸收量。一般说来，含钙高的原料皆适合于加醋量较多的烹饪方法。

（3）醋熘白菜：白菜中含有丰富的维生素，用醋熘的烹饪方法可以避免或减少对维生素C的破坏。因为，在酸性环境中，维生素比较稳定，加之最后还要勾芡，对保护维生素的不被流失、氧化也有一定作用。糖醋菜椒、酸甜萝卜丝、糖醋藕片等皆属此类。

（4）清蒸鲫鱼：鲫鱼肉中含有较高的水分，采用"蒸"这种烹饪方法保持了鱼肉中的水分，使鱼肉肉质保持细嫩，便于消化、吸收，也减少了可溶性营养物质的破坏、流失等。因此，蒸对于一般新鲜的鱼类是较合适的烹饪方法。

（五）上浆、挂糊、勾芡

在中国传统的烹饪加工工艺中，有许多技术环节是值得大力提倡的，因为它对于有效地保护食物原料中的营养素具有良好的作用。

上浆、挂糊。上浆、挂糊是将经刀工处理的原料表面裹上一层黏性的糊浆，经过加热后，在原料表面形成一层有一定强度的保护膜，起到保护原料中的水分和纤维不外溢的作用，也使原料不直接和高温油接触，油不易浸入原料内部，保持了成菜形态饱满的效果。因传热间接，原料中的蛋白质不会过度变性，维生素可少受高温分解破坏，还可以减少营养素与空气接触而被氧化，原料本身也不易因断裂、卷缩、干瘪而变形。经过上浆、挂糊后烹制出来的菜肴不仅色泽好，味道鲜嫩，营养素保存得多，而且容易被消化吸收。

勾芡。勾芡就是在菜肴即将成熟或出锅前，将提前调好的淀粉汁淋入锅中，使菜肴中的汤汁达到一定的黏度，使汤汁能黏裹在原料的表层，增加了汤汁对原料的附着力。芡汁包裹住原料，增加了菜肴的滑润感，尤其起到了保护营养素的作用，对荤素搭配的菜肴效果更佳。

（六）适当加醋

大多数维生素在酸性环境中比较稳定，在碱性条件下易被破坏。因此凉拌蔬菜、炒蔬菜时适当加醋，能有效地保护维生素 C；动物性原料，如鱼类、带骨肉类，烹饪过程中适当加醋，能促使原料中的钙游离，从而易于人体吸收。

（七）适时加盐

食盐溶于汤汁中能使汤汁具有较高的渗透压，使细胞内的水分大量渗出，原料发生皱缩，使组织发紧，这样又使食盐不易渗入内部。由于食盐能使蛋白质凝固脱水，对于一些富含蛋白质、肌纤维及质地较老的原料，如老母鸡、鸭、鹅、牛肉、豆类等，不宜过早放盐。如果先放盐，可使原料表面蛋白质凝固，内层蛋白质吸水难，不易煮烂，不但延长了加热时间，而且影响人体的消化吸收。在调制肉馅时，则要先加盐，因为适量的盐可使肉馅越搅黏度越大，有利于加入肉馅中的水分与蛋白质结合，馅料成团不散。

（八）旺火快炒

有些烹饪过程对原料不便于使用保护层，这时原料中的营养素就容易随着表面水分的流失而损失，并且营养素的流失量会随着烹调加热时间的延长而增多。那么，此时最有效的保护营养素的措施就是旺火快炒，尽可能缩短烹饪时间。高温烹饪可以使原料迅速成熟，水分扩散时间明显缩短。因此，被烹制的原料就要切制成小型料，如片、丝、丁、条等，并在炒时配合快速翻拌，使其受热快速均匀。如猪肉切丝旺火快炒，其维生素 B_1 的损失率为 13%，维生素 B_2 的损失率为 21%，维生素 B_3 的损失率为 45%；如果将其切成块用小火炖煮，则维生素 B_1 的损失率为 65%，维生素 B_2 的损失率为 41%，维生素 B_3 的损失率为 75%。对蔬菜类的烹制尤其要缩短加热时间。粤菜中炒蔬菜以断生即止，其中维生素 C 的平均保存率在 60% 左右，而北方家庭式炒煮蔬菜，其维生素的保存率仅为 10% 左右。因此，在烹饪中采用旺火快炒是减少食物营养素流失的重要手段之一。

（九）酵母发酵

面团中加入酵母，使面团发酵膨松，又叫发酵面团。在酵母发酵过程中，淀粉在淀粉酶的作用下，水解成麦芽糖，酵母本身可以分泌成麦芽糖酶和蔗糖酶，将麦芽糖和蔗糖水解成单糖。发酵面团由于酵母菌的大量繁殖存在，导致 B 族维生素的含量增加，同时还可以分解面团中所含的植酸盐络合物，有利于人体对无机盐如钙、铁的吸收。

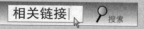

传统的发酵法

　　传统的发酵使用老酵面，为了除去酵酸味，必须在面团中加入适量碱。碱对维生素有强大的破坏作用，所以应尽量使用优质的鲜酵母发酵面团。我国传统的早点油条，为了使其膨松起发，则加入了盐、碱、矾的结合剂，加之高温油炸，对面粉的各种营养成分都造成了严重的破坏，应尽量减少吃油条。

　　但并不是所有的食物都不能用碱。玉米中含有大量结合型的烟酸（维生素PP、B_3），一般很难被吸收利用。如果加适量小苏打处理，可有大量烟酸从结合型中释放出来而成为游离状态，被人体利用。所以，蒸玉米饼子、玉米窝头、玉米煎饼时，应适量加入小苏打处理，以提高维生素的利用率。

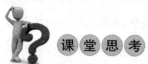

课堂思考

炒青菜烹醋的调味工艺，对于保护营养素有什么效果？

第四节　科学选择与合理搭配原料

　　中国有成千上万的菜肴、面点等烹饪制品，加工烹饪这么多菜点，所使用的原料也是不计其数的，有动物性的、植物性的，也有矿物性的及加工性的。它们的生产加工方式不同，其特点也各不相同，因此使用时必须认真地选择搭配。在选择搭配原料时，除了根据制品特点的要求，考虑原料的品质、产地、产时、不同部位等因素外，还必须从烹饪营养学的角度出发，使之达到合理营养的目的。

一、科学选择烹饪原料

科学选择烹饪原料，是进行科学搭配、科学烹饪、提高菜肴营养价值的基本前提。

（一）原料选择多样性

烹饪原料的选择及运用必须是在保证食品卫生的前提下进行的，如果原料连基本的卫生安全都不能保证，那也就没有选择的意义了。在烹饪使用的原料中，没有一种原料能够含有人体所需要的、足量而又符合比例的全部营养素，因此，为了达到营养平衡，就必须选择多种不同的食物原料。肉类原料含有丰富的优质蛋白质和饱和脂肪酸以及一些脂溶性维生素，但缺乏碳水化合物、水溶性维生素、无机盐及膳食纤维；新鲜的蔬菜和水果含有丰富的维生素，尤其是维生素 C 和胡萝卜素，以及大量的无机盐和微量元素、膳食纤维和果胶物质。无论是一个菜肴还是一餐膳食乃至一桌筵席，仅仅用某一种或是某一类原料，显然是不能满足人体营养需求的。

粮食谷物含有大量的碳水化合物、维生素、无机盐，以及脂类、蛋白质，不同的谷类原料其所含的营养成分是各不相同的。

豆类及豆制品含有丰富的优质植物蛋白质，并含有一般动物性原料所缺乏的维生素 B_1、维生素 B_2。

禽蛋类蛋白质含量高、质量好，其氨基酸的组成与人体组织中的蛋白质、氨基酸组成接近，因此利用率高，生物价可达 94，消化率达 98%，是目前已知天然食物中较好的蛋白质。此外还含有钙、磷等无机盐、必需脂肪酸、卵磷脂以及维生素 A、维生素 D 及 B 族维生素等。

食用菌类虽然含有的蛋白质量不高，但它含有抗病毒、抗癌、降低胆固醇和抗衰老等物质。

动物内脏类除含有丰富的蛋白质、无机盐和微量元素外，还含有丰富的脂溶性维生素。

乳品类原料在烹饪中使用的频率越来越高，乳制品所含的营养素种类齐全，除膳食纤维外，其他的营养素几乎都有，因而是营养价值极高的食物原料。

因此，只有运用多种原料才能使菜馔包含的营养素种类齐全。在选择原料时，应按照每种原料所含的营养素种类和数量进行科学合理的选择，使各种烹饪原料在营养素的种类和数量上取长补短，相互调剂。要实现这一目的，就要在选择原料时尽可能地做到多样性运用，以达到平衡膳食的要求。

（二）营养素比例的合理性

在使用烹饪原料时，除要多样化选择之外，还应注意各种原料组合后营养素之间的比例关系是否符合人体吸收的需要。营养素在被人体吸收利用过程中应严格遵守一定的配比关系；否则，会造成营养素的浪费。

保持热能来源的比例平衡。筵席的设计、单个菜肴的配制，往往会出现高蛋白、高脂肪的特点，而碳水化合物则一般较低，特别是淀粉所占热能比例较少，这与人体热能供应的比例关系（碳水化合物供应热能最多，脂肪次之，蛋白质又次之）恰恰相反，必然造成营养素的浪费或不足。因此，选择原料要重视热能供应的比例合理。

饱和脂肪酸与不饱和脂肪酸的平衡。动物性脂肪中饱和脂肪酸的含量高，而植物性脂肪中不饱和脂肪酸的含量较高。这两种脂肪酸对人体的生理功能各有利弊。不饱和脂肪酸熔点低、消化吸收率高，还含有必需脂肪酸，所以营养价值较高。过多摄入饱和脂肪酸会增加动脉粥样硬化的发病率。不饱和脂肪酸虽然能降低心血管系统疾病的发生，但过多摄入会增加体内的不饱和游离基团，据证实，此基团与癌的发生有关。饱和脂肪酸与大脑细胞的生长发育有密切关系。所以，对此应有一个正确的认识，选择时应科学合理，饱和脂肪酸与不饱和脂肪酸的配比为 1：3。烹饪动物肉类菜肴时应用植物油配合，传统的点心制作使用动物油脂太多，应与植物油按比例调和使用。

酸、碱性的平衡。原料有碱性和酸性之分，酸性食品和碱性食品是以在体内完全分解代谢后所余的无机盐是呈酸性还是呈碱性来判断的。蛋白质含量高的食品一般多为酸性食品，而蔬菜和一些水果虽有酸味，但它们完全氧化后主要形成碱性物质，所以是碱性食品。人体内每天都有酸性物质与碱性物质的过剩，但可以通过体内的缓冲系统加以调节，使其保持在 pH 值的正常水平。但碱性物质过多或者酸性物质过多，都会增加机体的生理负担。因此，原料选择时应尽量保持两者之间的合理比例。

热能与维生素的平衡。维生素 B_1、维生素 B_2 和维生素 B_3 与人体的能量代谢有密切关系，所以其供应量是根据能量消耗按比例供给的。一般而言，寒冷季节人们摄入的热量较平时多，因此维生素 B_1、维生素 B_2 和维生素 B_3 相应也要供应多些，以此与热能供给量保持平衡。

二、科学搭配烹饪原料

烹饪中原料的选择固然重要，但要达到营养膳食的平衡，还必须经过科学合理的协调搭配，烹饪专业术语叫配菜。传统的配菜往往只注重根据菜肴特色的需要以及行业中的内在规则进行，而忽略营养成分的配合。因而，现代烹饪首先要将营养的配合放在首位。从现代意义上讲，不符合营养卫生的菜馔，即使口味、色、形再好，也不能算是好菜品。

（一）原料搭配的一般要求

原料搭配是从烹饪工艺角度出发所提出的对数量、质地、色泽、味道及形状的搭配。其作用是使菜肴达到色、香、味、形、质俱佳的效果，增加食欲，促进消化。

数量搭配。由一种食物原料构成的单一菜肴，如扒鸡的鸡、冰糖肘子的猪肘子肉，选料要精细，要突出原料原有的美味特征，数量适当，与盛器在量上搭配合理。由主料、辅料构成的菜肴，必须突出主料，辅料只起陪衬作用，在形态上起烘托效果，在营养上起补充作用。所以主料应选用营养丰富的动物性原料，主、配料的搭配比例要恰当，一般为 4：3 或 3：2。

色泽搭配。菜肴的色泽搭配不论是顺色还是异色乃至花色，都要把菜肴的主料、辅料的色泽搭配协调，使其美观大方。要用辅料衬托主料，突出主料，使烹制出的菜肴有一定的美感，引人食欲，并可以通过刺激消化腺的分泌，提高消化吸收率。

质地搭配。中国菜肴特别讲究质地，不同的质感可以给就餐者带来愉快的美感。质地的搭配通常有两种配法，即同质相配和异质相配。同质相配即原料质地同性的相配，如软配软、硬配硬、脆配脆、嫩配嫩、酥配酥等。异质相配即将原料质地性不同或相反的相配合，如软配硬、脆配柔、韧配嫩等，收到对比效果。

口味搭配。菜肴口味的搭配一般遵守"有味使之处，无味使之入"的原则，具体运用起来则有浓淡相配、淡与淡相配、异香味搭配几种形式。浓淡相配是最常见的用法，一般主料味浓，辅料味淡，如西兰花炒火腿；也有主料味淡，辅料味浓，多用于海味干品的烹制。淡淡相配，取主、辅料之清淡。

料形搭配。菜肴原料形态的配合，是决定菜肴整体形态是否协调一致的重要环节。形的搭配有同形搭配和异形搭配。同形搭配即丝配丝、条配条、丁配丁、块配块等，要求原料形态、大小一致，长短、粗细相同，体现和谐美。异形搭配就是主料、辅料形状不同、大小不一，如油爆鱿鱼花，主料熟后为卷花形，而辅料用圆形或半圆形、棱形等，用异形辅料来衬托主料，别有风味。

（二）原料搭配的营养要求

配菜的目的是要增加营养素的种类和数量比例，使进餐者获得较全面的营养，这就是科学搭配。所以科学搭配原料就是在适应人们膳食习惯和营养需要的基础上，做到主、辅料的合理搭配、荤素搭配、酸与碱性食物的搭配，以达到营养平衡的目的。

主料与辅料营养的配合。根据我国膳食结构的特点，所选择的主料应富含人体易缺乏的营养素，如赖氨酸、色氨酸、维生素 A、维生素 B_2、维生素 C、钙、铁、锌等。需要含铁量高的食物，可以选用动物内脏、全血、瘦肉及豆类等原料作为菜肴的主要原料；要求含钙量高的食物，可配用大豆及其制品、水产品、芝麻、乳类等食物原料。总的原则是考虑人体消化吸收因素，针对不同人群的需要，选择所需营养素的原料作为主料。

辅料搭配的目的则应遵循两个方面：一是有利于主料中营养素的保存和利用；二是弥补主料营养成分的不足或比例不合理。富含钙、铁的主料应与富含维生素 C、氨基酸含量低的食物相配，如白菜豆腐、麻辣豆腐等。缺乏赖氨酸的粮谷可与富含色氨酸的豆类食物相配等。

相关链接 🔍 搜索

主料与辅料的营养搭配

我国民间许多传统的食品中，有许多品种都是很好地运用了蛋白质的互补原理搭配制作而成的，具有很好的营养学意义。我国北方流行的玉米饼子，80% 的玉米面配合 20% 的大豆面，使玉米中的赖氨酸与大豆中的色氨酸相互配合，提高了其植物蛋白质的应用价值。还有许多如八宝粥、米豆粥、杂和面馒头、杂面等。

荤素搭配。荤食也就是动物性原料，与素食的植物性原料搭配有利于营养素间相互取长补短。动物性食物中绝大多数所含的蛋白质为优质蛋白质，能提供大量人体必需的氨基酸；而植物性食物的大多数所含的蛋白质为不完全蛋白质，氨基酸组合不平衡，只有大豆不同。动物性食物中钙、磷、铁、脂溶性维生素的含量优于素食，而植物性食物中不饱和脂肪酸、水溶性维生素、胡萝卜素、膳食纤维的含量又大大高于荤食。因此荤素搭配，可促使营养素的互补，以达到平衡。菜肴烹制中应尽量少配单菜，主食制作尽量使用配制面粉，或多种主食兼用。

酸性食物与碱性食物配合。由于自然界中大量存在着酸性或碱性食物，人们食用后，通常可以维持人体内部的酸碱平衡。一般情况下，酸性食物在饮食中容易超过需要的数量，若再长期多食动物性食物，就易导致血液偏酸性。为了纠正，机体必须用相应的碱去中和过多的酸，并将其排出体外。而人体内的储藏碱是有限的，所以，在菜肴的搭配时，必须注意酸碱性食物的适当搭配。在生活水平日益提高的今天，尤其应控制酸性食物的比例，适当增加碱性食物的比例，以保持人体生理上的酸碱平衡。

（三）科学搭配的一般原则

掌握动物性原料不同部位的差异。动物性原料由于各部位的肉质结构不同，营养素含量也有一定的差异。在制作菜肴时，应根据各部位的肉质特点、营养结构，采取不同的科学、合理的搭配和烹制。

掌握烹饪原料间的协同作用。烹饪原料间的营养素协同作用必须靠原料的科学搭配来实现。例如：发挥异性蛋白质的互补作用；含钙高的原料配以含维生素 A、维生素 D 丰富的原料；含铁量高的烹饪原料，配以含维生素 C 高的蔬菜；烹制含胆固醇高的原料，要配以含纤维素多的蔬菜；呈酸性的食物原料应与呈碱性的食物原料相互搭配。

对易损失营养素的额外补充。有些营养素性质活泼，易受外界环境因素的影响而被氧化、破坏或分解，在进行原料的搭配时，应注意多运用含这些营养素的原料。例如：重视对维生素 C 的补充；酌情增加维生素 B_2 的供给量；注意增加对维生素 B_1 的供给量；有意提高对矿物质钙的供给量；重视对一些重要微量元素的供应。

思考与训练

一、名词解释

科学烹饪　蛋白质变性　淀粉糊化　酸碱平衡

二、填空题

1. 烹饪加工对营养素造成的流失途径有_____、_____、_____。

2. 举出三种烹饪加工中有效保护营养素的措施：_____、_____、_____。

三、选择题

1. 下列选项中对蛋白质的变性没有影响的是（　　）。

A. 受热　　　　　B. 碱性物质　　　　C. 酸性物质　　　D. 大气压

2. 油炸食品属于（　　），多食对人体有一定的危害。

A. 低脂食品　　　B. 高脂食品　　　　C. 含脂适中　　　D. 不含脂肪

3. 下列选项中属于合理的切料方法的是（　　）。

A. 先切后洗　　　B. 切后水泡　　　　C. 切后久放　　　D. 先洗后切

4. 脂肪加热产生有害物质的温度是（　　）。

A. 200℃　　　　B. 300℃　　　　　C. 250℃　　　　D. 150℃

四、判断题

1. 选用合理的烹调方法是有效保护营养素的措施之一。（　　）

2. 加工蔬菜时要先切后洗，是为了减少维生素的损失。（　　）

3. 发酵是有效地保护面点制品营养素的措施之一。（　　）

4. 蛋白质变性对蛋白质的营养价值没有影响。（　　）

5. 保持酸、碱平衡是科学饮食的原则之一。（　　）

五、简答题

1. 科学烹饪有什么重要意义？

2. 烹饪加工对蛋白质有何影响?

3. 蔗糖和饴糖在烹饪中有哪些变化?

4. 烹饪加工中营养素损失的途径有哪些?

5. 常用在烹饪加工保护营养素方面的措施有哪些?

6. 怎样科学地选择烹饪方法?

7. 科学搭配原料的要求有哪些方面?

8. 科学搭配原料的一般原则是什么?

六、案例分析

案例:近几年来,人们对高温油炸菜肴食品、油煎菜肴食品,以及熏烤菜肴食品有了一定的了解与认识,开始减少对此类菜肴食品的摄入。食物在高温油炸、高温油煎和熏烤的过程中,不仅能够对食物中不耐高温的营养素产生较大的破坏作用,降低食品的营养价值,而且高温与熏烤过程能够产生如3,4—苯并芘等物质,科学已经证明这些物质具有明显的致癌作用,并能够引发其他疾病。但是,毫无疑问,无论是高温油炸、高温油煎和熏烤的菜肴,确实具有特殊的风味特色,这应该是中国菜肴的特征之一,如北京烤鸭等。

根据上述案例回答如下问题:

根据上述案例,分析如何在保持高温油炸、高温油煎和熏烤菜肴风味的基础上避免加工过程中对食物营养素的破坏与有害物质的产生。

七、实践与训练

1. 把传统制作油条的配方与改良的油条配方进行分析,说明在保护营养素方面的优劣区别。

2. 到学院的学生餐厅或厨房里,观摩食堂工作人员对蔬菜类烹饪原料的加工方法,看是否符合营养学的要求,如果有问题请提出改进建议。

食品卫生与食品添加剂

食品腐败变质和食品添加剂是构成当前食品安全的两大重要因素，尤其是食品添加剂的问题。加强对食品添加剂使用标准和原则的学习，有助于提高学生对食品安全问题的认识，从而使学生树立食品安全的危机意识。

本章内容为食品腐败变质、食物中毒、食品添加剂系统知识的介绍，重点介绍预防食品腐败变质的措施与食品添加剂的使用原则。

学习目标 »

方法能力目标

熟悉和掌握食品腐败变质、食物中毒、食品添加剂的概念，并重点掌握食品腐败变质与食物中毒的危害及其预防措施，掌握食品添加剂的使用原则与国家标准。通过对食物中毒症状的了解，培养学生对食物中毒等突发事件的处理能力。

专业能力目标

通过本章知识的学习，使学生在掌握防止食品腐败变质相关措施和食品添加剂安全使用原则的基础上，增强对食品安全重要性的重视，并能把它运用到未来的烹饪实践工作中，掌握解决实际问题的能力。

社会能力目标

各班的烹饪营养与美食实践小组可以根据自己掌握的知识与相关信息，列举容易引起食物中毒的原料种类或案例，并制定预防此类食品安全事故发生的措施。

食品安全动摇我国台湾人信心

2011 年 5 月 23 日，台湾卫生部门通报，发现台湾最大的食品添加剂供应商昱伸香料有限公司在食品添加剂"起云剂"中非法添加可致癌的塑化剂"邻苯二甲酸二酯"（DEHP）。另一家起云剂供应商宾汉香料化学公司也被曝光非法添加另一种塑化剂"邻苯二甲酸二异壬酯"（DINP）。目前，受这两家供应商波及的企业达 200 多家。

在台湾，"起云剂"为合法食品添加物，通常是由阿拉伯胶、乳化剂、棕榈油及多种食品添加物混合制成，可帮助食品乳化。而不法商贩用化工原料塑化剂替代了起云剂中的棕榈油，以降低成本，提高效果。据台湾大学食品研究所教授孙璐西介绍，DEHP 和 DINP 是普遍用于塑料材料的塑化剂，会危害男性生殖能力，促使女性性早熟。其中，DEHP 的毒性比三聚氰胺高 20 倍。

随着相关部门调查的进一步深入，有毒塑化剂的波及面之大令海内外震惊。

继运动饮料、果汁、益生菌粉验出塑化剂后，连山药薏仁谷粉、婴幼儿营养补给品也相继"沦陷"，塑化剂似乎无所不在。由于起云剂本身的功能可使食品油水变得黏稠，看起来更原汁原味，所以现阶段只要是看起来混浊、呈雾状食品，比如台民众钟爱的珍珠奶茶等食品的锭状剂都被合理怀疑添加了有毒的起云剂。

在对昱伸香料有限公司的调查中，台方更发现其下游厂商"金果王公司"向台北著名的士林夜市约 50 家冰品、冷饮摊商供货。至此，享誉海内外的台北夜市美食也未能幸免于难。

"我执教生物化学将近 30 年，自认是此行业专家。我敢保证民众目前看到的、听到的，只是冰山一角，说不定只是冰山之十分之一角。大家还是回家乖乖吃妈妈煮的东西吧。"台湾"清华大学"分子医院研究所教授李宽容如是说。

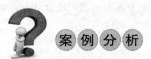

案 例 分 析

食品卫生安全在今天已经成为人人关注的大问题，其中食品添加剂尤其令人担忧，违规使用、过量添加、伪劣掺假等事件屡见不鲜，严重威胁到人们的生命安全。

根据上述案例，每人列举一件发生在你身边的由食品添加剂引起的食品安全事件，并对这些食品安全事件进行分析，阐述自己的看法和主张。

随着饮食生活水平的不断提高，人们的饮食健康意识越来越强烈。而食品的卫生与安全就成为当前食品、饮食最关注的社会问题。无论食品的营养素质量有多高，如果不能确保食品的卫生安全，食品食用后能够造成对人体的直接或是间接的危害，那么这种食品对人们的饮食就没有任何意义。

第一节　食品的腐败变质

一、食品原料腐败变质的概念

食品原料被微生物污染，降低了食品的质量，以致损害人体健康。细菌污染食品及引起的腐败变质，是食品卫生工作中经常遇到的问题。

所谓腐败变质是指食品在以微生物为主的各种因素的作用下，使食品降低或失去食用价值的一切变化。

从狭义的专业层面看，腐败变质是指在厌氧菌的作用下，使食品中的蛋白质分解产生恶臭气味为主的变化过程。而在食品加工范畴内，是泛指一切使食品产生恶臭、霉烂，导致不能食用的变化过程。

二、食品原料腐败变质的原因与危害

（一）食品原料腐败变质的原因

原料腐败变质的原因是多方面的，一般可从微生物污染、食品本身和环境因素等三个方面来考虑。

微生物的作用。这是引起食品原料腐败变质的重要原因。原料经微生物污染后，并不是任何种类的微生物都能在食品上生长繁殖，能生长的微生物种类是由组成食品的成分所决定的。一般来说，在含蛋白质较多的肉、鱼、蛋及大豆制品等食品中，微生物在适宜的环境条件（如温度在 20℃左右、pH 值在 5.8 ~ 7.0 和水分含量较大）下，大量繁殖，使食品发生一系列复杂变化，以致腐败变质。

酶的作用。大多数动植物组织或其组织制品含有有机的营养物质和水分，在适宜的条件下，由于其本身所含酶的作用，食品不断进行生物化学变化过程，如肉类的尸僵自溶、粮食和蔬菜的呼吸等。这些食品常常是胶体状态，其胶体结构极易被破坏和改变，同时食品中含有的一些不饱和脂肪酸、芳香物质、色素等不稳定物质极易被氧化。食品组成上的这些理化特点，便是其腐败变质的内在原因。

外界环境。外界条件的影响是食品腐败变质的环境因素，如一定的温度、湿度、阳光（紫外线）和空气（氧）等在促进食品发生各种变化上发挥重要作用。一般来说，在餐饮行业中，食品原料的腐败变质通常是由下列原因造成的：储存温度不适当；储存时间过久；储存场所的通风条件太差；没有将食品分类存放；食品的验收和储存之间耽误太长；卫生标准太低致使食品遭到污染。

（二）食品腐败变质的危害

食品腐败变质时，因组织的改变与崩溃，产生黏液，出现异常色调，或强烈的刺激气味与特殊的味道等，这些都会使人产生厌恶的感觉。如蛋白质腐败形成的有机胺类、硫化氢、吲哚、粪臭等。腐败变质的食品对人体健康的威胁主要是微生物污染的问题。

腐败变质的食品受污染严重，大量的微生物中有可能存在大量的病原菌，包括致病菌或致病性大肠杆菌或产毒霉菌等，食用后就会引起食物中毒或消化道传染病等。

此外，食品腐败变质过程中，其他一些分解产物，如有一些鱼类的组织胺也可引起食物中毒，因此，应该重视食品腐败变质对人体健康的危害性。

三、防止食品腐败变质的措施

控制食品腐败变质的预防措施主要是消除和减少微生物的污染和控制微生物的繁殖。为此，在食品生产、加工、运输、储存和销售的各个环节中，要保证食品所接触的环境清洁卫生，尽可能减少微生物对食品污染的机会，对食品采取抑菌或灭菌的措施，抑制酶活动等，以防止食品或延缓食品变质。

针对食品腐败变质的控制措施，主要是有效地运用各种食品保藏方法。

（一）低温保藏

低温能够抑制微生物的生长发育，减缓食品在酶的作用下所发生的一系列化学变化，从而在一定时间内防止食品腐败变质。但低温对微生物的杀灭较困难，也不能使酶失去活性，因此，食品一旦离开低温环境或在低温环境中保藏时间过久，品质就会受到影响。环境温度对微生物的影响如下：

- 10℃以下时，可使微生物的作用大大减弱。
- 0℃以下时，基本可使微生物对食物的分解作用停止。
- –10℃以下时，微生物的死亡率很高。
- –20℃以下时，酶的作用基本停止。

但低温防腐效果除温度本身外，还受细菌数量、微生物种类、冷藏时间、食品本身组成特点以及其他环境因素的影响。低温保藏通常分为降温保藏、冷冻保藏、冰冻保藏三个等级。

降温保藏。指保藏温度低于室温而高于电冰箱的温度，典型的范围是10℃～15℃，储藏水果和蔬菜宜用这种温度，但时间不能太长。

冷冻保藏。指0℃～7℃，绝大多数食品用这种温度保藏最适宜。这种温度可以减缓腐败菌类的繁殖，也可以减缓绝大多数病原菌的繁殖。在此温度下，酶促反应和化学反应减弱。冷冻保藏应注意通风方法，维持储藏室的相对湿度，有利于食品的保鲜。

冰冻保藏。通常温度在–18℃以下或更低。在这种低温下，微生物的生长率降低，甚至停止，只有某些芽孢可以存活。冰冻保藏的好处是食品的水活度降低。当水被冻成冰时，无法被微生物利用了。此外可以保持组成食物细胞的完整性，其营养成分和色、香、味等不受影响，有利于长期保存食品的营养成分。只有某些高质量的食品宜于冰冻储存，因为经过冰冻后，食品的质量降低很多。水果和蔬菜在冰冻以前应当用蒸汽或热水烫过，使蔬菜的绿色固定，可以使酶失去活性，杀死微生物等。

（二）高温保藏

高温能杀灭食品中的微生物，并破坏酶活性，所以能防止食品腐败变质。高温灭菌防腐方法有高温灭菌法和巴氏消毒法两种。

高温灭菌法。这种方法能杀死所有微生物，破坏酶类，获得接近无菌的食品。如罐头的高温灭菌常用 100℃ ~ 120℃ 的高温，一般根据食品种类、容积大小来决定加热温度和时间。在高压蒸汽锅中通过这样的温度处理食品，一般可杀灭繁殖型微生物和大部分芽孢型微生物。

巴氏消毒法。巴氏消毒法包括两种方法：一种方法是将食品加热至 60℃ ~ 65℃，加热时间为 15 分钟；另一种方法是将食品加热到 80℃ ~ 90℃，加热时间控制在 30 秒或 1 分钟。这种灭菌方法的优点是：延长食品的保存期，杀灭所有的细菌。但缺点是并不能杀灭所有的微生物，因此，经过巴氏灭菌法处理的食品仍然应当保存在冰箱中。巴氏消毒多用于牛奶、酱油、啤酒等食品。

（三）干燥保藏

食品干燥后进行储存是自古以来一直被人们采用的一种有效的保管方法。由于干燥后食品中微生物能利用的水分大大减少，从而不能使微生物生长和繁殖，酶的活性也降低了，能达到长期储存的目的。

（四）提高渗透压保藏（盐腌或糖渍保藏）

这是利用食盐和糖溶液的高渗透作用，使微生物细胞脱水进而达到保藏的目的。除嗜盐菌外，食盐浓度在 10% ~ 15%，即能抑制大多数腐败菌和致病菌的生长。如咸鱼、咸肉、咸菜等是常见的盐腌食品。糖渍食品，是利用 65% 以上的糖液作为高渗溶液来抑制微生物繁殖。不过此类食品还应在密封和防湿条件下保存，否则容易吸水，降低防腐败作用。

（五）烟熏保藏

这是一种用松枝、柏枝、锯杉木屑、竹叶等不完全燃烧时产生的烟来熏烤食品的一种方法。由于烟中含有能杀灭微生物的醛、酚、酸等化学物质，因此，烟熏后的食品可以在一定时间得到保存，并且有一种特殊的风味。

（六）化学添加剂保藏

常用来防腐的食品添加剂有防腐剂和抗氧化剂。防腐剂用于抑制或杀灭食品中引起腐败变质的微生物，抗氧化剂（如丁基羟基茴香醚）则可以防止油脂酸败。

除了以上的保藏方法外，现在国内外食品工业部门，对食品开始应用电离辐射或添加抗生素、微波、气调包装及提高氢离子浓度等方法进行食品防腐。

课堂思考

调查并思考：在我国农村冷藏设备不普及的地方，人们是否经常吃不新鲜甚至是腐败变质的食物？

第二节　食品加工卫生

一、食品加工过程卫生

食品制作过程中的卫生要求，一方面要注意最大限度地减少污染，避免异物的混入；另一方面要注意保护原料的营养素不受破坏。具体要求如下：

对原料进行严格的卫生质量检验。餐饮业应对准备加工的食品原料、半成品进行感官检查，必要的时候要对批量的食品原料进行理化检验，不符合国家卫生标准的原料一律不能进行烹调加工。虽然，近几年来国家有关部门和许多地方行政管理部门对食品原料中的一些有害物质含量进行了严格的限制，但对于餐饮企业来说，还应在严格执行的基础上把好控制关。

科学解冻食品原料。冷冻的食品原料，目前在餐饮业中使用得极为广泛，但有些从业人员在操作原料解冻工作中存在许多问题。一般来说，冷冻的食品原料应经过缓慢的解冻后再进行烹制，解冻后的食品原料应一次使用完，不准二次冻结，以免影响原料的质量。

加热过程严格控制火候。食品的烹制加热过程是最容易形成有害物质的环节，因此要特别注意控制加热时火力的强弱与加热时间的长短，尽可能注意不要把食品烧焦或烤煳，以防止化学性污染物的形成。如果不慎将食品烧焦，应在食用前除去烧焦部位。

食品加热时用火要均匀。食品制作加热时，应使食品原料均匀受热，尤其要注意块大、形整及较厚的食品，一定要烧熟煎透，防止发生外熟里生，甚至外焦煳而内不熟的现象。不得使半生半熟的食品过夜，从根本上保证食品的卫生质量。

生、熟食品一定要分开存放。无论是在食品的加工烹制还是食品原料及食品成品的存放时，都应严格执行生、熟食品隔离的原则，以防止食品的交叉污染，避免熟的食品被生的食品原料进行再次污染。另外，熟的食品与半成品在存放时还要与天然冰分开。

尽量缩短加工时间。有些食品的制作过程比较复杂，有时需要很长的时间，如冷荤菜肴的拼摆过程，往往需要几个小时。由于食品长时间暴露在空气中，加之手工操作与各种工具的使用，会使食品因过长的加工时间被交叉污染。因此，从业人员应特别注意食品加工时的环境卫生，尽可能地缩短加工时间。尤其是冷荤菜肴的制作，要做到随制随销、现做现卖、以销定产的原则。有的必须隔夜的食品制品或半成品，在食用前必须充分加热，经严格的杀菌消毒后才能销售或食用。

保持良好的环境卫生。做好食品加工制作场地和用具的清洁消毒工作，保持室内空气新鲜，严防尘土飞扬。熟食品存放时应加罩或盖，以防微生物污染，凡接触过或盛放过熟食制品的用具和盛器，要做到每使用一次消毒一次。

严格盛装时的卫生要求。食品装盘之前，盛器必须经过严格的洗净消毒处理。装盘时手指要保持清洁，并且不要与菜肴发生接触；装盘时还要适当防止菜肴和卤汁外溢，如果溢出盘外，一般不要用抹布擦拭盘边，正确的处理方法是另换一只盘盛装。

妥善保管剩余原料。对已打开的并已使用的经过严格卫生包装的食品原料及半成品，以及冲制后的蛋、乳制品及其糊浆、调料汁等原料，预制时尽可能根据当天的业务量需要加工，有些允许现制现用的可以随时根据需要加工或开启包装，应一次使用完为妥。对剩余的部分原料，应清理其油渍或复加热后，盛在专用设备中放入冰箱保管，防止变味变质。

加强从业人员个人卫生管理。所有从事食品加工的烹饪工作人员，要树立良好的职业道德观念，坚持客人安全第一的理念，在进行食品加工的过程中，一定要把个人的卫生保持好，严格要求自己，加强个人的卫生管理，以确保食品的卫生质量与就餐者的健康安全。

二、食品加工人员的卫生要求

由于食品加工人员的作业对象是食品的加工或是食品消费过程的服务，其中心点是围绕以食品为内容从事的活动。因此，当食品加工人员自身的卫生标准或在从事食品加工过程中不能按规定的卫生安全标准去执行时，就会首先使食品的卫生受到影响，甚至造成食品被直接或间接污染，给食品消费者的身体健康或安全带来危害。所以，对食品加工人员的卫生安全标准必须做出严格而明确的规定，并使食品加工人员在从事食品加工时能得到落实与执行。

（一）食品加工人员的卫生要求

一般来说，对食品加工人员的卫生要求是最为严格的。因为食品加工人员，也就是厨师在工作中每时每刻都在与食品打交道，对食品的卫生影响最为直接。为确保就餐客人的就餐卫生安全，必须对食品加工人员的卫生要求做出严格的规定。

1.食品加工人员必须持有国家卫生防疫部门颁发的健康证书

按《中华人民共和国食品安全法》法规，食品加工人员应在上岗前经防疫部门对身体健康状况进行检查，符合卫生健康标准的，发给工作人员健康证书，方可上岗。并且，对持有健康证书的食品加工人员还要每年定期进行一次或多次健康查体。身体检查的重点是是否患有传染性疾病及是否带有传染性疾病病菌，如肠道传染病、肝炎、肺结核、渗出性皮炎等。凡是上述各种病的患者及带菌者均不能从事食品加工，尤其是厨房的食品加工等工作。

2.熟悉《中华人民共和国食品安全法》的相关内容，并能在工作中严格执行

厨房企业，无论是管理者还是生产者，应该遵守《中华人民共和国食品安全法》及地方行政部门制定的卫生法规，以确保食品的出品卫生安全。而作为具体从事食品加工工作的厨房员工，还必须能严格遵守饭店制定的卫生管理制度，如原料的保管卫生制度、食品加工的卫生制度、工具的清洗消毒制度，等等。

3. 养成良好的个人卫生习惯，加强个人卫生管理

食品加工人员所从事的是至关食品卫生、就餐者健康安全的重要工作，必须在工作中养成良好的卫生习惯。个人清洁是个人卫生管理的基础，它不仅有利于工作人员自身的健康，展示个人的自尊自爱，也是显示厨房企业形象的重要标志。使食品加工人员养成良好的个人卫生习惯，加强个人卫生管理的内容应包括如下几个方面：

- 每天洗澡、换衣服；
- 每天刷牙，尽量在每次用餐后刷牙；
- 工作时，头发必须清洁、无异味和无头屑；
- 必须养成经常洗手的习惯，并严格按科学的洗手方法进行；
- 能够很好地保持手部的干净卫生，如剪指甲等；
- 要改正工作中挖耳朵、摸鼻子、搔头发等不良习惯；
- 不在厨房里吸烟；等等。

4. 严格操作规程中的卫生管理，确保食品符合卫生要求

良好的个人卫生习惯必须与严格的操作规程卫生管理相结合，才能达到较高标准的卫生要求。严格操作规程中的卫生管理的内容应包括：

- 严格食品原料的卫生处理步骤、储存卫生；
- 遵守标准的作业程序与卫生要求；
- 了解各种食品及原料的危害及其产生危害的原因；
- 有条件的厨房企业应对加工的成品实施中心温度测量制度；
- 严格遵守洗涤与消毒的操作规程与卫生要求；等等。

（二）加强个人卫生健康管理

食品加工人员的个人卫生健康管理是厨房卫生安全的基础内容，也是厨房卫生健全发展的基本点。《中华人民共和国食品安全法》第三十四条对此有明确的规定："食品生产经营人员每年应当进行健康检查，取得健康证明后方可参加工作。"本条款中还明确规定："患有痢疾、伤寒、病毒性肝炎等消化道传染病的人员，以及患有活动性肺结核、化脓性或者渗出性皮肤病等有碍食品安全的疾病的人员不得从事接触直接入口食品的工作。"这就非常明确地规定了所有食品和食品加工人员必须

接受国家卫生防疫管理监督机构的健康查体，而且工作人员的健康查体还分为新进工作人员的查体和对原从事食品行业人员的定期健康检查。只有这样才能使工作人员随时了解自己的健康状况，保证食品加工人员自身的身体健康，并可确保厨房消费者的卫生安全。

1. 新进工作人员的健康查体

根据《中华人民共和国食品安全法》的规定，所有想进入食品加工、厨房业的人员，必须在进入前接受卫生防疫部门的个人健康查体，检查的项目一般包括以下方面：

- 是否患有传染性病史与自觉性症状；
- 身高、体重、视力、色盲、听力等检查；
- 抽血样进行乙肝病菌的检查；
- 大便的细菌检查；
- 可根据情况对血压、尿样、胸部 X 光等进行检查。

2. 工作人员定期健康检查

定期对厨房、食品行业工作人员进行健康查体，其主要目的是及时了解工作人员的身体健康变化情况，即是否在工作过程中被传染性疾病病菌污染，以便随时发现问题，解决问题，也便于工作人员本身随时了解自身的健康状况。

定期健康体检的项目基本与新进人员的检查项目相同，重点是对传染性疾病及是否是传染性疾病病菌携带者的检查。如果发现有人患有《中华人民共和国食品安全法》第三十四条中规定的疾病种类，或成为某种传染性疾病病菌的携带者，就应立即调离食品加工岗位，或进行疾病治疗，或从事与食品行业无关的工作。

3. 暂时离岗卫生要求

为了确保食品加工时避免交叉污染，食品加工人员在下列条件下必须暂时离岗：

生病。当员工患有感冒、腹泻、过敏性皮炎等疾病时，应暂时脱离岗位，治愈后重新上岗。

割伤、擦伤及烫伤。当员工被割破、擦伤或被水、油等烫伤之后，应及时包扎，如果伤口部位是在手部或是伤口被细菌感染，则不能上岗工作，必须暂时离岗，等痊愈后重新上岗。

护理患传染性疾病家人。如果食品加工人员的家庭成员中有因传染性疾病（如肝炎等）住院治疗，而且本人又经常需要到医院照顾护理的，则应暂时离岗，待家人病愈后，当事人经过查体后确保没有被传染时才能重新上岗。

（三）培养良好的工作卫生习惯

从严格的卫生安全意义上看，从事厨房食品加工的工作人员必须养成良好的工作卫生习惯。厨房企业则应该加强对工作人员工作习惯卫生的管理，这样可以防止工作人员因不良的工作习惯与意外疏忽而导致食品、餐具、器具等遭受有害物质的污染，确保食品的卫生安全。良好的工作卫生习惯应包括以下几个方面：

1. 个人卫生习惯

- 养成不用指尖搔头、挖鼻孔、挖耳屎、擦拭嘴巴等习惯；
- 养成饭前、大小便后、接触脏物后认真洗手的习惯；
- 接触食品、餐具、器皿之前，以及每次开始工作之前，一定要认真洗手；
- 工作时不能面对他人、食物、灶台、切配台等咳嗽或打喷嚏；
- 养成经常洗脸、洗澡的习惯，保证工作人员的身体清洁；
- 养成经常理发、洗头、剪指甲的习惯；
- 不要随地吐痰、便溺等；
- 不要随地乱扔果皮等废弃物。

2. 工作时应遵守的要求

- 不准在工作时及工作场所中吸烟、吃零食、饮酒、嚼口香糖等；
- 除为工作内容的交谈外，不准闲谈、聊天、侃大山、嬉笑打闹等；
- 不准随意在灶台、切配台等食品加工的设备上坐卧；
- 试尝菜肴口味时，应用小汤匙取汤在专用的尝味碟中，尝后将余汁倒掉，不准倒回锅中，彻底摈弃传统的直接用手勺尝汤的陋习。

3. 操作规程卫生

- 用手拿放干净的餐具、烹饪用具时，不可用手与其内缘直接接触；
- 手持烹饪用具、餐具时，只可接触其柄、底部、边缘；

- 用于加工、准备食品的用具，不可与工作人员身体的任何部位接触；
- 一般情况下，工作人员的手不宜直接接触食品，装盘时应使用食夹等工具；
- 传递食品时，手指不要直接接触食品；
- 餐具、器皿掉落地上后，应先洗涤干净，然后再使用；
- 熟食品掉落地上，则应完全丢弃，不可食用；
- 不可使用破裂的餐具、器皿盛装食品。

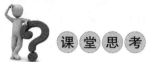

课堂思考

作为一名烹饪工作者，在从事食品加工中，应该培养怎样的卫生习惯？

第三节　食物中毒及其预防

食品从生产加工到销售的整个过程，有很多情况和因素可以使食品成为具有"毒性"的食品，而且使食品产生"毒性"的有害物质是多种多样的，食品被污染的方式和程度也是非常复杂的。虽然，这些"有毒"的食品对人体健康所造成的危害程度和性质各不相同，但对人的身体健康和人身安全却构成了很大的威胁，因而，必须引起人们的足够重视，并能加强其食品安全管理，制定预防措施。

一、食物中毒的概念与特点

（一）食物中毒的概念

人们在日常生活中由于吃了被细菌、细菌毒素、化学物质或含有毒性物质污染的食物而引起的一类急性疾病，就是食物中毒。

所谓食物中毒是指人们吃了"有毒"的食物而引起的一类急性疾病的总称。所谓"有毒食物"是指健康人经口吃入可食状态和正常数量而发病的食品。因此，摄取不可食状态的食品（如未熟水果）、摄取非正常数量食品（如暴饮暴食而引起的急性胃肠炎）、非经口摄取而由其他方式引入体内、食用者是特异体质而对某种食品（如鱼虾、牛奶等）发生病态反应性疾病、经食物而感染的肠道传染病（如伤寒、痢疾等）和寄生虫病（如旋毛虫病、囊虫病等），这些都不属于食物中毒的范围，也不能把这些引起发病的食品认为是有毒食品。所以，正确理解有毒食物和食物中毒的概念，对于病人是否按食物中毒患者急救治疗，对于引起发病的食物是否按有毒的食物进行处理及是否按《中华人民共和国食品安全法》追究责任，在实际工作中有重要意义。

（二）食物中毒的特点

有共同的致病食物。所有的病人都在相近的时间内吃过某种共同的食物致病，与食物关系比较明显，没有进食这种食物的人，即使同桌进餐或同屋居住也不发病。发病范围局限在食用该种有毒食物的人群中，停止食用这种有毒食物后，发病很快停止。

潜伏期短。发病呈急性暴发过程。集体暴发食物中毒时，很多人在短时间内同时或相继发病，在短时间内达到高峰。一般潜伏期在 24 ~ 48 小时。

患者的临床表现和治疗方法大致相同。大部分病人的症状相似，多为急性胃肠炎症状。

没有传染性。停止食用有毒食物或污染源被清除后不再出现新的患者，人与人之间没有直接传染。

（三）食物中毒产生的因素

食物原料被细菌污染。食物在加工、运输、储存和销售过程中受病原性微生物的污染，并急剧繁殖大量活菌，如沙门氏菌和变形杆菌引起的食物中毒。或者是食物受病原微生物污染后，在食物中产生大量毒素，使食品具有毒性，如葡萄球菌毒素、肉毒杆菌毒素和霉菌毒素等。如猪肉在宰杀中被沙门氏菌污染。

食物原料被有毒的化学物质污染。在生产、加工、运输、储存过程中被有毒化学物质污染，达到中毒剂量，如农药、金属和其他化学物质的污染。如被农药残留污染的蔬菜、水果等。

食物原料本身含有有毒成分。自然界中有一些食物原料本身有毒，由于加工方法不当，未把食物原料中的毒素去掉或破坏掉，食后就可能发生食物中毒。如吃了加热时间不足的芸豆、没有经过焯水处理的鲜黄花菜等。

食物原料本身没有毒，由于存放或管理不当，使食物原料产生了有毒物质。食物原料本身没有任何有毒物质，但在某种条件下食物本身产生大量的有毒物质；或由于管理不当，并且在加工、烹调中又没有能够除去或破坏掉。如发芽马铃薯、霉变粮食等。

误食外形相似的有毒食物。由于某些食物有毒但外形又与某种无毒食物相似，而食品加工人员没有能够对这些实际有毒的动、植物进行鉴别或缺乏鉴别能力，把这些有毒的食物误当作无毒的食物食用，如毒蘑菇等。

掺杂、掺假、伪劣使食品产生毒素。还有一些食品是由于加工者出于某种经济利益的需要而在无毒的食物中掺加了一些有害物质，或在优质食物中掺入了假的有害成分，以及把伪劣的食物当成优质无毒食物出售，致使食物成了毒素食品。

凡是吃了以上"有毒食物"，均可能引起食物中毒。

二、常见的有毒动、植物食品原料

有毒动、植物中毒多数是由于食用了某些含有天然毒素或在外形上与可食食品相似，但含有天然有毒成分的动、植物所引起，如河豚和毒蘑菇中毒。

当然有些是由于外来污染和存放不当，使食物产生毒物而中毒者，如蜂蜜中毒、鱼类组胺中毒；另外，也有些是由于食用量过多或处理方法不当所引起的中毒，如动物肝中毒和豆浆中毒等。世界上有毒鱼类有 600 多种，产于我国的有 170 余种。

河豚。又名鲀，是暖水性海洋底栖鱼类，在我国各大海域都有分布。常见的品种有数十种。河豚体内只含有一种毒素，称为河豚毒素。过去将河豚毒素分为河豚卵巢毒素、河豚酸、河豚肝脏毒等，主要是由于毒素的形成有个过程，研究者所提取的毒素处在不同阶段。河豚的含毒情况比较复杂，其毒性强弱随着身体部位、品种、季节、雌雄以及生长水域等因素而异。在卵、卵巢、皮、肝中的毒性最强；在肾、肠、眼、鳃、脑髓等组织中次之；肌肉和睾丸中的毒性较弱。河豚所含的毒素比较稳定，不易被一般物理性方法处理破坏。盐腌、日晒、加热烧煮等方法均不能使毒素破坏。该毒素耐酸，对碱不稳定，在 4% 氢氧化钠溶液中浸泡 20 分钟可破坏其毒性。加热 100℃经 4 小时，115℃经 3 小时，可使毒素全部破坏。河豚毒素比氰化钠的毒素强 500 倍以上。河豚毒素是一种很强的神经毒，吸收后可使神经末梢和神经中枢麻痹。先是感觉神经麻痹，后是运动神经末梢麻痹，严重者脑干麻痹，最后因呼吸中枢和血管运动中枢麻痹而死亡。

鱼类引起的组胺中毒。因食用鱼类而引起的组胺中毒，国内外都有报道。中毒的发生主要是由于鱼不新鲜，含有一定数量的组胺酸，同时也与个人的过敏体质有关，所以组胺中毒是一种过敏性食物中毒。青皮红肉的海产鱼类肌肉中含血红蛋白较多，因此组胺酸含量也较高。当受到富含组胺酸脱羧酶的细菌污染，并在适宜的环境条件下，组胺酸就会大量分解脱羧而产生组胺。摄入含有大量组胺的鱼肉就会发生过敏性中毒。青皮红肉的鱼类品种较多，如鲐鱼、鲣鱼、鲭鱼、金枪鱼、沙丁鱼、秋刀鱼等。中毒原因除组胺外，腐败氨类（三甲胺及其氧化物）、类组胺物质和组胺同时存在时，由于相互作用也可以使毒性增强。

组胺的毒理作用主要是刺激心血管系统和神经系统，促使毛细血管扩张充血；毛细血管通透性加强，使血浆大量进入组织，血液浓缩，血压下降，引起反射性心率加快，刺激平滑肌使之发生痉挛。成人摄入组胺超过 100 毫克（相当于每千克体重 1.5 毫克）就有中毒可能。

毒蘑菇中毒。蘑菇，也叫蕈。在自然界分布广、种类多，是营养丰富的美味食品，如香蕈、口蘑、松蕈等。但是少数蘑菇含毒，某些毒蘑菇和食用蘑菇外形相似，不易鉴别常误食引起中毒。我国目前可食用蘑菇有 360 多种，毒蘑菇有 80 ~ 90 种。其中能威胁生命的有 20 多种，而含剧毒者仅有褐鳞小伞、白毒伞、毒伞、豹斑毒伞、毒蝇伞、秋生盔孢伞、鹿花菌等 10 余种。毒蘑菇中毒多发生于高温多雨的夏秋季节，多由于个人或家庭采集野生鲜蘑菇，缺乏经验而误食中毒，也有雨后多人采集而出现大规模中毒的。毒蘑菇的有毒成分比较复杂，往往一种毒素含于几种毒蘑菇中或一种毒蘑菇中含有多种毒素。几种有毒成分同时存在时，有的互相拮抗，有的互相协同，因而症状较为复杂。毒蘑菇含有毒素量的大小可因地区、季节、品种、生长条件不同而异。个体体质、烹调方法和饮食习惯以及是否饮酒等，都与能否中毒或中毒轻重有关。

发芽马铃薯（土豆）中毒。马铃薯，别名土豆、山药蛋、洋山芋。储存不当时，可使马铃薯发芽或表皮部分变黑绿，食用时常发生中毒，尤以春末夏初季节最为常见。马铃薯发芽后，含有龙葵碱。正常马铃薯中龙葵碱的含量较少，为 2 ~ 10 毫克 /100 克。当马铃薯发芽后，皮质变绿，发紫，这时龙葵碱含量增高，特别集中分布在芽、芽眼的皮及烂处，可达 35 ~ 40 毫克 /100 克，严重的发芽部位可达 420 ~ 730 毫克 /100 克。龙葵碱对红细胞有溶血作用，对胃肠道黏膜有刺激作用，对呼吸中枢有麻痹作用；并能引起脑水肿、充血等。马铃薯芽里的龙葵碱含量比其肉质里多 50 倍，一次食入 0.2 ~ 0.4 克即可引起中毒。

芸豆中毒。芸豆，因地区不同又称为菜豆、豆角、四季豆、梅豆角等，是人们普遍食用的蔬菜。由于农业科技的发展，目前食用芸豆已无明显的季节性。芸豆中的有毒成分是皂甙和红细胞凝集素。在芸豆加工过程中如未煮透，不能破坏其有毒物质，食后即可引起中毒，中毒程度与食用量成正比。如水焯后凉拌、冷面面卤、炒后食用中毒，炖食则很少有人中毒。

含氰甙类植物及其他有毒动植物中毒。含氰甙类植物中毒是因为食用了木薯、苦杏仁、桃仁、李子仁、枇杷仁、樱桃、杨梅仁、亚麻仁等所致。木薯中含有的氰甙称亚麻苦甙，苦杏仁、桃仁等含有的氰甙为苦杏仁甙。人食入苦杏仁后，其所含有的苦杏仁甙在口腔、食道、胃和肠中遇水，经苦杏仁酶作用水解后释放出氰氢酸，苦杏仁在口内嚼碎与唾液混合能产生氰氢酸。一般食用每千克体重 1 毫克即有生命危险。中毒主要由于氰离子与含铁的细胞色素氧化酶结合，妨碍正常呼吸，因组织缺氧，机体陷入内窒息状态。氰氢酸还能作用于呼吸中枢及血管运动中枢，使其麻痹，最后导致死亡。苦杏仁甙死亡量约为 1 克。儿童吃 6 粒，成人吃 10 粒苦杏仁就能引起中毒，儿童吃 10 ~ 20 粒，成人吃 40 ~ 60 粒就可能致死。

以上所介绍的是餐饮业中常见的一些动、植物中毒引起的中毒情况及其预防措施。除此之外，还有许多动、植物也能引起不同程度的食物中毒（表 7-1）。

表7-1　其他有毒的动、植物中毒情况简介

动植物名称	有毒成分	临床特点	急救处理	预防措施
有毒蜂蜜中毒	主要是有毒植物中的生物碱类	潜伏期为 24 ~ 48 小时，临床症状以消化道、神经系统和肾脏的改变较为突出，如口干、舌发麻、呕吐、乏力、头晕、头痛、发热、心慌、腹痛等	注意输液保肝，采取一般性急救处理即可	加强对蜂蜜的检验鉴定，防止使用有毒蜂蜜加工食品等

续表

动植物名称	有毒成分	临床特点	急救处理	预防措施
鲜黄花菜中毒	秋水仙碱	潜伏期一般为0.5～4小时，主要表现为恶心、呕吐、腹痛、腹泻、头昏、头痛、口渴、喉干	一般性急救处理与对症治疗	食用干品，鲜黄花菜必须用沸水烫后再炒食
银杏中毒	银杏酸与酚	潜伏期一般为1～12小时，主要为胃肠症状，伴有头痛、抽搐，甚至昏迷	洗胃、灌肠或一般对症处理	禁食未熟透或变质银杏，用水煮透后弃水不用
蓖麻子中毒	蓖麻碱等	潜伏期一般为12～24小时，急性肠胃炎症，下痢，重症者黄疸、抽搐、昏迷甚至死亡	对症治疗，保护肝脏	严禁食用
苦瓠子中毒	苦瓠子甙	食后10分钟至2小时出现头昏、恶心、呕吐、腹泻、腹胀等	洗胃及一般性治疗	严禁食用
鱼胆中毒	胆汁毒素	潜伏期一般为5～12小时，最短半小时，恶心、呕吐、腹痛、腹泻等，重症会出现休克、昏迷甚至死亡	对症处理治疗	严禁食用

三、食物中毒的预防措施

　　减少或完全杜绝餐饮业在经营中引发的食物中毒，关键的是在对菜肴食品的加工、保存、销售过程中做好预防工作，尤其是食品加工人员，更应把食物中毒的预防工作放在首要地位。

（一）预防食物中毒的三个原则

　　清洁。厨房加工人员在开始烹饪前，一定要把手彻底洗干净。餐具、砧板、抹布等厨房用品应该以水或消毒药水洗涤，砧板在洗干后晒太阳也很有效。抹布必须经常用清洁剂、餐洗净充分洗净后保持干燥，否则消毒过的餐具再用脏的抹布来擦拭，便会功亏一篑。手指如果有伤口或脓疮的话，应该套上手套或指套后再从事烹饪工作，否则伤口或脓疮里面的细菌会污染到食品而引起食品中毒。食品应该注意保存，以免受到老鼠、蟑螂、苍蝇等病媒的接触而被污染。

迅速食用。食品买回来以后，不要放得太久，应该尽快烹饪供食，尤其是生食的食品原料愈快处理愈好，做好的食品也要赶快吃掉。由于细菌需要一段时间才能够繁殖到引起食品中毒的程度，所以时间愈短愈可以避免食品中毒。烹饪后的食品很容易繁殖细菌，所以最好不要做得太多，以每次能够吃完的量为限。

加热与冷藏。细菌通常不耐热，加热到70℃以上，大部分的细菌都会死掉，因此把食品加热以后再食用比较安全。细菌比较耐冷，虽然冷却以后不会死掉，但是不容易繁殖，而且在温度非常低（-18℃以下）时根本不能繁殖。能够防止细菌繁殖的温度是5℃以下。

（二）预防食物中毒的要点

预防食物中毒虽然是多方面的，但预防的要点应该是在菜肴加工的地方，也就是厨房。厨房预防食物中毒的主要环节有以下方面：

1. 砧板和抹布

现在厨房使用的砧板虽然有塑料制品，但大部分还是用木头做的。木质砧板用过以后会有很多刀痕，且本身也多孔，因此会成为细菌繁殖的良好场所。即使平常用热水冲也无法杀死躲在深处的细菌，而且这些地方水分和食品碎屑都很多，细菌容易繁殖。繁殖的细菌在切割原料的过程中会污染食品，所以木质砧板必须经常消毒。木质砧板洗干净后洒上次氯酸钠溶液或漂白粉溶液，放30分钟以上就可以消毒。有时候也要晒晒太阳使砧板干燥才好。条件允许的话多准备几个砧板交互使用，最好把鱼、肉用和其他食品用的砧板分开使用。如果砧板刀痕太多的话，最好是刨平了再用。擦拭餐具使用的抹布如果不干净，则会变成细菌的繁衍地，使抹布污染餐具。所以，抹布应该经常洗干净晒干，并且至少每天要用热水或消毒药水消毒一次。

2. 冰箱

食品并非放在冰箱里就绝对安全，如果冰箱使用不当反而会导致食品变质。因为温度超过10℃，细菌就会开始繁殖，但在5℃以下就没有这种顾虑。所以冰箱的温度应该始终保持在10℃以下。在炎热的夏天，由于常需取用冰箱里面的原料，开冰箱的次数增多；冰箱开时冷空气会出来，而热空气会进去，冰箱内的温度会因此升高，所以要尽量避免开冰箱，或快开快关，以保持其冷度。实验表明，在18℃时，冰箱门开10次，箱内温度会升高5℃。最好是在冰箱内放入温度计，以便测定温度，并适当地调节冰箱温度。使用冰箱储藏食品及食品原料时应注意如下事项：

- 冰箱内温度最好保持在5℃以下，至少不要超过10℃。应尽量少开，并尽量缩短开启的时间。
- 至少每星期彻底清理一次；没有自动除霜装置的冰箱应经常除霜，以免影响冷度。
- 蔬菜、鱼、肉等用塑料袋包起来或放在有盖子的容器内冷藏，以免冰箱结霜。食物要分类冷藏或冷冻，食品与食品、食品与冰箱内壁中间应该留有空间使空气流通。
- 用温度计测定温度，并调节至适当温度，熟热的食品应先放凉后再放进冰箱保存。

3. 冷冻食品

冷冻食品应该保存在 –18℃以下，这样食品在冷冻期间能够很好地保证食品原料的质量，但是解冻或加热以后就与普通食品一样，应尽快供食。冷冻柜不能直晒太阳和离高温源太近；冷冻柜的温度应保持在 –18℃以下；冷冻柜不要超过规定的储藏量；容器或袋内食品不要结霜；容器或袋内的食品应该冻结成硬块；冷冻食品烹调加工前应预先计算好时间予以解冻。

4. 保持厨房环境及个人卫生

厨房应保持高度的干净清洁，并防止苍蝇、蟑螂、老鼠等侵入，注意蔬菜等的保存以及垃圾处理；清洗餐具用的刷子、抹布、海绵等应经常清洗并晒太阳，以防止细菌繁殖。从事烹饪调理的员工应养成经常洗手的良好习惯，头发最好束起来或用头巾、发网、工作帽等盖住，以免头发掉到食品里面。手指有伤、脓疮或生疮的地方，通常有很多葡萄球菌，而这种细菌产生的毒素即使经加热也不会被破坏，照样会引起食品中毒，所以有上述情形的员工不要从事烹饪食品加工工作，不得已时一定要套上不透水的手套或指套，以免细菌传播污染食品。

（三）预防食物中毒的措施

由于有毒食品的种类和食物致毒的原因各不相同，因而所制定的预防食物中毒的措施也就不尽相同。

1. 细菌性食物中毒的预防措施

预防细菌性食物中毒的有效措施一般来说不外乎两个方面：一是减少或杜绝各种有害细菌对食物的污染；二是对被细菌污染的食物或食品进行彻底的灭菌处理。有害细菌对肉类等动物性食品最容易造成污染，而且又很容易在这些食品中进行大量繁殖，所以防止细菌性食物中毒积极有效的措施，就是防止食品污染，或将被污染的肉类食品彻底进行加热处理。厨房生产管理中应具体注意以下四个方面：

防止污染。有害细菌的污染源主要是带菌动物、带菌者和接触过生肉类的容器、切肉刀板等，此外苍蝇和老鼠也有传播作用，因此应避免各种因素对食品的污染。凡接触过生肉、生内脏的容器、切肉刀板应及时洗刷消毒，做到生熟用具分开，防止交叉污染。

控制细菌繁殖。生、熟动物性食品及其制品都应在低温条件下保存，以防止细菌在适宜温度下大量繁殖。没有冷藏设备时，也应将食品放在阴凉通风处。

彻底加热杀灭病原菌。对肉类等动物性食品，在烹调时应充分加热，以达到烧熟煮透，彻底灭菌的要求。熟肉类和肉类制品如存放时间稍长，在食用前应再加热一次。

加强对下面所列出的一些环节的管理。严禁食用病死或病后屠宰的家禽畜；食品加工行业应严格执行生、熟食品分开制度，做到冷藏设备分开，加工人员分开，加工场所分开，使用工具分开，防止交叉污染；鸡蛋应煮沸 8 分钟，鸭蛋应煮沸 10 分钟；肉类在烹调过程中应使肉块中央呈灰色固体状彻底烧熟煮透；禁止家禽、家畜及宠物进入厨房或食品加工室；剩菜、剩饭食用前应充分加热；彻底消灭厨房、储存室、营业厅等处的老鼠、蟑螂、苍蝇等害虫。

2. 化学性食物中毒的预防措施

餐饮业避免化学性食物中毒的措施主要是在食品加工与保管过程中进行的，主要有以下几点：

● 禁止使用装过含砷、有机磷等农药的容器盛放粮食和其他食品。

● 食品生产过程中使用的化学物质或食品添加剂必须符合食品安全标准要求，并保证成品中含有的各种有害物质量不超过国家规定标准。

● 食品加工后可以减少食品中镉含量，通过研磨将粮食精制，可除去部分作物表皮中的镉。

- 严格遵守食品安全标准，对食品中镉与汞含量超过国家规定标准的一律不允许进行食品加工。
- 不用镀锌容器盛放、煮制、加工酸性食物，防止容器上的锌溶解到食物中。
- 避免使用含铅量高的容器、工具等做饮食品用具。食具、容器及包装材料中，铅的含量应符合国家规定的安全标准。
- 加强食品检测，控制食品中铅含量。食品及其原料中的含铅量必须在国家规定标准允许量以下。
- 蔬菜、水果食用前需清洗、浸泡或削皮。粮食需加工处理，降低有机磷农药在食物中的残留量。

3. 有毒动、植物食物中毒的预防措施

- 不加工出售有毒或腐败变质的鱼类食品，尤其是青皮红肉鱼类。
- 对含组胺较多的鱼类，应注意烹调方法，减轻其毒性。例如水浸、盐浸、加醋、清炖，加雪里蕻或红果少许都可以降低组胺含量。
- 加工前应对菌类进行鉴别，对于未能识别有毒或无毒的种类，须经有关部门鉴定，确认无毒后方可食用。
- 马铃薯应在低温、无阳光直射的场所储存；发芽较重及变黑绿的马铃薯不得加工食用；在食用发芽较轻的马铃薯时，应去除芽和芽眼，而且发芽马铃薯不宜炒食，应煮、烧，熟透后食用；烹调马铃薯时加些醋，可以破坏龙葵碱。
- 食用芸豆时应充分熟透，避免食用沸水焯过和旺火快炒的芸豆菜肴。
- 苦杏仁中毒多发生在杏熟季节，多见于儿童因误食生杏仁所致，由于氰氢酸遇热能被分解挥发，故在加工杏仁时均应充分加热，敞开锅盖使其失去毒性。
- 木薯不能生吃。加工去毒方法主要是去皮、水浸、煮熟，新鲜木薯内皮含氰氢酸90%左右，故剥去内皮后再进行加工十分重要。浸泡木薯的水及木薯汤不宜弃于池塘内，也不宜喂牲畜。

（四）防止投毒

要加强厨房内部的安全防卫管理，以防止个别人员为了报复或达到其他目的而在菜点或食品、食品原料中故意投毒。因内部人员或个别坏人混入厨房后的故意投

毒引起的食品中毒事件在餐饮业中虽然不多，但也时有发生，厨房安全管理不得不进行预防，以避免此类食品中毒事件的发生。

 课堂思考

　　媒体报道，目前我国发生的一些食物中毒事件中，大部分是因过量添加剂、卫生管理失当造成的，本来是可以避免的。你认为该如何做才能避免食物中毒？

第四节　食品添加剂

　　随着食品科学与食品加工业的日益发展，食品添加剂在餐饮等食品加工中的使用越来越广泛。毫无疑问，科学、合理地使用添加剂对于改善食品的色、香、味等感官性状，甚至提高食品的营养价值都有着重要的意义和作用。但是，由于目前所使用的大多数食品添加剂是人工合成的化学物质，过量地使用，甚至滥用不仅会破坏食品的营养成分，更严重的后果是造成了对人身健康的危害。因此，必须引起包括餐饮业在内的所有食品加工经营行业的重视。

一、食品添加剂的含义

（一）食品添加剂的概念

　　食品添加剂的概念在世界各国尚未统一。联合国粮农组织和世界卫生组织以及食品法规委员会在1983年规定：食品添加剂是指其本身通常不作为食品消费，不是食品的典型成分，而是在食品的制造加工、调制、处理、装填、包装、运输或保藏的过程中，由于技术（包括感官）的目的而有意加入食品中的物质，或者为提高食品的营养价值而加入食品中的一类物质。

我国对食品添加剂的定义则是依照 2009 年 2 月 28 日第十一届全国人民代表大会常务委员会第七次会议通过并同时颁布实施的《中华人民共和国食品安全法》中的规定：食品添加剂，指为改善食品品质和色、香、味以及为防腐、保鲜和加工工艺的需要加入食品中的人工合成或者天然物质。

（二）食品添加剂的分类

食品添加剂按其来源可以分为天然与人工合成两类，即天然食品添加剂与人工合成食品添加剂。天然食品添加剂主要来自动物、植物组织或微生物的代谢产物；人工合成添加剂是通过化学手段使元素和化合物产生一系列化学反应而制成的。

目前，天然食品添加剂的品种较少，价格较高；而人工合成食品添加剂的品种比较齐全，价格较低，使用量较小，但其毒副作用大于天然食品添加剂。

人工合成食品添加剂较之天然食品添加剂有一定的毒副作用，特别是合成食品添加剂质量不纯、混有有害杂质时，或用量过大时易造成对机体的危害。所以目前食品添加剂偏重于向天然食品添加剂方向发展。

由于食品添加剂功能各异，有的一物多能，生产食品添加剂的有化工、医药、轻工等厂家，使用食品添加剂的也不限于食品行业，所以食品添加剂按其用途的分类较为复杂，世界各国分类不一。中国现已批准使用的品种可分成 21 类，日本分成 25 类，美国分成 46 类。

目前我国将食品添加剂根据用途分为 21 类：酸度调节剂、抗结剂、消泡剂、抗氧化剂、漂白剂、膨松剂、胶母糖基础剂、着色剂、护色剂、乳化剂、酶制剂、增味剂、面粉处理剂、被膜剂、水分保持剂、营养强化剂、防腐剂、稳定剂、凝固剂、甜味剂等。

二、食品添加剂的作用与特殊毒性

（一）食品添加剂的作用

改善食品的感官性状，使加工后的食品色、香、味及外观更加良好。食品的感官性状包括色、香、味、形等在内的各项指标，餐饮业与食品加工业在食品菜点加工时为了改善或提高食品的感官性状，如使菜肴、面点的色泽更加艳丽美观，或使食品具有某种诱人的香气等，就在食品中加入一定量的某种食品添加剂，使其达到理想的效果。如适当使用色素、香料、甜味剂、酸味剂，以及乳化剂、增稠剂等都可以从某些方面提高食品的感官质量。

增强食品的耐储藏性，防止食品的腐败变质。防止食品的腐败变质，以增加食品的耐储藏性，是许多食品生产中的生产标准之一。由于有些食品在生产、运输、销售过程中都需要一定的时间或周期，为了使在较长的周期中保持食品的新鲜，就必须想方设法延长食品的储藏时间。目前唯一有效的方法就是使用防腐、保鲜类食品添加剂。如有些食品中加入防腐剂，可以控制或抑制食品中有害微生物的繁殖，含脂肪量较大的食品中加入一定量的抗氧化剂，就可以防止食品在短期内氧化变质，这样一来，就可以有效地延长食品的保存期。

有利于食品的加工操作。有些食品在加工过程中会产生大量的泡沫、气体，或者使液体混浊等现象，而传统的食品加工为了保证食品的出品质量，就不得不使其自然沉淀、消泡等，使食品的生产时间加长，影响生产的正常进行。而当温度不适宜的时候，过长的食品加工时间会影响到食品的质量，但如果在这类食品的生产过程中适当加入具有某种专门作用的食品添加剂，就可使其在短时间内即达到符合生产要求的效果。如在食品中使用澄清剂、助滤剂和消泡剂等，都可以起到这样的效果，会大大提高食品质量，缩短生产周期。

提高食品的营养价值或满足其他特殊需要。在食品加工过程中向食品中加入适当与适量的而且又是属于天然营养素范围的食品强化剂，可以提高食品的营养价值，同时也可以提高食品的利用率。另外，为了满足某种特殊的食品需要，有时候会在食品中加入某些具有特别功能的食品添加剂，使其更适合于某些特殊人群的食用。如在食品中加入无营养的甜味剂，制成不含糖却又有甜味的食品，可以满足糖尿病患者对甜味食品的需求等。

（二）食品添加剂的特殊毒性

随着近年来科学技术的进步，食品毒理学的发展也出现了一些新的趋向，出现一些新的先进的毒理学测验方法，特别是食品毒理学的评价手段更趋于完善，使一些以前认为无害的食品添加剂被重新认识，发现一些食品添加剂的毒性对我们的人体存在着一定潜在的危害性，应该引起我们的重视。

　　食品添加剂中所存在的能够对人体造成一定潜在危害的可能性称为食品添加剂的特殊毒性。食品添加剂的特殊毒性主要表现在以下方面：

　　无作用量的内毒性。从动物实验的结果计算每人每天允许摄入量（ADI）值是目前判断安全性的方法之一，但对食品添加剂的特殊毒性是不适用的。特殊毒性从表面上看有时不表现为有毒性，但实际上有内毒性，这种内毒性包括致癌性、遗传性和催畸形毒性。例如在以前各国曾用作肉、人造奶油等防腐剂的硼砂或硼酸，该物质长期摄入人体内，具有蓄积而排出很慢的特点，就会影响人体内消化酶的作用，妨碍营养物质的吸收，长期食用可引起某种程度的食品中毒。其他如防腐剂 β–萘酚、香料黄樟素已被证实具有致癌作用，早已被我国禁止使用。一般毒性是对个体（摄取化学物质的个人）都能引起生理反应的毒性，特殊的毒性是群体（例如 100 万人、1000 万人）出现某种内毒性并表现出来的概率，而不是在每一个人的身上都表现出来的。食品添加剂的特殊毒性没有作用量，也没有允许使用量，如果我们连续地、微量地摄入这些具有特殊毒性的食品添加剂，最终就有中毒的可能。

　　致癌性。现代医学实验证明，大部分癌症都是由化学物质引起的，到目前为止，多数的致癌物质都是通过动物实验发现和验证的。由于动物实验花费的时间长，需要特殊的技术，以及受专门人才的制约，不可能把所有的化学物质都做致癌性实验。近年来研制的一种新的短期实验方法可以避开动物实验的种种制约，即利用大肠杆菌和沙门氏菌做实验，实际上是一种微生物实验。用于供实验的化学物质作用于这些微生物，使微生物引起较强的突然变异，以此来判断供试物质的致癌性，这种实验也可以叫作变异原实验。现在使用的食品添加剂中，用短期实验的方法判断为变异原性的有山梨酸钾、对羟基苯甲酸乙酯、没食子酸丙酯、过氧化氢、甘草酸三钠等 20 多种，被怀疑为致癌阳性；还有些正在通过动物实验来进一步验证它们的致癌性。

　　遗传毒性。人体内的遗传因子（DNA）担负着子似双亲的遗传复制功能。有的化学物质能使如此重要的遗传因子发生变异，因此由化学物质而引起的突然变异叫作"DNA 伤"。它能引起可怕的遗传性功能障碍。遗传性功能障碍，是因为损伤的生殖细胞中的遗传因子，把不似双亲的劣性传给了子孙后代。损伤的体细胞的遗传因子，会造成难治之症与罕见病症。目前已经查明，因遗传障碍而产生的疾病有2000 多种，并且还有继续增加的趋势。现已查明的食品添加剂中的硝基呋喃系列物质，多用于制作鱼肉类、火腿、香肠等食品的保鲜剂，具有致癌性与致畸性，世界大多数国家已禁止使用。为了防止遗传毒性，为了人类子孙后代的安全，凡是经过微生物第一次、第二次筛选怀疑有遗传毒性的物质，最好不要使用。

叠加毒性。单独一种食品添加剂是安全的，但当几种食品添加剂同时使用时，情况就不一样了。一般情况下，两种以上的化学物质组合之后会有新的毒性，这种毒性就叫叠加毒性。食品添加剂出现的叠加毒性比我们想象中要多，也严重得多，这是近几年来科学研究成果得出的科学结论。

三、我国允许使用的食品添加剂

（一）防腐剂

我国允许使用的防腐剂的品种有苯甲酸（及其钠盐）、山梨酸（及其钾盐）、对羟基苯甲酸乙酯、对羟基苯甲酸丙基、二氧化硫、焦亚硫酸钠（或其钾盐）、丙酸钙（或其钠盐）、脱氢醋酸、双乙酸钠等。这些防腐剂的毒性都很低。

防腐剂的作用主要是抑菌作用，《GB 2760—2014 食品安全国家标准　食品添加剂使用标准》中允许使用的防腐剂适用的范围一般只限于蛋白质含量较低的食品。允许使用防腐剂中两种钠盐和钾盐的主要原因是为了提高其溶解度。

（二）抗氧化剂

我国允许使用的抗氧化剂品种有 BHA、BHT、没食子酸丙酯、异山梨酸钠、维多酚等。主要用于防止油脂氧化。如大桶中的植物油，一旦加工成食品则其接触空气中氧的面积增加，很容易酸败，脂肪氧化也是动脉粥样硬化病因研究的重点。因此，抗氧化剂是油脂和脂肪含量高的食品中常使用的食品添加剂。

（三）发色剂

发色剂也称护色剂，是在食品加工过程中加入的，能与食品中某些成分作用而呈现良好色泽的少量化学物质。

发色剂通常用于肉类食品，有硝酸盐及亚硝酸盐两类。前者包括硝酸钠及硝酸钾，后者包括亚硝酸钠及硝酸钾，但以钠盐使用为主。硝酸钠在食品中经亚硝化菌的作用可还原成亚硝酸钠，亚硝酸钠与肌红蛋白可以结合成亚硝基肌红蛋白，从而保持肉制品的红色。此外，发色剂还有一定的防腐作用，能抑制肉毒杆菌的生长。但是发色剂的毒性较强，摄入量大时可使体内血红蛋白变成高铁血红蛋白，失去输氧能力，所以使用时必须谨慎，应严格控制其使用范围和使用量。目前，我国规定硝酸钠与亚硝酸钠的最大用量分别为 0.5 克 / 千克及 0.15 克 / 千克，只能用于鱼类、罐头和肉类制品。

（四）食用色素

食用色素也称着色剂，是用以使食品着色并改善食品色泽的食品添加剂。按来源可分天然食用色素及人工合成食用色素两类。

1. 天然食用色素

天然食用色素主要来自动、植物组织或微生物代谢产物。天然食用色素多数比较安全，有些还有一定的营养价值，但个别的也具有毒性，如藤黄有剧毒不能用于食品。我国常用的天然食用色素主要有红曲、叶绿素、糖色、姜黄素、胡萝卜素等。

红曲。又名红曲米，是我国特有的天然色素。它是将一种霉菌接种在米上培养而成。红曲色素，性质无毒，对蛋白质有很强的着色力。如红豆腐乳、卤肉、卤鸡等肉类食品常用红曲色素，使之红色鲜艳惹人喜爱。有些地方在用红曲卤过的食品上还加番茄酱，色更鲜艳味更美。

叶绿素。饮食业常用叶绿素做翡翠色菜肴，如彩色鱼丸等。用菠菜或青菜叶捣烂挤出汁，此汁水即含叶绿素。有时还在这种绿色的汁中滴一点碱，以保持绿色的稳定性。

糖色。又名酱色、焦色，常用于制酱、酱油、醋等食品。烹调常用白糖炒成酱色做红烧菜的色素，这种方法生成的色素，对人体无害，可广泛使用。用工业生产法制成的糖色，要慎用，因为含有危害人体健康的含氮杂环类化合物（4- 甲基咪唑）。

姜黄素。用生姜黄的茎姜黄经加工制成的色素称为姜黄素，它常用于为酒、桂圆等食物着色。

胡萝卜素。胡萝卜素是从胡萝卜和它的植物叶中提炼出来的，常用于人造奶油或奶油着色，安全无害。它本身还是一种营养素。

2. 人工合成食用色素

人工合成食用色素其突出特点是着色力强，色泽鲜艳，成本较低。但人工合成食用色素是从煤焦油中制取或以苯、甲苯、萘等芳香烃化合物为原料合成的，这类食用色素多属偶氮化合物，在体内进行生物转化可形成芳香胺，后者在体内经 N-羟化和酯化可变成易于大分子亲核中心结合的致癌物而有致癌性。我国目前允许使用的合成色素有四种：苋菜红、胭脂红、柠檬黄、靛蓝。一般用于各种饮料、配制酒、糖果、罐头等食品。苋菜红、胭脂红的最大使用量为 0.05 克 / 千克；柠檬黄、靛蓝为 0.1 克 / 千克。

（五）食用香料

食用香料是用于改善、增强食品芳香的食品添加剂，也是食品添加剂中最大的一类，其品种有 1700 种以上，根据来源可以分为天然与人工合成两大类。

天然食用香料。天然食用香料一般成分复杂，非单一化合物，安全性较高，主要是植物香料，如八角、茴香、花椒、薄荷、桂皮、丁香等，在我国有着悠久的使用历史。据研究，某些香料也含有有毒物质，如桂皮、茴香含有黄樟素，可使动物致肝癌，使用时需引起注意。

人工合成食用香料。人工合成食用香料是纯粹用合成方法制得，而且通常以数种或数十种香料单体调和而成。各种味道的香精在实际的使用中其含量是极少的，如汽水、冰棒一般香精为 0.02% ~ 0.1%，算起来在食品单体含量仅为十几万分之一。

（六）调味剂

调味剂是调节改善食品滋味的食品添加剂。食品的滋味多种多样，有酸、甜、苦、辣、咸、鲜、涩、凉等味。因此调味剂的品种也非常多，根据作用不同一般可分为咸味剂、酸味剂、甜味剂、香料、辣味剂、鲜味剂、清凉剂等。

1. 酸味剂

酸味剂的作用是赋予食品酸味，调节食品的 pH 值，有助于钙等矿物质的吸收，并有一定防腐作用，在食品工业中应用极为广泛。常用的酸味剂分为无机酸和有机酸，在同样的 pH 值下有机酸比无机酸的酸感强烈。无机酸主要有磷酸，因其风味不如有机酸好，应用较少。有机酸品种较多，有柠檬酸、酒石酸、苹果酸、乳酸、乙酸、琥珀酸等。有机酸的化学结构不同且风味各异，柠檬酸具有令人愉快的酸味，苹果酸的酸味伴有苦味，乳酸、酒石酸的酸味伴有涩味，乙酸的酸味伴有刺激性臭味，琥珀酸的酸味伴有鲜味、异味，等等。

2. 鲜味剂

鲜味剂是能改善食品鲜味、增强食品风味的一种食品添加剂，也可称为风味增强剂。主要分为氨基酸类和核苷酸类。代表物分别有谷氨酸钠及肌苷酸、鸟苷酸。

谷氨酸钠。谷氨酸钠即味精，是人们最常用的第一代鲜味剂，其 pH 值为 3.2 时鲜味最低，pH 值为 6 时鲜味最高，在碱性环境中形成谷氨酸二钠而失去鲜味，高温（120℃以上）长时间加热可生成焦谷氨酸钠而具有毒性。适量谷氨酸钠进入人体后可直接被吸收利用，增强大脑机能，有利于解除大脑疲劳。故其一般对身体是有益的。但国外实验发现，大量使用时会引起脑、内分泌、内脏等的不良变化，所以使用也非多多益善。联合国粮食及农业组织与世界卫生组织联合食品添加剂委员会对谷氨酸钠的评价是，出生 12 周内的婴儿忌用，成人用量不超过 3 ~ 6 克 / 日，个别特敏感的人以不食用为好。

肌苷酸和鸟苷酸。肌苷酸和鸟苷酸均属核苷酸类鲜味剂，其中又以鸟苷酸的鲜味更强，但两者的鲜味均较谷氨酸钠强得多，实际应用时多为其二钠盐，安全性高。我国规定可按正常生产需要应用于酱油、调味料和混合味精中。

四、食品添加剂安全使用的原则

由于食品添加剂毕竟不是食物的天然成分，少量长期摄入也有可能存在对机体的潜在危害。随着食品毒理学方法的发展，原本认为无害的食品添加剂近年来发现可能存在慢性毒性和致畸、致突变、致癌性的危害。因此，各国对此给予充分的重视。目前，国际、国内对待食品添加剂均持严格管理、加强评价和限制使用的态度。为确保食品添加剂的食用安全，使用食品添加剂应该遵循以下原则：

食品添加剂必须经过适当的安全性毒理学评价方可使用。这是安全使用食品添加剂的基本原则和保证。目前，我国食品与卫生部门允许使用的 21 类食品添加剂的数百个品种，均是经过了严格的安全性实验，对其毒理学进行了全面的评价后，确定使用标准与使用量的。但最近几年来，一些不法业者为了个人利益而违背国家对食品添加剂的使用规定，在所生产的食品或食品原料中随意加入对人体有害的甚至是危害极大的添加剂，造成了严重的后果。2010 年以来发生在我国的几次影响很大的食物中毒事件几乎都是由于食品添加剂的违法使用造成的。

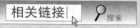

"瘦肉精"中毒事件

2001 年 11 月 6 日，广东省河源市肉联厂，从不法商贩那里购得 28 头由添加了 "F89" 的猪饲料喂养的生猪，次日，肉联厂对这批生猪进行了宰杀，并于同日在广东省河源市的部分市场上销售，结果猪肉卖出后不久，就陆续发生了食后不同程度的不适，并最终引发了有近 500 人为此而中毒住院的特大 "瘦肉精" 中毒事件。

"F89" 的化学名称为 "盐酸克伦特罗"，俗称 "瘦肉精"，是我国已经明令禁止使用的一种饲料添加剂。一些商贩与养猪业户为了达到使猪增加精肉的目的，竟违背国家的有关规定，因此造成了这起中毒事件。案犯在供词中说："F89 用了 10 多年了，其实大家都加了这种东西，养猪的自己也可以买来加进去，这是商品流通领域的某个环节出了错，责任不全在我。"案犯的狡辩实际上也反映出了当前我国在许多地方滥用添加剂的现实情况。

2002 年 3 月 25 日河源中级法院对此次食品中毒事件中的主要负责人进行了公开审理。根据《中华人民共和国刑法》第一百四十条的规定，犯生产销售伪劣产品罪，可罚款 5 万至 20 万元，或处以两年以下的有期徒刑或拘役。而在此案件中的其他连带责任人已经在缴纳了罚金之后予以释放。

轰动全国的河源 "瘦肉精" 中毒事件的主要负责人最终受到了法律的制裁，充分反映了我国在保障人民群众的食品卫生安全方面是有法可依的。但此事件的发生也表明，在我国的生猪市场上，存在着严重的此类滥用添加剂的现象，给食品原料的卫生安全带来了严重的危害，严重危及了餐饮消费者的人身安全。

为此，广东省有关部门于 2002 年 4 月 1 日，在广东省内开始实行 "放心肉销售凭据" 制度，规定凡 "餐饮食肆、超市、肉食品加工企业和机关团体等单位应按政府主管部门的规定和要求，购买肉品时应向肉品销售者索取销售凭据"。

除此之外，发生在 2001 年的 "毒大米" 事件、面粉中添加 "吊白块" 事件等，都是滥用添加剂造成的危害。

不影响食品感官性质和原味,对食品营养成分不应有破坏作用。食品添加剂的使用必须是以不破坏食品原有的营养成分为基础的,如果所添加的食品添加剂对食品原有的营养造成了不同程度的影响或破坏,那么,这样的添加剂就属于禁止使用范围内的。但现在许多食品加工人员,特别是有些饭店的菜点加工人员,为了使菜点的色、味达到某种理想的效果与质地要求,便不惜破坏食品的营养成分,乱使用添加剂。例如给蔬菜焯水时加入食碱、在酿制牛肉的时候加入过量的嫩肉粉、在鲜虾仁中加入食碱或小苏打以使虾仁光亮饱满等。尤其是水发原料中大量使用各种防腐、保鲜剂的现象,严重地破坏了食品原有的营养含量,有些添加剂是严禁在食品中使用的,如"福尔马林"等。这些添加剂的使用不仅对食品的营养成分造成了破坏,甚至会对人体造成一定的危害。

食品添加剂应有严格的质量标准,其有害杂质不得超过允许限量。对于食品添加剂的质量标准,国家有严格的规定。因为,有些食品添加剂本身就有一定的毒性,如果食品添加剂生产不能按其质量标准进行,其有害物质就会进一步增加。如果使用这样的食品添加剂,即使食品加工者严格按使用标准使用了,其对人体的危害程度仍然会很大。因此,在选用食品添加剂时,应购买正规生产厂家的产品,严格食品添加剂的质量标准。对于餐饮企业及食品加工企业而言,必须在国家规定的限量范围内使用对人体无毒无害、不含杂质的食品添加剂,加入食品后应能被分析鉴定出来。

使用时必须严格控制使用范围和使用量。鉴于有些食品添加剂具有一定的毒性,应尽可能不用或少用,必须使用时应严格控制使用范围与使用量。这是一条非常重要的使用原则。有些食品之所以会在加入食品添加剂后对人体产生不同程度的危害,其关键原因在于使用者在使用时不能严格控制食品添加剂的使用量,致使食品中的食品添加剂超标准,形成了对人体某种程度上的直接危害与间接危害。尤其是专供婴儿的主辅食品,除按规定可加入强化剂外,不得加入人工甜味剂、色素、谷氨酸钠及其他不适宜的添加剂。即使允许加入营养强化剂一类的食品添加剂,也必须严格控制添加的数量与使用范围。

不得使用食品添加剂掩盖食品的缺陷或作为伪造手段。在我国食品及食品原料的销售市场上,许多业者为了使自己的某种产品更具有吸引消费者的产品魅力,掩盖产品本身的某种缺陷或不足,就在食品中添加某种能够改善这种不足的食品添加剂,严重者甚至成为造假的手段。据媒体报道,有的卖豆芽的人从来不吃豆芽,因为豆芽用甲醛浸泡过，这样的豆芽看上去更加新鲜饱满；有的面粉厂的职工不买自己厂里出产的面粉，因为面粉里加了大量的滑石粉，使面粉看上去很白；卖馒头的人不吃自己加工的馒头，因为馒头里面加入了洗衣粉，使馒头显得很白；等等。这些类似的现象，都是违背食品添加剂使用原则的。国家有关部门对此有明确的规定，所有食品添加剂的使用都不能以掩盖食品的缺陷或作为伪造手段为目的，如果违背这一条使用原则，并给人体造成危害的，就构成了违反《中华人民共和国食品安全法》中的有关条款，是要依法追究责任的。

复合食品添加剂中的各单项物质必须符合食品添加剂的各项规定。随着食品添加剂使用的范围与种类的日益增加，许多食品添加剂都成为具有多种功能的复合型食品添加剂。这就要求复合食品添加剂中所加入的各种单项物质的品质、数量及性能与复合食品添加剂的质量标准要求相符合，决不允许把某种单独使用时不合格的食品添加剂与其他种类的食品添加剂混合加工成某种复合型的食品添加剂。

进口食品添加剂管理。国家进口的食品添加剂，必须符合我国规定的品种和质量标准，并按我国进口食品卫生管理有关规定办理审批手续。对此，在2014年12月最新颁布的《GB 2760—2014 食品安全国家标准食品添加剂使用标准》中有明确的规定。

不允许把违禁品当作添加剂使用。对于可以食用的违禁品，在《食品添加剂使用标准》中有明确的规定，任何个人和单位都不得把违禁品当作添加剂使用。

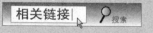

火锅店违法滥用添加剂被判刑

四川成都龙泉驿有一火锅店老板刘某为了提香提味，从香料店老板那里买了添加有罂粟壳的香料，放到火锅里对外销售，金额达13.8万元。最终火锅店老板被判刑1年8个月，并处罚金28万元。香料店的夫妇俩也被判了刑。刘某和香料店夫妇不服上诉到成都中级法院，但成都中院依据犯罪事实，驳回了上诉，二审维持原判。

2013年起，刘某与人合伙经营了一家火锅店。刘某说，2014年年底，有人反映该火锅店的火锅不辣、不麻、不香。为了让火锅店生意红火，刘某就从五块石农副产品批发市场内奉某夫妇处购买了2斤含罂粟壳的火锅香料。此后还购买了一次。后来，龙泉驿食药监局对火锅店的火锅底料进行了两次抽样检查,发现该火锅底料中检出吗啡、罂粟碱等成分。经查,刘某生产销售了添加有罂粟壳的火锅金额达13.8万元,奉某夫妇销售了近4000元。法院认为,奉某夫妇在生产、销售的香料中加入有毒、有害物质非食品原料,其行为已构成生产、销售有毒、有害食品罪,且系共同犯罪。

五、食品添加剂使用的卫生标准与安全管理

(一)食品添加剂使用的卫生标准

国家对食品添加剂的使用已制定了国家标准(GB),最新颁布的《GB 2760—2014 食品安全国家标准食品添加剂使用标准》于 2015 年 5 月 24 日实施。本标准代替了《GB 2760—2011 食品添加剂使用卫生标准》。本标准进一步规定了食品添加剂的使用原则、允许使用的食品添加剂品种、使用范围及最大使用量或残留量,以及对食品添加剂的安全管理等。本标准适用于所有的食品添加剂生产、经营和使用者。

相关链接 🔍 搜索

《GB2760—2014 食品安全国家标准 食品添加剂使用标准》
规定的使用原则

一、食品添加剂使用时应符合以下基本要求:

1. 不应对人体产生任何健康危害;

2. 不应掩盖食品腐败变质;

3. 不应掩盖食品本身或加工过程中的质量缺陷或以掺杂、掺假、伪造为目的而使用食品添加剂;

4. 不应降低食品本身的营养价值;

5. 在达到预期效果的前提下尽可能降低在食品中的使用量。

二、在下列情况下可使用食品添加剂:

1. 保持或提高食品本身的营养价值;

2. 作为某些特殊膳食用食品的必要配料或成分；

3. 提高食品的质量和稳定性，改进其感官特性；

4. 便于食品的生产、加工、包装、运输或者贮藏。

（二）食品添加剂的卫生管理

1. 制定和执行《食品添加剂使用标准》

国家非常重视对食品添加剂的使用管理，并不断对所制定的《食品添加剂卫生管理办法》进行修订。现行的《食品添加剂卫生管理办法》为 2002 年颁布施行的。卫生部为加强对食品添加剂新品种的管理，根据《中华人民共和国食品安全法》和《食品安全法实施条例》的有关规定，新制定了《食品添加剂新品种管理办法》，于 2010 年 3 月 15 日经卫生部审议通过，并发布施行。

《食品添加剂新品种管理办法》严格要求："食品添加剂应当在技术上确有必要且经过风险评估证明安全可靠"才能使用；并规定使用食品添加剂应当符合下列要求：不应当掩盖食品腐败变质；不应当掩盖食品本身或者加工过程中的质量缺陷；不以掺杂、掺假、伪造为目的而使用食品添加剂；不应当降低食品本身的营养价值；在达到预期的效果下尽可能降低在食品中的用量；食品工业用加工助剂应当在制成最后成品之前去除，有规定允许残留量的除外。

2. 颁布和执行新食品添加剂审批程序

未列入食品添加剂使用卫生标准的其他食品添加剂如需要在食品生产中使用时，要按规定的审批程序经批准后才能使用。其审批程序为：

（1）由研制、生产或使用单位向省、自治区、直辖市一级的食品卫生监督机构提出申请报告及提供有关资料，包括：食品添加剂品名、理化性质、生产工艺、质量标准、毒理学实验、使用效果、使用范围、使用量、残留量及检验方法以及国外批准使用资料，或联合国粮食及农业组织与世界卫生组织联合专家委员会评价资料等。

（2）由省、自治区、直辖市食品卫生监督机构进行初审。

（3）再由国家卫生部食品添加剂卫生标准科研协作组织预审，全国食品添加剂标准化技术委员会终审。

（4）通过的产品列入食品添加剂使用卫生标准，由国家卫生部批准颁发。

对新品种的审核除对工艺、质量标准审查外，重点对产品进行安全毒理学评价。其根据是按卫生部颁布的《食品安全毒理学评价程序（试行）》。

3. 颁布执行生产食品添加剂审批程序

为了加强对新批准品种食品添加剂的安全保证，我国实行了许可证管理制度，即要生产已列入 GB 2760—2014 中的食品添加剂的工厂必须按《全国食品用香料产品生产管理试行办法》和《食用香料香精产品许可实施细则》办理生产许可证。要生产食品添加剂的厂家必须按上述规定办理"定点生产许可证"，或"生产许可证"，或"临时生产许可证"之一。无此三证之一的即属于无证经营。

（三）食品添加剂的许可使用品种的国际化倾向

食品添加剂的国际贸易与食品不同。食品在很大程度上因风味嗜好与饮食习惯所决定的消费者选购趋势不同，在国际贸易中有很大差别。而食品添加剂各国之间允许使用的品种和使用范围差别很大，又影响不到消费者选购趋势，各国间有较大的差别，既反映了国家主权，又成为国家贸易中非关税壁垒的一个组成部分，随着贸易范围的扩大，国际贸易越来越大。因此消除不同国家间法规允许使用情况的差别是食品贸易国际化的一个重要趋势。联合国粮食及农业组织与世界卫生组织下设的食品添加剂联合专家委员会（JECFA）对食品添加剂加强了安全性审查，并定出它们的每日允许摄入量（ADI）值向各国政府建议。

我国的食品添加剂许可使用品种、许可使用范围、许可使用量，近几年也经过了较大的修改，在修改中也注意向国际标准靠拢。例如尽管天然色素成本较高，我国食品用量很少，但是在 1986～2007 年前后五次修改方案中，天然色素允许使用的品种超过了人工合成色素；其次还增加了以天然原料为主的香料品种。

（四）食品添加剂的标志管理

由于分析食品中食品添加剂手续特别繁杂，因而很多国家规定了在食品标签上必须标记食品添加剂所用种类的义务。但对于标记的内容各国间还有较大的差别，有的只要求标记化工合成食品添加剂，有的规定了原料生长、加工中所带有的食品添加剂不必标记；我国目前还没有关于标记的规定。

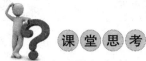

课堂思考

中国传统菜肴、面点的加工不使用任何添加剂，在今天你认为可以做到吗？

思考与训练

一、名词解释

腐败变质　食物中毒　食品添加剂

二、填空题

1. 列举常见的五类食品添加剂：_____、_____、_____、_____、_____等。

2. 食品原料腐败变质的原因包括_____、_____、_____等。

3. 防止食品腐败变质的措施有_____、_____、_____等。

4. 员工由于卫生问题暂时离岗包括_____、_____、_____等要求。

三、判断题

1. 食品营养添加剂对人体没有危害。（　　）

2. 食物中毒没有传染的属性。（　　）

3. 腐败变质的食物经过加热后还可以继续食用。（　　）

4. 食品添加剂的使用必须遵守国家规定的标准并严格执行。（　　）

四、简答题

1. 食品腐败变质的原因与危害各有哪些？

2. 防止食品腐败变质的措施有哪些？

3. 食品加工人员的卫生要求有哪些？

4. 食物中毒的预防措施有哪些？

5.食品添加剂安全使用的原则有哪些?

五、案例分析

案例: 2011年上半年,有媒体报道称,全国每年消费330万吨左右的食醋,其中90%左右为勾兑醋。当《中国之声》记者就这一传言向业内人士求证时,山西醋产业协会负责人透露了更惊人的消息说,市场上销售的真正意义上的山西老陈醋不足5%,也就是说,消费者平常喝的基本都是醋精勾兑醋。此信息一经披露,就引起了举国民众的强烈反应,媒体网络抑或是人们茶余饭后都在讨论与声讨此事。

所谓"勾兑醋"就是用醋精勾兑出来的醋。一般来说,醋精本身不含营养成分,如果勾兑比例掌握不好的话,人们食用后会对人体造成一定的伤害。国家目前虽有所谓配制食醋的标准,但尚无手段检测出勾兑的是不是工业级醋酸,以及勾兑比例是否合乎标准。

根据上述案例回答如下问题:

山西勾兑醋的风波,揭示了国民对食品安全的重视程度。国家虽然制定了对配制食醋的标准,但还是发生了山西勾兑醋的事件,而类似的食品安全问题还有许多。请分析应如何杜绝此类食品安全事件的发生。

食品原料的污染与控制

当前我国的食品污染已经成为社会关注的热点问题，而通过对本章内容知识的介绍，有助于学生对食品污染途径、预防措施的了解与把握，并提高学生对食品安全和环境保护重要性的认识。

本章内容为食品污染有关知识的系统介绍，主要介绍预防食品污染的措施与对食品污染的控制方法，以及对掺假、伪劣食品的鉴别方法。

学习目标

方法能力目标

熟悉和掌握食品原料污染的意义和对人体健康的影响，并通过学习预防食品污染的各种措施，努力培养学生的食品安全意识，提高学生对食品安全问题的把握与处理能力。

专业能力目标

通过学习本章知识，在掌握食品污染因素与污染指标的基础上，全面把握预防食品污染的措施，以及把握对掺假、伪劣食品的鉴别方法，并能够在菜肴的生产和烹饪实践工作中得到良好的运用，掌握解决实际问题的能力。

社会能力目标

各班的烹饪营养与美食实践小组可以有选择性地对食品原料市场进行调查，看是否有被污染的食品原料，并根据学过的知识，对部分食品原料进行真伪质量鉴别。

案例

双汇瘦肉精事件及其他

看到近期一则新闻中介绍："双汇瘦肉精事件"曝光后，不得不让我们更加注意起对于食品安全的监督和公民日常对于食品污染的预防与认识。

大家都知道食用被污染的食品的后果是什么，当食品被污染后，会造成不同程度的危害：急性中毒、慢性中毒、致突变致畸致癌变等。

尤其是对于食物腐败变质而言，食物中应该有的蛋白质分解；食物脂肪酸败；食物中碳水化合物分解。从卫生学的角度来看，当食物腐败变质时，首先会产生厌恶感；其次会降低食品的营养价值；最后会引起急性中毒或存在潜在危险。

历来信誉比较好的台湾食品也有了问题，一向以食品安全监管严格著称的欧洲也正因"毒黄瓜"事件而人心惶惶。可以说，在全球化时代的食品安全危机中，世界上任何国家都无法确保独善其身。

其实，面对食品安全危机，每个国家和地区都是一个整体。而整个地球的空气无法分割，流经各大洲的海洋无法筛选。一个地方的环境污染，在时间的作用下，会危害整个自然环境；一个地区的有毒产品，在全球物流体系下，会扩散到更多地区。

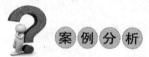

案例分析

食品安全无界，有效的食品安全需要有效的全球治理机制，更需要各国、各地区、各机构所有人的共同努力。当发生食品安全危机时，更应该做的，不是以歧视性眼光去抵制事发地，而是如何更好地通力合作，去解决危机。你认为应如何避免类似"双汇瘦肉精事件"的发生？

食品加工，首先离不开原料。而用于食品加工的原料的卫生安全状况会直接影响到食品的卫生安全。如果食品原料在生长、收获、运输、储藏等环节中受到内在或外界有毒、有害物质的污染，而没有相应的控制措施及其预防手段，则用于加工的成品食品也是不卫生、不安全的。人们食用了这样的食品就会引发传染病、寄生虫病或急性食物中毒等，这些危害有的会长期作用于人体而造成慢性危害。因此，食品原料的卫生安全控制是食品卫生安全的基础。

第一节　食品原料污染的概念与分类

一、食品原料污染的概念

一般来说，我们在烹饪中正常使用的原料是不含有害物质的，或者含有的有害物质数量极少，不足以构成对人体的危害（个别原料除外）。但原料在生产、加工、储存、运输、销售等各个环节中，由于种种原因，导致外界环境中的各种有害物质可能进入原料中，从而降低了食品原料的卫生质量，甚至失去了原料的使用或食用价值，或者对人体健康产生不同程度的危害。这种使有害物质进入食品的过程就是食品污染。

所谓食品污染是指能够导致各种危害人体健康的有害物质进入正常食品（食品原料）的过程。

二、食品原料污染的分类

根据污染食品原料有害因素的性质，食品原料中可能出现的有害污染可以概括为以下三大类。

（一）生物性污染

生物性污染是由微生物、寄生虫及虫卵、昆虫等造成的。

微生物污染在整个食品污染中占有很大的比重，主要包括细菌和细菌毒素、霉菌及霉菌毒素。细菌是来自病人、病畜和带菌者，能引起食物中毒、人畜共患传染病等的致病菌。霉菌在自然界中分布较广，有病害的农作物、空气、土壤及容器等都可使食品受到污染。如青霉、镰刀霉等广泛生长在粮食、油料、花生、肉类等食品上。微生物污染食品后，在条件适宜的情况下会大量繁殖，使食品发生一系列的理化变化，大大降低或失去了食品的食用价值，不但造成浪费，而且会使人发生急、慢性中毒，严重时会导致生命危险。

寄生虫及虫卵污染主要是通过病人、病畜的粪便间接污染水源或土壤，由此再使家畜等动物及蔬菜受到感染或污染，或直接污染食品。此外，还有肠道病和昆虫等因素造成的污染。

（二）化学性污染

化学性污染包括各种有害金属、非金属以及有机物和无机化合物，如铅、汞、多环芳烃、N-亚硝基化合物等，来源复杂，种类繁多。主要的污染来源有农药污染、工业"三废"污染、食品添加剂污染、容器及包装材料污染等。

农业生产中广泛使用的化学农药，由于喷洒、施肥中使用不当，使农作物受到污染而在食品中有一定的残留。另外，长期使用农药，增加了害虫的抗药性，促使用药量和用药次数不断增加，使农药残留加重。人们在使用前处理不当，就会对人体造成危害，这些问题目前已经引起许多国家的重视。

工业生产中废水、废气和废渣的不合理排放，又使某些有毒化学物质通过水、土壤、空气污染农作物、水产品等，造成食品原料的污染，危害人体健康。

绝大多数食品添加剂为人工合成的化学物质，食品加工时为了达到一定的目的在使用添加剂时，用量不当或采用不合乎卫生要求的食品添加剂，都可能造成不同程度的污染。

质量不符合卫生要求的容器、包装材料、运输工具等在接触食品时，有害物质被溶解也会造成原料的污染。如塑料等一类高分子化合物中未参与聚合的游离单体及裂解物可转移到食品原料中，从而危害人体，甚至使人体致癌、致突变。

（三）放射性污染

放射性污染主要来自放射物的开采、冶炼及国防、生产和生活中的应用与排放。目前食品中放射性物质的实际污染情况不是较多，但也应该引起重视。

三、食品原料污染的预防措施

造成食品原料污染的途径是多方面的，防止食品原料污染是关系到人类健康的重大问题，为了控制和防止有害物质对食品原料的污染，提高食品卫生质量，应在以下几个方面采取预防措施。

● 加强食品卫生知识和预防食品污染的宣传教育，使人们重视食品污染的危害，自觉地做好预防工作；

- 综合治理工业"三废"，减少或消除污染；
- 对人体危害较大的农药应限制其用量和使用范围；
- 食品行业要严格遵守食品卫生法，在生产、加工、销售等过程中严格按卫生程序进行，即生、熟分开存放，食具彻底消毒，讲究个人及环境卫生，定期进行健康检查等；
- 加强食品包装材料和容器的卫生管理，执行食品运输和储存的卫生管理条例，确保食品在运输和储存过程中不受污染；
- 严禁滥用食品添加剂，其使用品种和使用量必须按卫生标准规定执行；
- 卫生防疫部门做好肉品检验工作，严禁病死禽畜肉进入市场；
- 加强放射源的管理，用电离辐射加工食品应严格遵守辐射源和照射剂量的规定。

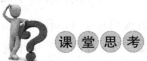

课 堂 思 考

我们日常生活中，哪类污染对食品危害最常见？

第二节 常见原料污染的指标

一、细菌性污染的指标

（一）细菌种类

从影响食品卫生质量角度看，应特别注意以下几种常见的食品细菌：

假单胞菌属。为革兰氏阴性无芽孢杆菌，需氧、嗜冷、pH 值 5.0 ~ 5.2 下发育，是典型的腐败细菌，在肉和鱼上易繁殖，多见于冷冻食品。

微球菌属和葡萄球菌属。为革兰氏阳性，嗜中温，营养要求较低。在肉、水产食品及蛋品中常见，有的能使食品变色。

芽孢杆菌属与芽孢梭菌属。 分布较广泛，多见于鱼和肉。前者需氧或兼性厌氧，后者厌氧。属中温者多，间或嗜热菌，是罐头食品中常见的腐败菌。

肠杆菌科各属。 除志贺氏菌属及沙门氏菌属外，皆为常见的食品腐败菌。革兰氏阴性，需氧及兼性厌氧，嗜中温杆菌。多见于水产品、肉及蛋。

弧菌属及黄杆菌属。 均为革兰氏阴性兼性厌氧菌，主要来自海水或淡水，在低温和 5% 食盐中均可生长，因此水产食品中多见。黄杆菌属还能产生色素。

嗜盐杆菌与嗜盐球菌属。 革兰氏阳性，需氧菌，嗜盐，在 12% 食盐甚至更高浓度的食盐中均能生长，多见于咸鱼。其中嗜低盐菌的致病性值得重视。

（二）原料的细菌污染指标

反映食品卫生质量的细菌污染指标有两个：细菌总数和大肠菌群。

细菌总数。 细菌总数是指 1 克食品、1 毫升食品或 1 平方厘米表面积食品上的细菌数目，但不考虑种类。一般是将食品经过适当处理（溶解或稀释），在显微镜下对细菌细胞数进行直接计数而得到的细菌总数。细菌总数有两方面的食品卫生意义：可作为食品被污染的标志；可以用来预测食品可能存放的期限。在 0℃ 条件下，细菌总数为 10^5 个 / 平方厘米的牛肉可保存 7 天，而当细菌总数为 10 个 / 平方厘米时可保存 18 天；在 0℃ 条件下，细菌总数为 10^5 个 / 平方厘米的鱼肉可保存 6 天，而当细菌总数为 10^3 个 / 平方厘米时可保存 12 天。实际上细菌总数反映了食品的一般卫生质量，以及食品在生产、储存、运输、销售等过程中的卫生措施和管理情况，为食品卫生监督和管理工作提供依据。

大肠菌群。 大肠菌群包括肠杆菌科的埃希氏菌属、柠檬酸杆菌属、肠杆菌属和克雷伯菌属。这些菌属中的细菌均来自人和温血动物的肠道，需氧及兼性厌氧，不形成芽孢，在 35℃ ~ 37℃ 下能发酵乳糖产酸产气的革兰氏阴性杆菌，仅极个别菌种例外。大肠菌群已被许多国家用作食品上质量鉴定的指标。如果食品中检出大肠菌群，表明该食品受到人与温血动物粪便污染；如有典型大肠杆菌，则表明该食品受到近期粪便污染；如有其他大肠杆菌存在，说明该食品受到粪便的陈旧污染。大肠菌群在粪便中存在数量较大，食品中的粪便污染含量只要能达到 0.001 毫克 / 千克即可检出大肠菌群，因此检验方法不仅简易而且敏感。

此外，大肠菌群还可以作为肠道致病菌污染食品的指示菌群。当食品检出有大肠菌时，就有肠道致病菌存在的可能，大肠菌群数越高，肠道致病菌存在的可能性就越大。

（三）食品细菌污染的途径

食品的原料包括植物性原料和动物性原料。植物性原料在植物栽培时主要利用人畜的粪便作为肥料，因此受肠道细菌的污染较为严重，在收获、运输过程中也往往受到多种细菌污染。动物性原料会有来源于病畜、病禽及健康带菌者的致病菌，也会受当时当地环境中微生物的污染。各种原料在进行粗加工处理时，又可造成细菌的污染，尤其在原料的破损之处，细菌会大量聚集。食品在包装、运输过程中，也会受到细菌的污染，所以食品原料中的细菌无论在种类上还是在数量上比加工后要多几倍。

二、霉菌及霉菌毒素的污染指标

（一）霉菌及霉菌毒素的简述

霉菌是真菌的一部分，真菌的生物学特征是有细胞壁，不含叶绿素，无根茎叶，以寄生或腐生方式生存，能进行有性或无性繁殖的一类生物；霉菌是丝体比较发达而又没有较大子实体的那一部分真菌。

霉菌在自然界中分布较广，种类繁多，目前已知的霉菌有5000种以上，大多数霉菌对人体无害，并且在食品工业中广泛应用，如酿酒、制酱和发酵其他食品等，但也有相当数量的霉菌对人体不利，易导致食品发生霉变质。某些霉菌的产毒菌株污染食品后，会产生有毒的代谢产物即霉菌毒素，对人体健康造成极大的危害，引起人类急、慢性中毒和致癌。目前已知的毒素有200种左右，致使实验动物致癌的主要有黄曲霉毒素、杂色曲霉素、镰刀菌毒素等。其中污染及危害最大的是黄曲霉毒素，故应特别引起重视。

（二）黄曲霉毒素对食品的污染

1. 黄曲霉毒素的性质

黄曲霉毒素是一种结构类似的化合物，主要由黄曲霉和寄生曲霉代谢产生，在紫外线条件下，都发生荧光，根据荧光颜色 RF 值及结构等分别命名为 B_1、B_2、G_1、G_2、M_1、M_2 等。黄曲霉毒素性质较稳定且耐热，需加热到 280℃以上才发生裂解，因此，一般在烹调加热过程中难以被破坏。黄曲霉毒素极难溶于水，易溶于油和一些有机溶剂，故易污染含脂肪较多的油料作物及粮食类的糊粉层。黄曲霉毒素一般在中性及酸性溶液中较稳定，但在强酸性溶液中也略能溶解，在 pH 值为 9 ~ 10 的强碱溶液中分解迅速。

2. 黄曲霉毒素的毒性

黄曲霉毒素对人和动物具有急性毒性、慢性毒性和致癌性。急性毒性黄曲霉毒素属于剧毒之物，其毒性比氰化钾还高，人摄入大量黄曲霉毒素后可发生急性中毒，主要危害肝脏，引起肝出血和肝坏死等。慢性毒性黄曲霉毒素被摄入少量时，会引起慢性中毒，主要表现为动物生长障碍、肝脏出现慢性损伤等。大量实验证明，黄曲霉毒素能在各种动物中诱发肝癌、胃癌、肾癌、直肠癌、乳腺癌和其他部位的癌瘤，是目前发现的最强的化学致癌物质。其中黄曲霉毒素 B_1 致癌性最强，B_2、M_1 和 G_1 也有致癌作用。

3. 黄曲霉毒素污染的预防措施

预防黄曲霉毒素污染食品的主要措施，是防止食品受霉菌污染。由于霉菌的生长需要一定的温度、相对的湿度、食品中一定的水分含量及氧气，故采取有效措施控制这些因素，就可以达到预防目的。具体措施如下：

降低储存温度。理想的储存条件是将食品储存于低温的环境中，以抑制霉菌的生长繁殖。

干燥。降低储存环境中水分和食品本身的水分，以防止霉菌的生长。例如五谷杂粮收获后，应及时晾晒、风干、烤干或密封加吸湿剂，使水分迅速降至安全水分之下。

控制氧气量。大多数霉菌的生长繁殖是需要氧的，因此减少食品储藏环境中的氧气含量，也可以有效预防霉菌的生长。

以上是影响食品霉变的三个重要因素，因此必须合理地控制好。与此同时，农作物在收获储藏过程中还需尽量保持颗粒的完整无损，这样可以有效地减少霉菌侵入的机会。

三、化学类物质的污染指标

（一）　农药对食品的污染

在农业生产中，为了防治农业病虫害、去除杂草、控制人畜传染病、提高农畜产品的产量和质量等，经常大量使用化学农药。尽管农药的使用对促进粮食增产有很大的帮助，但同时也对食品造成不同程度的污染，所以必须重视农药的污染问题。

1. 农药污染食品的途径

农药在农业生产过程中使用，农药可经呼吸道、皮肤侵入机体，但更重要的是通过污染食品进入人体。

通过农作物喷洒农药直接污染食物。农田施用农药后，可以直接污染食用作物，农药被植物组织吸收后，运转到植物各部位，即参与复杂的代谢转化过程。其在食物中的积累和消化情况可受多种因素的影响，往往与农药品种、浓度、剂型、施用方法、土壤、气候条件及农作物种类、生长发育状况等有一定关系，不同农药在不同农作物的不同生长时期使用时，其残留的量是有差异的。

通过土壤间接污染食物。喷洒农药时，只有少部分沾在农作物上，其大部分都通过各种途径向环境中扩散，降落到土壤中，在土壤中残留。土壤中的农作物又可以通过植物的根系吸收，转运到作物内部，根系发达的农作物对农药的吸收率较高，如花生、胡萝卜、豌豆等就较茄子、洋葱、辣椒等吸收率高得多。

通过生物的富集作用污染食物。农药还可以通过生物的富集作用污染食物。某些化学农药与酶和蛋白质的亲和力较强，不能被生物排出体外，易蓄积于体内并通过食物链逐级浓缩，最终由污染的食物而危害人体。如畜禽食用被农药污染的饲料后，其体内农药量远较饲料高，若不能排出体外，则蓄积于体内，造成肉、乳、蛋等食品的污染，并转移给食用者。

通过气流扩散污染食物。喷洒农药后，有一部分农药以极细的微粒飘浮于大气中，虽然量很少，但它们随着雨水、飘尘、风等飘落到别的土壤及水域中，也会污染其他地域的食用作物及水生动植物，对食用者造成一定威胁。

2. 常用农药对食品的污染

有机氯农药的污染。有机氯农药是一类广谱杀虫剂，我国常用的有机氯农药多为六六六（六氯环己烷）、滴滴涕（二氯二苯三氯乙烷，DDT）、氯丹、毒杀芬等，其中以六六六生产和使用最多。有机氯农药挥发性不高，脂溶性强，易于在动、植物富含脂肪的组织及谷类外壳富含脂质的部分蓄积。由于其化学性质稳定，受日光及微生物作用后分解少，在环境中降解缓慢，因此在食物中残留性强，属于高残毒农药。如六六六在土壤中的半衰期达 2 年，而滴滴涕为 3 ～ 10 年。人体长期摄入含有有机氯农药的食物后，会造成急慢性中毒，侵害肝、肾及神经系统，对内分泌及生殖系统也有一定的损害作用。

有机磷农药的污染。有机磷农药的使用也较广泛，目前大量生产和使用的至少有 60 种，常用的主要是高效、低毒、低残留的马拉硫磷（四〇四九）、乐果、敌百虫、敌敌畏（DDV）等。有机磷农药与有机氯农药不同，它们大都性质不稳定，易水解、氧化、受热分解等，在食用作物中残留时间短，主要残留在水果、蔬菜的外皮部分，去皮和洗涤均能减少其残留量，因此由有机磷农药引起的慢性中毒较为少见。但若使用不当，药液接触皮肤或随风吸入等，也会造成急性中毒甚至死亡，因此有机磷农药的保管和使用也不能大意。

有机汞农药的污染。有机汞农药是高效残留杀菌剂，在食品中的半衰期长，不易除去，毒性强。进入人体后主要积蓄在肝、肾、脑等组织中，引起急慢性中毒，出现头昏、四肢酸软、乏力、腹胀等症状，并有致突变作用。

（二）亚硝胺对食品的危害

天然食品中一般不含亚硝胺或含量甚微，亚硝胺主要存在于一些加工食品中，由亚硝酸盐与胺类物质反应生成。火腿、腊肉、香肠等肉制品在加工中常用发色剂硝酸盐，接触胺类物质后可能形成亚硝胺。蔬菜在腌渍时，由于硝酸盐还原菌的作用，可将蔬菜中的硝酸盐转变为亚硝酸盐，从而使咸菜或泡菜等食品中出现亚硝胺。食品霉变及食品经发酵后都会使其中的硝酸盐及胺类含量增加，在适宜条件下即可形成硝酸铵。亚硝胺是一类强致癌物，大量实验证明，亚硝胺对人和其他动物都有致癌和致突变作用。为预防亚硝胺对人体的危害，应采取下列措施控制食品中亚硝胺的产生。

严格限量使用发色剂。硝酸盐和亚硝酸盐可作为加工肉制品时的一种重要发色剂。但作为亚硝胺的前体，它对人体健康很不利，而且目前还没有理想的替代物，所以我国规定在肉类罐头及肉类制品中，硝酸盐的最大使用量为 0.5 毫克 / 千克，亚硝酸盐的最大使用量为 0.15 毫克 / 千克。

合理储存。易腐败的含蛋白质丰富的肉类、鱼类及含硝酸盐较多的蔬菜，应尽量及时低温储存以减少胺类及亚硝酸盐的产生。

改进食品的加工方法。食品经烘烤、干燥等加工时尽量采用间接加热方法，以减少亚硝胺的形成。

增加维生素 C、维生素 E 的使用。维生素 C 能阻断亚硝胺在体内及食品中的合成，维生素 E 也有类似作用。因此，加工过程中加入这些物质，可以有效地抑制和减少亚硝胺的产生。

暴晒污染的食品。由于紫外线可使亚硝胺光解，还可以杀灭细菌及霉菌，因此对于已被亚硝胺污染的食品可适当暴晒来减少危害。

利用钼肥。农业生产用钼肥可使粮食及蔬菜中硝酸盐、亚硝酸盐的含量降低，减少亚硝胺的产生。此外，为防止亚硝胺对人体的危害，平时应注意口腔卫生，以减少唾液中亚硝酸盐的生成量，多食用新鲜的蔬菜、水果及动物性食品。

（三）金属毒物对食品的污染

随着工农业生产的不断发展，工业"三废"越来越多，而工业"三废"中含有多种有害金属毒物，如不经处理或处理不彻底任意排放，会造成严重的环境污染，从而使毒物直接进入食品。而农作物既能通过根部从土壤中吸收，也可由水生物通过食物链与生物富集作用将水中毒物浓缩而造成污染。污染食品的金属毒物主要包括汞、镉、砷、铅等。

汞的污染。汞是唯一的常温下呈液态的金属，因而在人类环境中分布非常广泛，全世界每年有数千吨汞用于仪表、化工、制药、造纸、涂料等工业生产中。工业生产中汞从废水中流失最多，约占工业用汞量的一半。进入江河、湖海水体中的汞多吸附在悬浮的固体微粒上而沉于水底，并转化为甲基汞，甲基汞的毒性比无机汞要高得多。水生动、植物对汞有很强的富集能力，鱼体中甲基汞的蓄积量更高。用含汞废水灌溉农田，则农作物可从土壤和污水中吸收汞并蓄积在内部；牲畜食用含汞饲料后，其肉、蛋、乳等食品中也会有汞污染。受汞污染的食品不容易通过加工将汞去掉。汞污染食品的问题主要发生在含有富集作用的水产品中。微量汞在正常人体内一般不致引起危害，进入体内的汞可以从尿、粪便、汗液中排出体外，而且基本保持平衡。但摄入量超过一定限度即有中毒危险，会导致听力降低，全身麻痹，神经错乱以致疯狂痉挛而死亡。汞还可以通过胎盘损害胎儿。

镉的污染。一般食品都含少量镉，动物性食品较植物性食品略多些。食品中的镉主要是化工、电镀、含镉涂料等，是从工业生产排放的废水经水体和土壤污染来的；有时也由于农田采用含镉污水、肥料或农药使植物吸收而致；空气中镉灰尘也会污染食品。镉的蓄积作用很强，进入体内的镉一般排出很慢，其生物半衰期可长达 10 ~ 30年。长期摄入含镉量较高的食品可发生慢性镉中毒，出现"疼痛病"（亦称"骨痛病"）。症状以疼痛为主，出现多发性、病理性骨折，四肢骨骼屈曲变形以及蛋白尿等。

砷的污染。砷在自然界广泛存在，砷的化合物广泛用于医药、农药、木材防腐等方面，至少有 50 多种工业的生产过程需要用砷。由于含砷的工业废水、废气、废渣排放，造成了砷在环境中的积累和污染。砷污染水体和土壤后可被植物吸收，并在动、植物体内积累。水生生物特别是海洋甲壳纲动物对砷有很强的凝集能力，在砷污染的养殖区，贝壳含砷量可高达 100 毫克／千克，小海虾含砷量达 10 ~ 40 毫克／千克。食品砷污染可引起急性中毒，表现为胃肠炎症状，中枢神经系统麻痹，四肢疼痛，甚至意识丧失而死亡。但大多砷污染引起的中毒是慢性中毒，表现为神经衰竭，多发性神经炎，皮肤色素沉着以及消化系统障碍。砷化合物还有致畸作用。我国规定食品中砷的最高允许量为：食用植物油 0.1 毫克／千克；粮食 0.7 毫克／千克；食盐、食醋、酱、酱油、味精、冷饮食品、红茶绿茶等 0.5 毫克／千克。

铅的污染。在工业生产中，铅大量用于蓄电池、印刷、涂料、橡胶等的生产，通过"三废"的排放而污染环境及农作物。此外，汽车用的汽油含有防震剂四乙基铅，汽车行驶中随尾气排出，也对环境造成了严重的污染。食品加工、储藏使用的某些铅合金、搪瓷、陶瓷、马口铁等容器含有的铅也会污染食品。

食用被铅污染的食品后，铅可在人体内蓄积，达到一定数量时引起慢性中毒，主要表现为神经系统、造血系统和消化系统的症状。我国规定食品中铅的最大允许量为：冷饮食品、奶粉、炼乳、食盐、味精、酱油、酱、醋、蒸馏酒、配制酒等 1毫克／千克；罐头 2 毫克／千克。

（四）容器及包装材料对食品的污染

食品在生产加工、储存、销售过程中，可能接触各种容器、用具、包装材料以及食品容器的内壁材料等，包括包装纸、盒及大型储罐、槽车等，种类很多。其所用原料有纸、竹、金属、搪瓷、玻璃、塑料、橡胶、天然或人工合成的纤维以及多种复合材料等。随着化学工业和食品工业的发展，新的包装材料越来越多，在与食品接触中，某些材料的有害成分有可能溶于食品中，造成食品的化学性污染，将给人类带来危害，所以应严格注意它们的卫生质量，防止其中出现有害因素或进入食品，以确保人体健康。

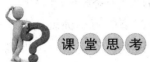

课 堂 思 考

烹饪中产生亚硝酸盐的机会较多，你认为应该如何避免？

第三节　植物性食品原料的污染与控制

控制和尽可能地减少食品原料的污染，是食品卫生安全管理的一个重要课题，是预防疾病、保障人体健康的重要内容。

人体需要的各种营养素都是通过摄取食物而获得的。在正常条件下，食品必须是无毒无害的，如果食品中存在有害因素，则会影响人体健康，甚至引起中毒、传染病以致肿瘤、畸形和遗传突变等。

本节重点讨论与食品生产有关的植物性食品原料的污染问题。根据食品加工的实际工作需要，主要介绍食品原料在加工、运输、储存、销售过程中，可能受到的微生物、化学及其有毒、有害物质的污染途径与状况。

一、蔬菜、水果的污染与控制

蔬菜的污染主要在采摘前的生长，其污染物来自农药、人畜粪便、生活污水及工业废水等。其中含有多种多样的化学有害物质和致病性微生物、寄生虫。它们都可能对蔬菜、水果造成不同程度的污染，对人体产生危害。但目前蔬菜、水果的污染给餐饮消费者带来的最大威胁是农药的残留问题。

（一）农药残留的种类与危害

由于蔬菜、水果，特别是蔬菜在种植过程中为了达到消灭病虫害的目的，人们便广泛使用各种农药，使蔬菜在某种程度上含有了有害物质，而蔬菜中的这些有害物质便构成了对人体健康的极大危害。农药在蔬菜中残留的种类主要包括：

有机氯。主要有滴滴涕、六六六等。这些农药残留在蔬菜中的有机氯具有理化性质稳定、累积性强、不易分解、残留时间长等特点。因此，有机氯除了直接污染蔬菜、水果、粮食等食物外，还可以通过食物链污染其他的食物体，如畜、禽、水产品等。有机氯在人体中主要通过脂肪、血液及肝脏等器官逐渐积累，严重损害人体的健康。

有机磷。产生有机磷的农药主要有对硫磷、甲胺磷、三九一一等。有机磷与有机氯相比，其残留量较小，而且很容易被水解，在蔬菜中残留的时间也较短，但仍然存在不同程度的残留问题。有机磷的毒性为抑制胆碱酯酶，易引起呼吸系统疾病，重者有时会因呼吸困难导致死亡，轻者则会引起慢性头痛、记忆力减退等。

有机砷。含有有机砷的农药如白砒、福美砷、盗脚青等。有机砷对人体健康的危害主要是食物中毒，砷的食物中毒包括急性中毒与慢性中毒。急性中毒时，可引起咽喉肿痛、腹痛、呕吐等导致死亡；慢性中毒可引起周身疼痛、恶心、肝大、皮炎等。

有机汞。常见的有机汞农药如西力生、赛力散等。有机汞食物中毒可引起神经麻痹、痉挛，致人死亡。

氨基甲酸酯类。主要农药如呋喃丹等。氨基甲酸酯类在食物中的残留，长期在人体中蓄积可引起痉挛、昏迷、行走困难及语言障碍等。

以上的农药残留为目前食物检测中的主要项目。除此之外，由于大量使用化肥和工业"三废"的危害，使蔬菜中含有的硫化物、氟化物、氰化物以及有害金属如铬、镉等物质都会不同程度地对人体的健康产生不良影响，严重时甚至危害人的生命。

因为蔬菜和水果使用农药较多，其污染程度与残留最为严重。特别是化学性质稳定的农药，如有机氯、有机汞等，其在蔬菜、水果上的残留量是严重的，检出率可达95%以上。特别是蔬菜的施药期往往不能被很好地遵守，因而残留更为严重，对人体的危害也更大。

（二）　农药残留的鉴别与检测

就一般意义来说，蔬菜、水果等食物中的农药残留基本上是无法用人的感官来进行鉴别与鉴定的，唯一的办法就是通过现代科学仪器进行理化分析鉴别。目前，用于检测蔬菜、水果等食品中农药残留的检测手段主要有两种。

仪器分析法。也就是化学法，包括气谱、气质联用液谱、液质联用光方式。仪器分析是目前世界各国普遍采用的一种检测手段，具有灵敏度高、数据准确可靠等优点。但仪器的投资成本过高，操作技术较强，检测时间过长。所以，仪器检测方法主要适用于大型的实验室或是科研单位。

生物检测法。也叫酶抑制法，包括活体检测、酶联免疫、生化检测等方式。生物检测法是用于检测有机磷和氨基甲酸酯类农药的一种快速检测方法，用酶抑制率显示检出的结果是阴性或阳性，阳性表示食品上的农药残留严重超标。此种检测方法具有快速、灵敏、经济、操作简便等优点，特别适用于对蔬菜、水果农药残留的检测。

为了保障我国人民的身体健康，国家有关部门已经初步建立起了我国的绿色食品质量监督体系。中国绿色食品发展中心在全国建立了 40 个地方绿色食品管理机构、11 个部级产品质量检测机构、56 个环境质量检测机构，形成了覆盖全国的绿色食品质量管理体系和工作体系。目前，已制定颁布的绿色食品标准共计 52 项，以及 35 项生产技术规程。

（三）　对农药残留原料的控制措施

对于餐饮企业而言，是不可能配备先进的科学设备与专门的技术人员对食物原料进行全面检测的。从食品安全的角度看，餐饮业如果想杜绝或最大限度地减少蔬菜等食物的农药残留给消费者带来的人身危害，其主要措施有如下几个方面：

使用无公害的蔬菜原料。所谓无公害的蔬菜原料，实际上就是绿色的食品。由于无公害的蔬菜是在生态环境质量符合规定标准的产地种植，生产过程中允许使用限定的化学合成物质，并按特定的生产操作规程生产、加工，产品质量及包装材料经检测、检查符合特定标准，因而是安全可靠的无害食品。表 8-1 是黄瓜、番茄、芸豆 3 种无公害蔬菜的检测项目与卫生标准。

表8-1 黄瓜、番茄、芸豆3种无公害蔬菜的检测项目与卫生标准

检测项目	单 位	黄 瓜	番 茄	芸 豆
砷（以 As 计）	mg/kg	≤ 0.2	≤ 0.2	
六六六	mg/kg	≤ 0.05	≤ 0.05	≤ 0.1
滴滴涕	mg/kg	≤ 0.05	≤ 0.05	≤ 0.05
汞（以 Hg 计）	mg/kg	≤ 0.01	≤ 0.01	≤ 0.01
氟	mg/kg	≤ 1.0	≤ 1.0	≤ 1.0
镉（以 Cd 计）	mg/kg	≤ 0.05	≤ 0.05	≤ 0.05
硒（以 Se 计）	mg/kg	≤ 0.1	≤ 0.1	
锌（以 Zn 计）	mg/kg	≤ 20	≤ 20	
稀土元素	mg/kg	≤ 0.7	≤ 0.7	
杀螟硫磷	mg/kg			≤ 0.4
倍硫磷	mg/kg	≤ 0.05	≤ 0.05	≤ 0.05
乐果	mg/kg	≤ 1.0	≤ 1.0	≤ 1.0
敌敌畏	mg/kg	≤ 0.2	≤ 0.2	≤ 0.2
甲拌磷	mg/kg	不得检出	不得检出	
对硫磷	mg/kg	不得检出	不得检出	
马拉硫磷	mg/kg	不得检出	不得检出	不得检出
大肠杆菌	个 /100g	≤ 30	≤ 30	
致病菌		不得检出	不得检出	
寄生虫卵		不得检出	不得检出	

使用检测合格的蔬菜原料。由于残留在蔬菜、水果中的有害物质是很难通过人的感官来进行鉴别的，因而只有通过食品卫生检测机构对原料进行检测才能确定蔬菜、水果中的农药残留是否符合食用的要求。对于餐饮企业来说，最好的办法就是固定货源单位，并对所供的食品原料进行检测，合格后可确定长期的供货关系。对于没有通过检测的蔬菜原料要坚决不购、不用，以确保食品原料的无害性，保证餐饮消费者的安全。目前，我国的大多数地区已经开始对餐饮企业中所使用的农产品建立了检测制度，对坚持使用经过检测的农产品的餐饮企业发给"无公害农产品"企业证书。如山东省济南市质量技术监督局成立了有害物质检测中心，负责对餐饮企业使用的农产品进行检测，目前在全市范围内已经广泛推广，许多餐饮企业也积极响应。凡是经检测证明所使用的农产品完全合格者，除发给认证证书外，一律要求餐饮企业在所销售的每一个食品盛器上贴上由质量技术监督局印制的"无公害农

产品"标志。

　　进行物理或化学性处理。 如果没有对有害物质进行检测的条件，而实际上所食用的蔬菜等农产品又在某种程度上存在农药残留的可能发生，餐饮企业的食品加工人员在食品制作过程中，还可以采取一些简便易行的物理和化学方法，除去或减少蔬菜中的农药残留。目前常见的方法有臭氧消毒灭菌法、水洗浸泡法、碱性溶液浸泡法、去皮法、储存法、加热法等。

（四）　人畜粪肥对果蔬的污染与处理

　　人畜粪肥、生活污水的灌溉，均可使蔬菜严重污染肠道致病菌和寄生虫卵。如果蔬菜生长或烹调加热不彻底就可能使人体感染肠道传染病和寄生虫病。水果采摘后，在运输、销售等过程中也可被肠道致病菌污染，污染程度与表皮破损程度有关。

　　我国蔬菜由于菜田施用粪肥而污染肠道致病菌和寄生虫卵的情况是比较严重的，如大肠杆菌的检出率可达 67%～95%，虫卵的检出率可达 89%，有时还可以检出致病菌。为此，餐饮食品加工人员在加工时应采取以下措施，确保食品的安全卫生。

　　洗净与消毒。 由于人畜粪肥对蔬菜造成的污染危害主要是在蔬菜的表面，因而在加工处理时最关键的是要对蔬菜择净残叶、去除烂根或去皮处理，然后将蔬菜、水果彻底清洗干净，并使用餐洗剂溶液（或其他消毒液）浸泡 10～15 分钟进行消毒，捞出用流动清水冲洗掉餐洗剂溶液。

　　加热处理。 虽然从营养学的角度来看，蔬菜、瓜果适合于生食，但从食品安全的角度出发，蔬菜尽可能要在加工中进行加热处理，例如蔬菜的焯水、烫煮等。瓜果蔬菜经过加热处理后既可起到消毒、灭菌的效果，又能减少蔬菜中的农药残留。因此，蔬菜应提倡加热处理后食用，这样更为安全可靠。

（五）蔬菜、水果储藏的卫生要求

　　蔬菜、水果的储藏条件，与其保鲜程度有密切关系。如储藏温度高，果蔬的呼吸作用旺盛，产生的二氧化碳和水以及散热就多，则易脱水、枯黄，甚至使微生物繁殖活跃，导致腐烂变质。储藏温度低于 0℃，果蔬的细胞间隙会结冰，当气温升高时，冰融水溢出，果蔬易于腐烂。保存果蔬最适宜的温度是 0℃左右，此时，既能抑制微生物活动，又可以防止果蔬冻结。此外，应根据果蔬不同种类和品种的特点，将适宜长期储藏和易于破坏、难以储藏的分类储藏，建立健全加工、储藏、运输、销售的合理储藏或冷藏条件，将新鲜蔬菜、水果软包装销售，有的可速冻销售，如嫩豌豆、菜豆等。有条件的地方，可采用辐照保藏法，此法保藏期长，而且对商品的质量有一定的改善。

二、粮食类的污染与控制

（一）生物性污染

粮食常遇到的生物性污染是霉菌污染和昆虫污染。

霉菌污染是多种多样的，主要有曲霉和寄生曲霉，还有青霉、毛霉、根霉、镰刀菌等。霉菌在粮豆中生长繁殖，使粮豆霉变，并产生相应的毒素。霉菌的繁殖降低了粮豆的营养价值，使其感官性状改变，产酸产气，出现异臭，更为严重的是，霉菌毒素可能对人体造成严重危害。

昆虫污染对粮豆的危害也是非常严重的。粮仓害虫已出现的有50余种，主要有甲虫（大谷盗、米象、谷蠹和黑粉虫等）、螨类（粉螨）及蛾类（螟蛾）等。它们在库温为18℃~21℃，相对湿度在65%以上的环境中易于繁殖。这些害虫破坏性很大，常把粮豆蛀蚀一空，造成很大损失。世界各国储粮过程中虫害造成的损失约占产量的10%，此种损失是很惊人的。防止粮食霉变及虫害的最好做法是把原粮、成品粮在储存前将水分降至安全线以内，保持粮粒的完整，实行科学的管理措施。

（二）化学性污染

危害粮食类的化学性污染主要有农药污染、有害毒物污染及有毒植物种子及其他等。

用于农田杀虫、杀菌除草和粮仓杀虫灭鼠的化学药物品种繁多，农药对粮食的污染是严重的。田间施用农药时，污染物可以通过各种途径进入农作物，再通过食物进入人体，损害人体健康。为此，必须采取相应的措施，控制食品中农药的残留量。在农药的使用时间、配制方法和施用方法等方面都必须严格遵守《农药安全使用规定》和《农药安全使用标准》，同时制定食品的农药允许残留量。

工业废水及城市生活污水对农作物的污染是严重的。工业废水的成分较为复杂，主要污染物是重金属、氰化物、酚等。历史上曾有过因工业污染发生的著名的"水俣病""骨痛病"和英、美曾因水质污染使生态平衡遭到破坏的教训。因此，使用污水灌溉应采取必要的措施。

- 废水要经过彻底的处理，达到国家排放标准后方可排放；
- 制定污灌用水中各种有害化学物质的最高限量；
- 定期检测农田污染程度及农作物的毒物残留水平；
- 由于收购时，粮食中的水分往往超过"安全线"，存放需加热烘干。

（三）　粮食储藏、运输、销售的卫生要求

1. 水分的含量

粮食的水分含量，与其储藏加工有重要的关系。水分过高，粮食易发热霉变。粮豆在储藏期间，其生命代谢活动主要表现在呼吸和后熟作用，要使粮豆的代谢活动下降到最低程度，必须将其水分控制在"安全线"（控制霉菌不能生长繁殖的水分含量）以下。粮谷类的安全水分为 12% ~ 14%，豆类的安全水分为 10% ~ 13%。

2. 仓库的卫生

我国粮储主要采用散装如围囤、围包、房间仓式及砖砌立筒库等。为保持粮豆的原有质量不受害虫、霉菌等的侵害，应规定并执行粮仓的管理卫生要求。

- 控制仓内的温度和湿度，按时翻倒、晾晒、降低粮温；
- 掌握顺应气象条件的门窗启闭规律，注意防鼠、防雀；
- 加强粮豆入库的质量检查，定期检测粮豆温度和水分含量的变化；
- 注意霉变及虫害，发生问题时立即采取相应措施；
- 做好仓库清洁和消毒工作；
- 有条件的地方，可采取断氧气调的方法，利用粮食自身的呼吸作用，密封粮仓，使氧气量下降，二氧化碳上升，微生物则停止繁殖，并可防止虫害和霉变；
- 仓库使用熏蒸剂防治虫害时，要注意使用范围，控制用量，严格控制其在粮食中的残留量，使之不超过安全标准限量。

3.粮食运输、销售的卫生

粮食运输时，发货单位应有专人负责，会同运输部门认真检查车船和包装是否符合卫生要求，防止意外污染。对于装过毒品、农药或有异味的车船，未经彻底清洗消毒的不准装运粮食；对于变质、质量低劣的粮豆不得运输，发货单位必须持有检验合格证明。销售单位应按照食品卫生经营企业的要求，设置各种经营房舍、库房等，并备有防鼠、防尘、防蝇等设施，从业人员应持有健康合格证。

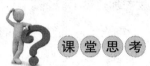 课 堂 思 考

蔬菜是我们日常饮食生活的大宗食物，如何做才能尽可能减少对蔬菜的污染？

第四节　动物性食品原料的污染与控制

一、肉类的污染与控制

我国烹饪原料中使用的肉类主要有猪肉、牛肉、羊肉及禽类等。以猪肉为主的肉类原料中的主要有害物质是人畜共患的传染病、寄生虫病，以及饲料中农药残留、添加剂中有害物质等。但目前肉类对人类最主要的食源性危害是人畜共患的传染病。常见的人畜共患传染病主要有炭疽、口蹄疫、布鲁氏菌病、猪丹毒、结核病、疯牛病、狂犬病等，常见的寄生虫病主要有血吸虫病、旋毛虫病、猪囊虫病等。

（一）肉类常见的传染病与寄生虫病

1.炭疽

病原体为炭疽杆菌，抵抗力弱，55℃～58℃，10～15分钟死亡。芽孢型，抵抗力强，140℃、3分钟或100℃、5分钟杀灭；土壤中，存活15年以上。感染途径

主要是皮肤、呼吸道，消化道感染较少。

病畜处理：饲养间或屠宰间用 20% 漂白粉溶液、5% 氢氧化钠或 5% 甲醛消毒；工具可煮沸消毒；病畜不准解体，整体化制或深坑（2 米以下）加石灰掩埋。

预防措施：屠宰人员的手和衣服，用 2% 的来苏水消毒，注射青霉素预防。

2. 鼻疽

病原体为鼻疽杆菌。感染途径主要是消化道、呼吸道及皮肤和黏膜。

病畜处理：同炭疽。

预防措施：同炭疽。

3. 口蹄疫

病原体为口蹄疫病毒。感染途径主要是通过与病畜的接触，如接触疫区的牲畜、畜产品等。

病畜处理：病畜及同群牲畜立即屠宰。体温高的病畜内脏和副产品高温处理，体温正常的病畜，剔骨的肉及内脏进行后熟无害化处理。放置时间和温度为：48 小时，0℃ ~ 6℃后可供食用。

预防措施：屠宰场所、工具和工人的衣服进行消毒。患口蹄疫的奶牛所产牛奶不得供人饮用。

4. 猪水泡病

病原体为滤过性病毒。感染途径主要是通过与病畜的接触，如接触疫区的牲畜、畜产品等。

病畜处理：同口蹄疫。

预防措施：同口蹄疫。

5. 猪瘟、猪丹毒和猪出血性败血症

病原体为猪瘟病、猪丹毒、丹毒杆菌、猪出血性败血症、猪出血性败血症杆菌。感染途径主要通过食用病畜的肉、内脏等。

病畜处理：肉品、内脏及血病变显著者，做工业用或销毁；病变轻者，高温处理后出厂，但必须在 24 小时内完成。否则，高温加热时间应加长半小时，内脏做

工业用或销毁，脂肪炼制食用，猪皮消毒后利用。

预防措施：避免食用病畜的肉、内脏及其制品。

6. 结核

病原体为结核杆菌。病畜一般表现为全身消瘦、贫血、咳嗽。感染途径主要是呼吸道黏膜。

病畜处理：个别淋巴结或脏器发现病变时，只局部废弃。全身性结核者全部销毁；无明显症状者，只销毁病变部分，其余经高温处理后可食用。

预防措施：严格对畜肉及其制品进行检疫。

7. 布氏杆菌病

病原体为布氏杆菌。感染途径主要是皮肤、黏膜。

病畜处理：宰杀前后发现的病畜，均采取高温处理或盐腌。

预防措施：严格对畜肉及其制品进行检疫。

8. 囊虫病

病原体及其生活史：牛为无钩绦虫，猪为有钩绦虫。家畜为绦虫的中间宿主。幼虫在猪或牛肌肉组织内形成囊尾蚴（称囊蚴病），多寄生在舌肌、咬肌、臂肌、深腰肌和膈肌内，肉眼可见白色、绿豆大小、半透明的水泡状包囊，包囊一端为乳白色不透明的头节。此种肉称米猪肉(痘肉)。感染途径主要是：人吃下含囊尾蚴的肉，在肠道发育为成虫，使人患绦虫病。通过粪便不断排出节片或卵，污染环境，使疾病蔓延；而当肠道发生逆转，将节片或卵逆行入胃，卵孵化为幼虫入血到达全身肌肉时，人即患囊尾蚴病。

病畜处理：40厘米肌肉上囊尾蚴或钙化虫体少于3个者，用冷冻或盐腌处理。冷冻要求是：肌肉深部温度达−10℃，再在−12℃放10天，牛肉深部温度达到−12℃即可。盐腌要求肉块小于2.5千克，厚度小于8厘米，腌20天。如40厘米肌肉上有4～5个囊尾蚴，则高温处理；6个以上者工业用或销毁。

预防措施：加强肉的卫生检验。不吃未煮熟的肉。加强粪便管理，防止牲畜吃病人粪或被其污染的饲料、水，采用高温堆肥消灭虫卵。

9. 旋毛虫病

病原体及其生活史：为旋毛虫。猪、狗、野猪和鼠等易感。主要寄生在膈肌、舌肌和心肌。感染途径主要是：人吃了未杀灭的幼虫，约 1 周后发育为成虫。寄生于肠黏膜并产生大量新幼虫，钻入肠壁，经血液入肌肉。临床表现的症状为恶心、呕吐、腹泻、高烧、肌肉疼痛、运动受限等，侵入脑脊髓出现脑膜刺激症状。

病畜处理：宰后检验在 24 个肉片标本内，发现包囊或钙化的旋毛虫不超过 5 个者，对肉体进行高温处理；超过 5 个以上者，做工业用或销毁。

预防措施：加强肉品的安全卫生检验。

（二）宰后或死后情况不明的可疑畜肉及其处理

1. 确定死亡原因

判明是自然死亡或是活畜经正常屠宰后再行解体是首要的工作。死亡后解体者为死畜肉，因未放血或放血少，肉呈暗红色，切开肌肉以刀背按压可见肌肉间毛细血管溢出暗红色瘀血；切面呈豆腐状，含水分多。如确定死亡原因为纯物理因素引起，肉未腐败变质者，摒弃内脏，肉以高温处理后可食用。

通过卫生防疫检验，肉品可以划分为三类处理：

良质肉。指健康畜肉，食用不受限制。

条件可食肉。指病畜肉，无害化处理后供食用。

废弃肉。指患烈性传染病（如炭疽、鼻疽等）的肉尸以及严重感染囊尾蚴的肉，一律不准食用，应销毁或整体化制。

2. 了解腐败过程

牲畜宰杀后，从新鲜肉质变为腐败肉，要经过僵直、后熟、自溶和腐败四个阶段。在组织酶或细菌的作用下，组织中的糖原和含有机磷化合物分别分解为乳酸和磷酸，使肉的 pH 值由刚宰后的 7.0 ~ 7.4 降至 5.4 时，达到肌凝蛋白的等电点，肌肉凝固，纤维硬化，呈现僵直。此时肉有令人不愉快的气味、滋味，肉汤混浊。僵直肉中糖原继续分解为乳酸，pH 值进一步降低，肌肉结缔组织变松，肉呈现一定的弹性。此时肉松软多汁，滋味鲜美，此为肉的成熟过程，即后熟。在成熟过程中，糖原和乳酸起着重要的作用。当环境温度为 4℃时，此过程 1～3 天可以完成。成熟过程形成的乳酸具有一定的杀菌作用。如患口蹄疫的病畜肉，经过后熟过程可以达到无害化。后熟肉的表面形成一层干膜，可以阻止微生物的侵入，4℃时可存放 10 天。疲劳性牲畜的肌肉中糖原含量少，其成熟过程则延长。

当肉存放在室温或更高温度下，组织酶仍呈现活性，即使在无菌条件下，仍可使组织发生自溶。此时，蛋白质分解产生硫化氢和硫醇，与血红蛋白或肌红蛋白中的铁作用形成硫化血红蛋白，肉呈暗绿色，肌肉纤维松弛，严重影响肉品的质量。变质程度较轻时，肉须经高温处理后食用。

肉类腐败变质主要由微生物引起。主要原因有：

- 健康牲畜在屠宰、加工、运输、销售等环节中被微生物污染；
- 宰前污染，病原微生物在牲畜抵抗力低的情况下，蔓延至全身各组织；
- 宰后污染，即牲畜疲劳过度，宰后肉的后熟力不强，产酸少，难以抑制细菌的繁殖，导致腐败的发生。

3. 防止肉类污染腐败的措施

屠宰过程的卫生要求。屠宰前，牲畜应停食 2 小时，停饮 3 小时，以防屠宰时胃肠破裂污染肉体。宰前大牲畜应测体温（猪为 38℃～40℃、牛为 37.8℃～39.8℃）。猪的屠宰宜按下列顺序连续进行：淋浴、电击、宰杀、倒挂放血，肉体与内脏应统一编号，以利于出现问题及时查出进行卫生处理。肛门连同周围组织及内脏应一起控出，然后冲洗、修割、整理并进行严格的兽医检验。

运输、销售过程的卫生要求。鲜肉运输应备专车，密封保温。合格肉与病肉不能同车装运。在运输车上，鲜肉应倒挂，车上装防尘、防蝇、防晒设备。冷却肉或冷冻肉在冷藏车中可以堆放运送。工人上车必须穿经 50% 碱水消毒过的鞋，脚不能踩肉品；熟肉运送必须有专用盘箱和密闭专用车，卸货时，盘箱不能直接与地面接触，盘箱和车辆每次用后需用热碱水刷并消毒。零售点应有防尘、防蝇设备。刀、砧板、工具应专用，专人负责管理。当天售不完的肉应冷藏保存，次日销售前重新彻底加热。肉类加工厂必须设有化验室，以保证各种制品的常规检验，要做到每批产品检验合格后出厂。无化验室的单位经卫生监督部门同意可以委托有关单位检验室化检。

二、鱼类的污染与控制

鱼死后的变化与畜肉近似。其僵直持续时间比哺乳动物短，僵直先从背部肌肉开始，僵直的鱼，手持鱼身时尾不下垂，按压肌肉不凹陷，口不张，鳃紧闭，体表有光泽，眼球光亮，这是鲜鱼的特征。僵直期后，肌肉逐渐变软，失去弹性，此种变化是由于肌肉中蛋白酶的作用使蛋白质分解所致。

（一）鱼类腐败变质的一般步骤

鱼肉自溶的同时微生物易于侵入，鱼体出现腐败，在细菌酶的作用下，鱼体发生一系列变化：

- 鱼死后在体表分泌的黏液使蛋白分解，鱼体呈现出混浊状态并伴有臭味；
- 体表结缔组织变软，鳞易脱落；
- 眼球周围组织分解，眼球下陷，混浊无光；
- 鳃由鲜红色变暗褐色，并有臭味；
- 肠内微生物大量繁殖产气，腹部膨胀；
- 肛门肛管突出，鱼置于水中腹部向上露出水面；
- 细菌侵入脊柱使两旁大血管破裂，致使周围组织发红。腐败过程再延续，可导致肌肉破裂并与鱼背分离。至此，鱼体达到严重腐败变质的程度。

（二）预防鱼污染腐败变质的措施

1. 鱼的保鲜处理

鱼类的保鲜通常采用冷藏或盐腌，抑制组织蛋白酶的作用和微生物生长繁殖，达到延缓僵直和自溶的目的。常见保鲜有冷藏和冷冻两种方式：冷藏多用机冰将鱼体温度冷却到 -1℃左右，一般可保存 5 ～ 14 天；冷冻是经过 -25℃以下速冻，然后储存在 -20℃ ～ -15℃冷库中，使组织酶和微生物处于休眠状态，保藏期在半年以上。冻鱼原料应选择僵直期或自溶刚开始的鱼，因为鱼体死后的变化在冷藏时仍可进行。冻结前应避免鱼体损伤，根据品种和清洁程度，将鱼分类拣出，先用低于20℃的水冲洗，除去体表的污物、黏液和异物等，然后装盘叠放，在 0℃ ～ 5℃条件下预冷后冻结。如不能及时冻结，应加适量冰块降温。

2. 鱼的盐腌处理

盐腌食盐用量：一般鱼类不应低于 15%，鲣鱼、鲅鱼和鲐鱼一般在 20% ～ 30%。

3. 捕鱼的要求

海洋水产捕捞季节性强，捕鱼时间较集中，如鲜鱼不能及时冷藏加工，极易腐败变质，因此，做好鱼类保鲜极为重要。对捕鱼的要求是：

- 渔船出海应备有制冷设备或带有足够的机冰，否则，应及时将鱼品交给运输船冷藏；
- 捕鱼时，应尽量减少对鱼体的损伤，做好渔船与运输船的配合；
- 提倡用桶、箱装鱼运输；
- 散装时应防止挤压，不应堆积过厚；
- 储运的鱼应将冰撒匀，及时将冰水排出；
- 有毒鱼类，如河豚，应及时拣出，专箱存放，经水产部门做去头、去皮、去内脏处理，洗净盐腌、晒干后销售。

4. 鱼类销售的卫生要求

为保证鱼品的质量，供销各环节均应建立质量验收制度，要索取卫生部门的产品检验合格证。消费单位要购买新鲜鱼品，在习惯食用棱子蟹、毛蚶等水产品的地区，要对群众进行宣传教育，在食前一定要彻底加热，以防食入染有甲肝病毒的毛蚶肉造成肝炎的传染流行。

三、禽、蛋、奶类的污染与控制

（一）禽类

1. 禽类的污染过程

禽类宰杀后，其体表的假单胞杆菌等在适宜的条件下可以大量繁殖，引起禽肉感官性状恶化以致腐败变质。冻禽冷藏时，只有假单胞菌繁殖，腐败的禽肉多呈绿色。未摘去内脏的禽肉，不仅腐败变质速度快，而且可伴随有沙门氏菌和其他致病菌的繁殖，食用前如不彻底加热灭菌，有可能发生食物中毒。

2. 控制禽类污染的措施

禽类宰杀的卫生要求。 宰前如发现病禽应及时处理，隔离或急宰；宰后发现病变者，视情况做高温处理或工业用途处理。宰杀前，应停食 24 小时，充分供应饮水。宰杀时用特制尖刀，经口腔切开腭部黏膜下血管，刺入小脑或割断静脉。注意切口要小，减少污染。对卫生质量可疑的禽类，应通过排泄腔将其内脏完全取出。

禽类储藏的卫生要求。 宰杀后，禽尸应置于 $-30\,℃ \sim -25\,℃$ 和相对湿度 $80\% \sim 90\%$ 的冷库中，急冻 $24 \sim 48$ 小时，再置于 $-20\,℃ \sim -12\,℃$ 和相对湿度 90% 的冷车中储存，可保藏半年。

（二）蛋类

1. 蛋类的污染与腐败

蛋腐败变质的主要原因是蛋内微生物活动的结果。由于禽类的生殖道和泄殖腔等处沙门氏菌的带菌比较高，因此，蛋壳的表面易受沙门氏菌的污染。蛋壳的表面也会带有其他微生物（细菌、霉菌等），可通过蛋壳表面的毛细孔侵入蛋内。这些细菌主要来自泄殖腔和不清洁的产蛋场所。特别是受精蛋，细菌也可能会通过精液进入蛋内，与蛋内的酶一起分解蛋内溶物，引起蛋白质腐败变质。水禽（鸭、鹅）蛋的细菌感染率比较高，因此，卫生部门要求，不允许用水禽蛋直接做糕点原料，以防引起食物中毒。为防止蛋的污染，应提倡、推广笼饲，经常清洗笼底，及时捡蛋，推广一次性塑料蛋盒。

鲜蛋的蛋清中有杀菌物质，具有一定的杀菌作用。这种作用在 37℃时可保持 6 小时，温度低则保持时间长，反之则短。

2. 防止蛋类污染与腐败的措施

蛋储存时的变化。 鲜蛋气室直径为 $4 \sim 11$ 毫米，储藏期间由于水分缓慢蒸发，气室逐渐增大，当其超过蛋直径的 1/3 时，则有变质可能。蛋类储藏时，由于微生物和蛋液中酶的作用，蛋白质首先分解导致悬黄移位；其次是分解蛋黄膜，使蛋黄散开，形成"散蛋黄"；蛋黄贴在壳上称"贴壳蛋"；进而蛋黄和蛋清混为一体，称为"浑汤蛋"。侵入蛋内的霉菌，也可繁殖形成黑斑，称为"黑斑蛋"。已经腐败变质的蛋类，不能食用。

鲜蛋储存的卫生。鲜蛋的适宜保存条件为温度 1℃ ~ 5℃，相对湿度为 87% ~ 97%，可保存 4 ~ 5 个月。鲜蛋自冷库取出时，应先经预暖室预暖，以免蛋壳表面凝结水滴，促使微生物繁殖。

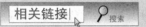

常用鲜蛋保藏方法

水玻璃液（泡化碱液）：主要成分为硅酸钾和硅酸钠的混合物。此液无毒，不与蛋壳起化学反应，能填塞蛋壳上的细孔，阻止水分蒸发及细菌侵入。水玻璃液为波美 45° ~ 50°，用水稀释至 3.4° ~ 4°（约 10%）使用。缺点：蛋易散黄。

液体石蜡涂膜法：用液体石蜡将蛋壳上涂上一层膜，置于塑料蛋箱中，存放于温度 10℃、相对湿度 80% 的环境中，存放 8 个月，蛋完好率达 90%。

石灰水浸泡法：此法易使蛋散黄，蛋壳易碎，且有异味。

此外，还可将蛋存放于充有 CO_2 的仓库中，以抑制细菌的生长，同时也能起到防腐的作用。

（三）奶类

1. 奶类的污染途径

正常的奶为均匀的白色混悬胶体，无凝块和沉淀，具有来自乳糖的甜味和由微量二甲硫 $[(CH_3)_2S]$、低级脂肪酸、乙醛类、丙酮类等形成的特有的芳香味，柠檬酸和磷酸产生的酸味，钙盐和镁盐形成的芳香味，氯化钠形成的咸味。

奶的理化物质受物理、化学和生物等因素的影响，可产生一系列的变化。奶中的细菌特别是乳酸杆菌可使奶中的乳糖转化为乳酸，使奶的 pH 值逐步降低。刚挤出的奶 pH 值为 6.5 ~ 6.7；降至 6 时，仍有酸味；降至 5.9 时，达到乳球蛋白和乳白蛋白的等电点而沉淀；降至 4.7 时，酪蛋白也沉淀；奶出现凝固。凝乳酶也可以使奶凝固。

当奶加热时，随着温度的升高，发生一定的变化。60℃～65℃时使乳白蛋白凝固，至70℃时，沉淀可达90%～95%；至71℃～75℃时乳球蛋白凝固沉淀；pH值降至5.0左右酪蛋白沉淀。奶加热过程中产生具有抗氧化作用的巯基化合物，奶粉易保存可能与此有关。

刚挤出的奶含有抑制细菌生长的抗菌物质（乳烃素），其抗菌作用的长短与奶中菌数和存放温度有关。菌数少，温度低，抑菌作用的时间则长，如0℃时可保持48小时，5℃时可保持36小时，25℃时可保持6小时，37℃时可保持2小时。

奶被微生物污染后，在适宜的条件下，微生物大量繁殖，引起奶的腐败变质。这些微生物主要来自乳房腔、乳头管、挤奶器或工人的手及外部环境等。奶变质时，理化性质及营养成分均会发生改变。如蛋白质分解产物吲哚、硫醇、粪臭素等，使奶产生恶臭。因此，防止奶腐败变质的措施是做好奶生产过程中的各环节的卫生工作，防止细菌污染。

2. 预防奶类污染的措施

对牧场、奶牛及乳品厂的卫生要求。长期以来，我国多采用钟楼式或类似建筑养殖奶牛。除少数地区采用放牧、半放牧或牛舍饲养外，一般多以舍饲为主。牛舍应与其他建筑物间隔50米以上，采光系数为1/4～1/8，通风面积为地面面积的1/12～1/14。冬季室温保持在6℃～12℃，屋顶应为隔热保温材料，设通风窗。每头牛占地面积5平方米以上，两排牛间隔宽度为2～3米，尿沟宽度为0.5米，饲养槽每牛专用。每头牛要拥有占地50平方米的活动场地。牧场内绿化面积应为建筑物的50%以上。运动和运送污物的通道要分开。乳牛应定期进行健康检查及预防接种，发现病牛要及时隔离。乳品厂和消毒站应设在居民区的上风向，并设冷却室、储奶室、消毒室及其他辅助设施。工人定期进行健康检查，对皮肤病和传染病患者应及时调离工作。

挤奶卫生和奶的净化。挤奶前应做好准备工作，奶桶和滤布要消毒（用蒸汽或过氯乙酸浸泡等）。使用挤奶机挤奶，尤其是管道式挤奶机，应严格执行卫生要求，每次挤奶后要将管道、挤奶机彻底洗刷消毒。挤奶前牛舍要通风、刷牛身、清除褥草并冲洗地面，约20分钟后挤奶，挤奶前1小时停喂干料，用0.1%高锰酸钾液或0.5%漂白粉温水消毒乳房。挤奶工人用肥皂洗手至肘部，穿戴好工作衣帽及口罩挤奶。挤出的奶及时过滤净化，去除杂质及微生物，并及时将奶冷却。

　　奶的消毒。奶过滤后进行消毒，主要是杀灭致病菌和奶腐败变质的繁殖型微生物。奶的消毒方法常用的主要有：

　　巴氏消毒法一：将奶升温至 62℃ ~ 65℃加热 30 分钟。

　　巴氏消毒法二：将奶在 72℃ ~ 75℃加热 15 ~ 16 秒或 80℃ ~ 85℃加热 10 ~ 15 秒。

　　巴氏消毒法三：将无菌软包装的袋奶，经 130℃ ~ 150℃保持 0.5 ~ 3 秒杀菌。

　　煮沸消毒法：将奶直接加热煮沸。此法设备简单，效果明显，但对奶的理化性质和营养成分有较大影响，而且煮沸时易产生泡沫，影响效果。

　　蒸汽消毒法：生奶装瓶加盖后置于汽箱内，在 85℃维持 10 分钟。

　　一般认为奶在杀菌温度有效范围内，温度每升高 10℃，奶中细菌芽孢的破坏速度增加 10 倍以上；而奶褐变的化学反应仅增加 2.5 倍，且乳品质量变化小，故高温短时间消毒法效果好。

　　奶的包装、运输和储存。目前奶的包装容器有玻璃瓶、塑料瓶和塑料涂膜纸袋。后者为一次性使用，是较先进的包装方法。奶的运送和储存容器以不锈钢为准，应做好清洗和消毒。运送时要防止奶温的升高，尤其在夏天，应装有降温设备。瓶装消毒奶出库后，应在 6 小时内送给用户，尽量缩短储存时间，不超过 48 小时。

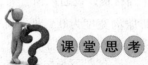

课堂思考

你认为我们目前饮用的牛奶是否安全，有否被污染的可能性，应如何避免？

第五节　加工性食品原料的污染与控制

　　烹饪原料中常用的加工原料包括肉类制品、油脂类、罐头、海珍品和调味品等。

一、动物性制品的卫生

（一）肉类制品

肉类制品包括香肠、火腿、咸肉、肉松等，各具特殊风味，能保存较长时间。除肉松外，均需用良质肉为原料，制作过程中应尽量避免细菌污染。肉松因加工过程中加热彻底，可用条件为以可食肉作为原料，达到无害化并保存半年至1年。

熏肉、火腿、烟熏香肠和叉烧肉等，在制作时直接与烟火或烟接触，应注意尽量降低多环芳烃的污染和危害；腌肉时，应严格限制硝酸盐或亚硝酸盐用量。

肉制品的硝酸盐应小于500毫克/千克；盐腌肉及火腿中亚硝酸盐均不得超过200毫克/千克；肉罐头及其他制品应小于150毫克/千克。

（二）鱼类制品

咸鱼。原料应为良质鱼，食盐氯化钠含量在95%以上，不含盐沙雷氏菌，不使用盐腌后再结晶盐（镁盐高）。盐腌场所不得有干落蝇及鲣甲虫幼虫。

鱼干。晒场选择向阳、通风和干燥的地方。开始时，应翻动，避免温度过高、干燥过快，使蛋白质变性凝固形成内潮外干的龟裂硬壳，影响感官。

鱼松。原料质量要保证。鱼先经冲洗清洁后，蒸干，再以溶剂抽去脂肪然后加工而成。产品水分含量12%～16%，食盐含量13%～16%，色泽正常无异味。0.1克鱼松不得检出大肠杆菌。

（三）禽、蛋、奶类制品

常见的禽肉制品有烧鸡（扒鸡）、风鸡、鸡杂、烤鸭、板鸭、鸭杂等。为了保证卫生质量，要求鸡、鸭应健康，不得用病死禽类加工。生鸡、生鸭必须卫生良好，成品在存放和销售等过程中，严格执行各种卫生要求，防止污染。

冰蛋和蛋粉。冰蛋是以均匀蛋液先经 $-30℃～-25℃$ 速冻，再放于 $-20℃～-18℃$ 冷库中，使中心温度达到 $-18℃～-15℃$ 即成。蛋粉是将均匀蛋液以高压输入 $80℃～85℃$ 恒温室内经喷雾急速脱水而成。冰蛋与蛋粉的主要卫生问题是防止沙门氏菌污染。加工中应注意以下卫生要求：选择良质鲜蛋。严禁使用贴壳蛋、黑斑蛋及水禽蛋等。洗涤干净，在漂白粉溶液（有效氯浓度0.08%～0.1%）中消毒5分钟，晒4小时，待干后在严格的卫生条件下打蛋。车间所有工具、容器应经4%碱水及清水分别浸泡并冲洗，再用蒸汽消毒10分钟。生产工人必须有年度健康合格证。生产前应洗手至肘部，再以75%酒精消毒。

咸蛋和皮蛋。咸蛋是选择鲜蛋在饱和盐水中浸泡或以混合盐黏土包裹，腌1个月后煮熟食用；保存期2～4个月。皮蛋（松花蛋）是利用碱蛋白质凝固，并使部分蛋白质分解成微黄或暗黑色透明体，蛋黄呈褐绿色。对生产咸蛋和皮蛋的原料蛋、泥土、糠壳等应提出卫生要求并严格执行。对添加密陀僧（氧化铅）者，应限制其铅含量在3毫克/千克以下。应规定保质期，一般为1个月。对破损皮蛋应禁止销售，不宜食用。

糟蛋。将鲜蛋埋入酒糟中约2个月，利用其中所含有的醇类使蛋清和蛋黄凝固变性，酒糟中的醋酸可使蛋壳中的钙溶出移入蛋中，其钙含量可比鲜蛋高40倍。

甜炼乳。为淡黄色，均匀黏度适中，无异味、无凝块、无霉斑、无脂肪漂浮的黏稠液体。酸度小于48°T（T为酸度单位）。每千克奶重金属含量应小于：铅1毫克，铜4毫克，锡100毫克；汞、六六六和滴滴涕与消毒奶标准奶相同。细菌卫生标准（折合为鲜奶汁）与鲜奶要求相同。

淡炼乳。为不加糖的淡奶，感官及理化指标与甜炼乳相同。不得检出任何细菌。

奶粉。全脂奶粉感官性状为淡黄色、粉状、颗粒均匀、无结块、无异味的干粉。重金属与农药含量与消毒奶相同。细菌总数每克小于5万，大肠菌群最近似值小于40个/100克，不得检出致病菌。

酸奶。原料奶采用85℃，15分钟消毒。乳酸菌应为纯种。奶瓶（罐）洗净后，先用氯水消毒，再以蒸汽消毒5～15分钟。成品应储于10℃冷库中。

复合奶。脱脂奶粉与无水黄油按一定比例混合，再与50%的鲜奶混匀，按鲜奶方式处理、出售。感官应为乳白色或微黄的胶态流体，具有奶的香味和滋味，无异味、无沉淀、无凝块及杂质等。理化指标与鲜奶相同。菌落总数为小于3000个/毫升，大肠菌群近似值小于90个/100毫升。不得检出致病菌。

二、食用油脂的污染与控制

食用油主要有动物性油脂（猪、牛、羊、奶油等）和各种植物油。一般来说，常温下呈液体状态者为油，呈固体状态者为脂。

（一）生产加工方法

精炼法。用于动物油脂加工。将动物组织在高温下熔炼，再经压榨或过滤取油。此法可破坏脂肪酶和氧化酶，产品性质稳定，是较完善的加工方法。应控制温度不宜过高，时间不宜过长。

压榨法。常用于植物油加工。工艺分热榨和冷榨。热榨先将油料种子焙炒后再榨取，既破坏了种子内的酶类、抗营养因子和有毒物质，且油脂易分离，出油率较高，杂质少。冷榨时，种子不经加热直接压榨，出油率低，杂质多。压榨出的油脂为"毛油"，需采用水化法（加 2% ~ 3% 的食盐溶液，加热至 80℃ ~ 90℃，通过搅拌、沉淀、水洗）或碱炼法去除杂质或有害物质（如棉酚等）。

浸出法。利用有机溶剂将植物组织中的油脂分离出来，然后再将有机溶剂脱出回收。我国常用的溶剂为轻汽油（沸点 60℃ ~ 90℃）。此法提取油脂，产量高、质量纯、无残渣，油质较好。我国规定浸出油脂中溶剂残留量不应超过 50 毫克/千克。

（二）油脂酸败及其卫生学意义

1. 油脂酸败的含义

所谓油脂酸败，是指油脂长期储存于不适宜的条件（微生物的作用，光、热、水分、金属等的作用）使脂肪氧化变质形成了过氧化物（如酮、醛、醛酸、酮酸等）的过程。

2. 油脂酸败的原因

为动物组织残渣和微生物的酶引起的水解过程。此时游离脂肪酸增加，酸价升高；进一步脂肪酸发生氧化，产生酮酸和醛酮，此时油脂出现令人不愉快的味道，这一过程主要是在有水、含氮物质和空气的条件下，由青霉和曲霉活动所致。

由光线、空气及水等因素引起的化学变化，包括水解过程及自身氧化。这种变化在油脂酸败中占主要地位。甘油酯、油酸酯在阳光、空气的作用下，经铜、铁或叶绿素等催化作用，先形成过氧化物，然后形成醛类及醛酸类等。

3. 油脂酸败对食品质量的影响

油脂酸败直接影响产品质量，轻者某些理化指标发生变化，重者感官性状发生变化，产生强烈的不愉快的气味和味道。酸败过程中也可使脂溶性维生素 A、维生素 D 和维生素 E 遭到破坏。酸败的氧化产物对机体的酶系统（如琥珀酸脱氢酶和细胞色素氧化酶）有破坏作用。

（三）防止油脂酸败变质的措施

防止油脂酸败应注意以下几点：

- 毛油精炼过程中，防止混入植物组织残渣，保证油脂纯度，抑制或破坏脂肪酶的活性；
- 控制油脂水分含量，我国规定油脂水分含量在 0.2% 以下；
- 应将油脂储存在低温下，此时，微生物的繁殖和酶的活性，特别是不饱和脂肪酸自动氧化的速度均受到限制；
- 油脂温度系数 Q_{10} 在低温下大于 2，较高温时接近 2；
- 长期储油宜用密封、隔氧、遮光容器，因为脂肪自动氧化速度可随空气中氧分子压力增加而增快，且脂肪分子中不饱和双链能强烈地吸收紫外线，加速过氧化物的形成；
- 应避免重金属离子（如铁、铜和锌）污染，这些离子作为催化剂，可以促进脂肪氧化；
- 为避免脂肪氧化，可以在油脂中加入抗氧化剂，如维生素 E、茴香醚（BHA）及没食子酸丙酯等。

（四）食用油脂微生物污染及有害物质

霉菌毒素。油料种子被霉菌及其毒素污染后，榨出的油中亦含有毒素。如花生最易被黄曲霉毒素污染，并将其产生的毒素溶于油中。严重时可达数千微克/克。目前采用碱炼法和活性白土法对抑制霉菌毒素的生长有一定效果。

多环芳烃类。污染途径大概有三方面：油料种子烟熏时，苯并（a）芘聚积，如椰子毛油中的含量可达 90.0 微克/克，而烟熏严重者竟高达 393 微克/克；浸出法使用多环芳烃含量高的轻汽油时污染油脂。因此，应对浸出溶剂在油脂中的残留量予以限制。在食品加工时，油温过高，反复使用，致使油脂发生热聚，也可能形成此类物质。

芥子式。油菜籽中含量较高。芥子式在植物组织中葡萄糖硫苷酶的作用下可生成硫氰酸酯、异硫氰酸酯及腈。有的芥于式其 R 基的第二个碳原子上有羟基，在一定条件下可形成噁唑烷硫酮。腈的毒性很强，可抑制动物生长或致其死亡。其他几种产物可阻断甲状腺对碘的吸收，程度不同地使甲状腺肥大。但这些含硫化合物，大部分可在加热中挥发逸出。

芥酸。存在于菜籽油中，含 20% ~ 50%。动物实验表明：含芥酸的油脂可使动物心肌中脂肪酸积聚，出现心肌单核细胞浸润导致心肌纤维化。芥酸也会影响多种动物的生长。但芥酸对人体的毒性作用尚需进一步研究。

棉酚。棉籽不经蒸炒加热直接炸油，油中含有有毒物质，已知的有游离棉酚、棉酚紫和棉酚绿。棉酚紫经热处理或加酸分解可产生游离棉酚，其中毒的特点是：

其一，皮肤灼热难忍，无汗或少汗，同时有心慌、无力、肢体麻木、头晕、皮肤潮红、气急等。其二，影响生殖机能。预防的根本方法是不吃粗制生棉籽油，而应吃经过炒、蒸或碱炼后的棉油。我国规定棉籽油中游离棉酚不得超过 0.03%。

高温加热油产生的毒性物质，油脂经高温加热后所呈现的毒性，一般认为主要是不饱和脂肪酸经加热而产生的各种聚合物，即 2 个或 2 个以上分子的不饱和脂肪酸聚合，使碳链闭合，构成大分子团。油脂经高温加热后所呈现的毒性，主要是三聚体和二聚体造成的。三聚体不易被人体吸收，二聚体可被人体吸收，而且毒性较强，可使动物生长停滞、肝脏肿大、生殖功能和肝功能发生障碍等，甚至有较强的致癌作用。为此，应尽量避免油温过高，减少反复使用次数，随时添加新油，以防止聚合物形成。

三、罐头食品的卫生

罐头食品是指密封包装、严格杀菌后保藏的一类食品。其特点是便于携带、直接进食、运输方便而且不受季节限制能较长时间保存。因此，特别适合于野外工作人员、远洋航海、登山探险、边防部队及宇航员等特殊人群选用。罐头食品种类较多，包括肉类、禽类、水产、蔬菜和水果类等。其包装主要有金属罐、玻璃罐及软罐头。

（一）罐头食品的生产工艺

主要包括空罐清洗消毒、原料加工、装罐、排气、密封、杀菌、冷却、保温、叩击检验、包装、入库。

1. 容器的种类及其卫生要求

金属罐。常用的材料是镀锡薄钢板和涂料铁等，其次是铝材及镀铬薄钢板等。一般都经过抗腐蚀性处理，具有对热稳定、抗油、抗水、无毒的特点。

玻璃罐。化学性质稳定，保持食品风味较好，但机械性和长期保藏密闭性差。

软罐头。软罐头系用高压杀菌复合塑料薄膜袋，有 3 层结构聚酯／铝箔／聚酯或改性聚丙烯。外层耐高温；中层避光，防透气、防水；内层能热封，且符合卫生要求。

2. 原料与装罐处理的卫生要求

●罐头原料必须为新鲜优质，不得使用腐败变质有害人体健康的原料；

●对动物性原料要清理、修割其表面附着的血污、尘土等；

●对植物性原料（水果、蔬菜）要进行洗涤、修整、筛选，清除腐烂变质部分；

●装罐前，原料要进行预煮，以便抑制细菌的繁殖，破坏氧化酶的活性；

●原料处理中应防止某些细菌、霉菌、腐败菌、致病菌、嗜热菌和平酸菌的污染；

●根据食品的种类、性质及产品要求选择好容器，容器消毒后应尽快装罐；

●装罐后应立即排气，使罐内形成真空无氧状态；

●要严格控制密封操作。封后严格检验，及时剔除漏气的不合格的产品。

3.灭菌与冷却

杀菌的目的是杀灭致病菌、产毒菌、腐败菌，破坏食物中的酶。方法采用高温热处理和巴氏杀菌，前者在100℃以上的蒸汽和水中进行，后者在100℃以下的水中进行。

（二）罐头食品的卫生鉴定与处理

对每批产品均应抽样进行微生物学及商品质量检验。罐头变质的原因有生物性、化学性和物理性。

生物性。一种是罐内微生物繁殖产生膨胀鼓听现象；另一种是内容物腐败变质产酸但不产气，罐头表面无异常，一般由平酸菌引起。此类情况为生物性胖听，均应废弃。

化学性。罐头内壁受到腐蚀气生氢气造成。此类罐头一般无毒。但难进行生物性鉴别，故肉类罐头不允许销售；水果类罐头如确认系化学性的胖听，可限期出售；对低酸度和肉类罐头，应予废弃。

物理性。多由罐内容物结冰膨胀，可进行一次7天的37℃保温实验，如胖听消失，可能为物理性胖听，可食用。

四、调味品的卫生

调味品包括酱油、酱、醋、盐和味精，也有一些作料，如花椒、大料、芥菜和茴香等。

（一）酱油和酱的卫生

酱油和酱是以小麦、大豆及其制品为主要原料，接种曲霉菌种，经发酵酿造而成。其中添加了适量的食盐、色素或防腐剂等。酱油和酱常做烹调作料，或不加热直接食用。对其卫生要求如下：

●严禁使用变质或含有有毒物质的原料；

●生产用水必须符合生活饮用水的卫生标准；

- 在加工、储存、运输、销售过程中，所有容器、用具、管道都应严格规定并执行洗刷和消毒作用制度，防止微生物和有害物质的污染；
- 所有菌种必须从专门机构引进并定期进行鉴定，防止菌种变异以及有害微生物的污染；
- 产品中的食盐根据品种要求其含量为：酱油 ≥ 15%，酱 ≥ 7%；
- 使用的棕黑色焦糖色素、防腐剂等应按国家食品卫生标准中规定的量严格操作。

（二）醋的卫生

食醋是以粮食为原料，利用醋酸杆菌进行有氧发酵酿造而成的。醋酸含量为 3% ~ 5%，不允许含游离矿酸（无机酸）。对食醋的卫生要求为：

- 添加剂的使用按《GB2760—2014 食品添加剂使用标准》的规定；
- 在生产、运输、储存和销售过程的卫生要求与酱油相同；
- 菌落总数应 ≤ 5000 个 / 毫升，大肠菌群 ≤ 3 个 /100 克，致病菌不得检出；
- 砷、铅含量分别不超过 0.5 毫克 / 升和 1 毫克 / 升；
- 禁止生产冰醋酸兑制或其他化学法生产的化学醋。

（三）盐的卫生

食盐有海盐、池盐、井盐和矿盐等，主要成分为氯化钠。也可含一些钡、镁、碘及氟等。食盐卫生标准规定重金属每千克含量为：砷 ≤ 0.5 毫克（以 As 计），铅 ≤ 1 毫克（以 Pb 计），锌 ≤ 5 毫克（以 Zn 计）。

（四）味精

味精即谷氨酸钠，是一种广泛使用的鲜味剂，易溶于水，微溶于乙醇，性质较稳定。味精的生产多采用含碳水化合物的原料进行发酵，也有的用人工合成法。通常味精中谷氨酸钠的含量为 60% ~ 99%。在使用时不同种类的食品，味精的用量不同，一般为 0.2 ~ 1.5 克 / 千克。

关于味精使用的安全问题，国内外有过不少争议，但一般认为味精是安全的。鉴于目前对味精的毒性问题尚未完全搞清，我国规定 12 岁以下儿童的食品中不使用味精。

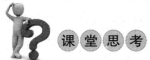

课 堂 思 考

食品加工过程中，如何做才能避免油脂酸败变质的现象发生？

第六节　掺杂、掺假、伪劣食品的鉴别

虽然，近年来国家有关部门加大了对餐饮、食品市场卫生质量的管理力度，建立了各项管理制度与管理措施，完善了以法制管理为主导的管理体制。但有一些不法商贩见利忘义，仍然在某种利益的驱使下不断生产伪劣食品，或在食品及食品原料中掺杂、掺假，给餐饮食品消费者造成了严重的危害。为了保障广大餐饮消费者的身体健康，餐饮企业在购买食品与食品原料时，必须对掺杂、掺假、伪劣等危害人身健康的食品进行鉴别，确保所购买的食品是安全卫生的，是符合卫生质量标准的。

一、掺杂、掺假、伪劣食品鉴别的意义

对于烹饪工作者来说，只有使用品质好的食品原料才能烹制出高质量的食品来。因此，食品原料的品质检验，尤其是对掺杂、掺假、伪劣食品原料的鉴别就显得十分必要，而且是不可缺少的环节。

保障消费者的安全利益。各大饭店、餐馆所销售的食品品质的好坏、卫生质量的优劣，会直接影响到就餐者的身体健康。许多消费者之所以不敢到路边的小吃店、自由市场去就餐或购买食品，很大的原因就是因为这些地方的卫生质量欠佳。而因外出就餐引发的传染病事件、食物中毒事件近年来屡见不鲜，对餐饮消费者构成了严重的威胁。因此，餐饮企业在购买食品与食品原料时，首先要对食品进行品质检验和鉴别，确保所购进的食品没有掺杂、掺假、伪劣之品，以从根本上保障消费者的安全利益。

维护餐饮企业的良好声誉。餐饮企业良好声誉的建立不是一朝一夕就可以实现的，它是依赖于企业长期地向客人提供优质服务与高品质的食品实现的。尤其是那些具有品牌声誉的餐饮企业，无不是以良好的产品质量而赢得广大餐饮消费者的信赖的。因此，餐饮企业要想建立或长期保持良好的企业声誉，就必须杜绝使用伪劣的食品原料与食品，向客人供应货真价实的高品质的食品产品是最为重要的。近几年来，许多餐饮企业就是因为降低食品原料的成本，而不慎购买使用了质量低劣的食品原料，而失去了客人的信赖，最终导致饭店、食品企业的衰败。

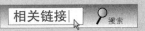

南京冠生园使用陈旧月饼馅料

南京冠生园是一家具有 70 多年历史的老字号食品企业，以经营月饼为主，1993 年与外商进行了合资重组，一度经营红火。然而，2001 年 9 月，南京冠生园因为在制作的月饼馅中使用了陈旧一年多的馅料，被中央电视台曝光，使生产经营陷入困境，导致最终破产。如此一个具有良好声誉的老字号，就因为在制作月饼馅时使用了劣质的食品原料，而将近百年积累起来的顾客信任度在一夜之间丧失殆尽。

当然，在许多餐饮企业中，也有一些是因为缺乏鉴别掺杂、掺假、伪劣产品的经验与意识，无意之中购进了伪劣原料而成为受害者。所以，为了维护餐饮企业的良好声誉，从业人员必须掌握对掺杂、掺假、伪劣食品的鉴别技术。

有助于打击掺杂、掺假、伪劣食品的制造者。目前市场上的掺杂、掺假、伪劣产品之所以屡屡出现，其关键就是因为有购买者的存在，如果大家都拒绝购买这些伪劣产品，使造假者没有市场，就能有效地打击掺杂、掺假、伪劣食品的制造者。因此，餐饮企业从业人员只有很好地掌握鉴别掺杂、掺假、伪劣产品的方法与技巧，才能在购买食品原料时进行严格的识别，以避免购进伪劣的食品原料，使掺杂、掺假者没有市场。

二、掺杂、掺假、伪劣食品鉴别的方法

掺杂、掺假、伪劣食品会严重损害人体健康，扰乱餐饮、食品市场秩序，损害

国家和人民的利益。因此，在实际工作中应加强对掺杂、掺假、伪劣食品的识别与鉴定。

（一）掺杂、掺假手段

一般来说，目前不法商贩常用的掺杂、掺假手段主要有如下几种：

掺兑。就是在较难以鉴别的液体食品中兑水，以增加食品的重量，而降低了食品的卫生质量。如在牛奶中掺水等。

代替。用劣质的、廉价的、人们不喜欢食用的东西代替优质的、价格较贵的、人们日常生活中大量消费的食品。如用廉价的棉籽油、豆油等代替花生油出售，用工业用酒精代替食用酒精等。

抽取。把不能明显影响食品外观中的一部分营养成分抽取出来，把剩下的部分当作原来的整体销售。如把大豆中的部分油脂抽取出来，然后仍然以正常大豆出售。

粉饰。利用某些化学物质的作用，对某些食品原料进行掩盖性的粉饰、伪装，以起到改变食品的颜色、浓度等效果。如用工业色素勾兑饮料；用硫黄熏白木耳；为了增白，在馒头中加入洗衣粉等。此类手法危害极大，是导致食物中毒的主要原因之一。

过失。为了使食品的感官性状达到某种理想的效果，故意在食品中加入有害的化学物质。如为了防止肉类制品的腐败变质，在其中加入甲醛、硼砂等，这种行为也是极其有害的。

假冒。就是出售与商标完全不相符的食品，或以劣质食品冒充真品、正品等。如假酒、假海参、假味精等。

（二）鉴别方法

目前，我国食品企业、餐饮企业对鉴别掺假、伪劣的食品与原料，主要还是沿用对一般原料品质检验的方法，分为两种方式，即理化检验鉴别法和感官检验鉴别法。

1.理化检验鉴别法

物理检验鉴别法。物理检验鉴别法是运用现代化的物理器械，对原料的一些物理性质进行检验鉴定。例如用比重计测定食品的密度；用比色计测定液体食品的浓度；用旋光计测定含糖量；用显微镜来测定食品的细微结构及纤维粗细、微粒直径、杂质含量等。

化学检验鉴别法。化学检验鉴别法是运用各种化学仪器和化学试剂对原料进行一系列的鉴定。例如用不同的化学试剂来测定原料的含水量，含灰量，含糖量，含有的淀粉、脂肪、维生素及其酸碱度，是否含有对人体有害的元素、菌类等，从而确定食品、原料的优劣，辨别是否有掺假与掺杂成分，以鉴别出伪劣食品。

总之，理化检验是采用各种化学试剂、仪器和器械来检验鉴定原料是否有掺假或伪劣，以及原料品质的方法。理化检验鉴定的方法是比较科学的手段，所得到的结果比其他方法所得到的结果更为准确可信，而且可用一些具体的数值把掺杂、掺假的程度及伪劣食品的危害程度表示出来。同时，理化检验鉴别法能够借助仪器检验原料内部的变化，更深入地阐明掺假、伪劣原料中的有害成分、性质、结构以及其他品质变化，做出对原料鉴别的科学结论。

2. 感官检验鉴别法

感官检验鉴别法是烹饪工作者在实际工作中最实用、最简便而又有效的检验鉴别方法，是一种经验检验的方法。它主要是借助于我们的眼、耳、鼻、舌、手等感官通过看、听、嗅、尝、摸等对原料进行检验鉴定。这种方法主要用于鉴定原料的外形结构、形态、色泽、气味、硬度、弹性、重量、声音以及包装等方面的质量情况。感官检验鉴别法主要有视觉鉴别法、嗅觉鉴别法、听觉鉴别法、触觉鉴别法四种。

视觉鉴别法。就是用肉眼对原料的外部特征进行检验，以确定原料品质的好坏。品质良好的原料都有一定的形态，如果原料形态发生改变，在一定程度上能反映出品质的变化。通过了解形态、结构的变化程度就能判别某种原料是否属于伪劣品或是否有掺杂、掺假成分等。同时，伪劣原料还可以通过色泽的不同反映出来。如新鲜质佳的对虾，外壳光亮、半透明、肉质呈淡青色；陈旧质劣的对虾，外壳混浊无光，色泽暗红甚至变黑。视觉检验的范围很广，凡能直接用肉眼根据经验分辨品质的都可以采用这种方法对原料进行检验鉴别。但由于原料的形态、颜色、结构变化较为复杂，加之现在造假、伪装、掺假的手段很高明，因而其鉴别难度也较大，需要具有丰富的经验才能准确地鉴别出原料的真假优劣。

嗅觉鉴别法。嗅觉鉴别法就是用鼻子鉴别原料的气味，以确定原料的真假与品质的好坏。许多原料都有其特有的正常气味，如各种新鲜的肉类，虽都是肉脂香味，但又各不相同。如正品优质的花椒、大料、食醋、酱油等调料香味浓郁而纯正，凡是不能保持其特有气味的或正常气味淡薄，甚至出现一些异味、怪味、不正常的酸味等，都说明原料的品质有问题，需要经过理化鉴别后再得出准确的结论。但在得到准确的结论之前，饭店完全可以根据嗅觉的感官鉴别停止购买或使用这样的原料。

听觉鉴别法。听觉鉴别法就是用耳朵听声音来鉴定原料品质的优劣，如西瓜可以用手拍击，根据所发出的声音来判断是否成熟；听萝卜的声音也可以判断是否糠心；用手摇晃鸡蛋，根据其微弱的声音，可以判断其新鲜度，以及是否属于造假、伪劣食品，从而来确定整批食品原料品质的好坏。

触觉鉴别法。触觉鉴别法就是用手指按摸原料，检验原料的比重、弹性、硬度、光滑度等，来鉴别原料真假与好坏。例如没有注水的新鲜猪肉富有弹性，用手指压凹会很快复平；好品质的干货原料大部分重量轻而且适中，如果是受潮发霉的劣质品，重量就会增加；如果是用面粉掺加水泥等制作的假干海参，仔细掂量其重量（比重）就能够鉴别出来。

感官检验鉴别原料真伪的方法，常用的主要有以上四种，另外还有味觉检验鉴别法。运用味觉检验鉴别法可以鉴别正常食品原料品质的好坏，但如果使用味觉检验鉴别法来鉴别掺杂、掺假、伪劣食品就会有一定的危险性。

以上几种方法几乎对所有的原料鉴别都适用，使用时往往需要几种方法同时并用。如检验鉴别肉类，就首先嗅其有无臭味，然后看其形状、颜色有无变化，还可以摸摸其质地如何，这样综合多方面的经验鉴别，就基本可以准确无误地对肉类的品质做出正确的判断。

无论是检验烹饪原料的品质，还是鉴别原料的真伪、掺杂、掺假程度，感官检验鉴别法都有着极为重要的实用价值，它无须检测设备，简单易行，可以在短时间内得出结论。但是，感官检验鉴别法也有其局限性，它只能凭着感觉对原料外观特点做出某些判断，并不能真正掌握原料内部品质的变化及其掺假的成分等，其精确可靠的程度不如理化检验鉴别法。加之每个人的感官敏锐程度不同，各自的知识、经验也有差别，因此在一定程度上还带有主观性，容易发生偏差，所以检验者必须经过反复实践，积累丰富的实践经验，才能准确地鉴别原料的真伪与其品质的优劣。

相关链接 | 🔍搜索

掺杂、掺假、伪劣食品的鉴别

牛奶中掺水

正常牛奶在15℃时相对于水的密度是1.028～1.032，如果在牛奶中掺水，其相对密度就会降低，每加10%的水可使密度下降0.003。当然，掺假者可能会利用加入米汁、豆浆、尿素、白糖、食盐、芒硝、碳酸钠、明矾、石灰水等方法来维持牛奶的相对密度，不过这样一来，牛奶的口味、色泽、脂肪含量、蛋白质含量、乳糖等指标都会有所改变。鉴别方法是用感官观察与简单的仪器检验。

将摇匀的牛奶放入烧杯（或透明玻璃杯）中仔细观察，加水牛奶一般具有明显的稀薄感。同时可利用乳稠计测量其相对密度，并用温度计测量其温度，如果牛奶的相对密度小于1.028，就确定是掺了水。如果要鉴别牛奶中是否掺加了豆浆、白糖等成分，则需借助化学实验来进行鉴别。

硫黄熏银耳

银耳本色为淡黄色，无特殊气味，品尝时无苦涩味道，但经过硫黄熏制后，银耳变得洁白，看上去很美，但打开包装袋后，会有刺鼻难闻的气味，品尝时有涩味。如果进行理化检验可以检测出大量的硫、砷等有害物质，严重超出国家相关的卫生质量标准。

尿液浸黑木耳

正常黑木耳的质量标准是：朵面乌黑光润，朵背略呈灰白色，耳体轻，涨性好，干燥，有清香气味。但有的不法商贩为了增加黑木耳的重量，在干制前用尿液浸泡黑木耳，干制后其重量明显增加。鉴别的方法主要是：一看，伪劣木耳朵面虽黑但无光润感，朵片过厚；二触，正品用手成把紧捏木耳易碎，松手后朵片伸张有弹性，快速伸展，伪劣木耳则捏后不易碎，伸展性差；三闻，伪劣木耳无清香气味，气味不正常；四水发，伪劣木耳涨性差，浸泡时间略长即黏糯易烂，没有弹性。

染色"绿大米"

科技人员的研究表明，我国出产的大米，自古以来就没有绿色大米。而造假者为了打出大米是"绿色食品"的招牌，竟把大米染成绿色，并在包装上说明："本品纯天然生成，不用淘洗"的字样。而把大米染色的染料，大多是用色素"亮蓝"、"柠檬黄"和"糖精"混合而成的。鉴别方法其实非常简单，凡是绿大米都是染成的，不符合卫生质量标准。如果把绿大米放到水中浸泡、淘洗，大米上的颜色就会立即脱落。

假冒干制海参

近几年来由于海产品的价格直线上扬，许多伪劣、假货、掺杂海产品充斥市场，使购买者经常上当受骗。其中假冒干制海参的现象就极为普遍。鉴别干制海参真假的最有效的方法就是用水涨发，可使用快速涨发法：将干海参用清水洗净，然后放入盛有开水的暖瓶中，加塞，正品海参浸泡10～24小时即可回软，假冒品海参有的浸泡后成为碎渣，有的原形不变。干品鉴别时较为复杂，但一般来说假冒干海参的比重与真品有差异，或将干海参用力在水泥地面上摔，大部分假冒品一摔即碎，而真品不易破碎。

注水肉

猪肉、牛肉等肉类原料，是烹饪中使用得较为广泛的一大类，但有些商贩为了增加肉的重量，在宰杀前往往向畜体内注入大量的水，使肉的品质大大降低，如果注入的水不卫生，还会使畜肉被严重污染。鉴别新鲜的畜肉是否被注了水，一是将肉片悬控，看有否水滴下来；或用纸片贴在肉面上，如果纸片很快被水湿润而不是被油浸润的，其就是注水肉。

洗衣粉馒头

近几年来，有些不法经营者为了迎合消费者精细饮食的追求，在加工制作馒头时，加入一定量的洗衣粉。洗衣粉中含有大量的有机磷等有害物质，会严重危害人们的身体健康。鉴别馒头中是否掺加了洗衣粉，其实很简单，凡是加入洗衣粉的馒头都白得出奇，面粉的香气不正，咀嚼时有明显的滑感。

酱油中加入过量色素

酿制酱油一般是把黄豆、面粉等原料经过高温蒸煮后，加入米曲霉菌，经过24小时以上的生物发酵，然后再经过一些工艺的处理制成。但即使100%的纯粮酿制的酱油，其色泽也是较浅的，浓度也是较稀的。有的酱油生产厂家，为了使酱油看起来黏稠色深，就在酱油中加入增稠剂与色素。购买时，将酱油瓶倾斜后，再直立起来，添加较多色素和增稠剂的酱油会粘在瓶壁上，要很久才能流完，酱油倒出后，瓶壁和瓶底有一层厚厚的黑垢，难以清洗。

 思考与训练

一、名词解释

食品原料的污染　掺杂、掺假、伪劣食品

二、填空题

1. 食品污染主要包括_____、_____、_____三大类。

2. 工业"三废"是指_____、_____、_____。

3. 农药残留的鉴别与检测方法有_____、_____。

4. 牛奶的消毒方法有_____、_____、_____。

5. 掺杂、掺假、伪劣食品鉴别的方法有_____、_____。

三、判断题

1. "不干不净，吃了不得病"，是有一定的道理的。（　　）

2. 一般性食品污染没有什么了不起，人类的适应能力很强。（　　）

3. 农药残留采用清水泡洗，就可以去掉一部分。（　　）

4. 可怕的化学性食品污染都是来自于加工企业的违规操作。（　　）

5. 无论如何，食品污染已经成为影响当今人们身体健康的重要问题之一。（　　）

四、简答题

1. 食品原料的污染可以分为哪几大类？

2. 食品原料污染的预防措施有哪些？

3. 如何有效控制蔬菜、水果的污染？

4. 掺杂、掺假、伪劣食品鉴别的方法有哪些？

五、案例分析

案例：现在社会上有"卖豆芽的不吃豆芽""发海参的不吃海参""生产馒头的不吃馒头"的说法。这其实反映的是当前使用大量添加剂、防腐剂、催生剂等，使本来好端端的食品变成了伪劣有害食品。从事水发海产品（包括一些鲜货原料，如绿豆芽、鲜虾仁等）的业主为了能增进水发海产品的吃水量，并延长其保鲜时间，在发制时加入比例不同的甲醛等有害物质。豆芽用甲醛浸泡后不仅可延长保质期，还可以显得饱满新鲜；鲜虾仁用甲醛浸泡后显得个大饱满，而且不易腐败变质。水发的海产品也是同样的道理。感官鉴别的方法就是仔细观察这类食品的外观，包括亮度与色泽感，经过甲醛浸泡过的虾仁、豆芽虽然十分饱满，但亮度明显不正常，色泽发青，气味很淡或不正常。水发海产品则用手触压其肉质观其硬度，凡是触压后肉质层很脆、易碎、有糜烂感的均属于不正常的水发食品。

根据上述案例回答如下问题：

分析当前食品原料加工者的心态和市场恶性竞争的原因，并探讨避免此类问题发生的措施。

六、实践与训练

1. 选择几种质量水平不同的食品原料，组织学生现场进行鉴别，并写出分析报告。

2. 有条件的学校组织学生到水发海鲜生产地进行实地考察，并对发现的问题食品进行鉴别处理。

HACCP 管理体系简介

当前，食品安全已经成为关系到我国百姓生活质量与身体健康的重大问题。饭店的菜肴制作同样存在食品安全问题。学习 HACCP 管理体系可以提高学生对菜肴制作过程食品安全重要意义的认识和掌握 HACCP 管理体系的运用实施，对于学生走向工作岗位实施菜肴卫生安全管理具有重要意义。

本章内容为 HACCP 管理体系的基本概念、HACCP 在餐饮业中的作用与意义等，重点介绍 HACCP 管理体系的基本程序与实际运用。教材通过一个完整的案例运行，对 HACCP 管理体系的实施过程进行详细的介绍，具有一定的实用性和指导意义。

学习目标

方法能力目标

熟悉和掌握 HACCP 管理体系的基本概念和运用实施，并能根据 HACCP 管理体系的实施过程，对菜肴烹饪过程的安全控制做出正确的分析判断，学会正确思维，努力培养学生运用 HACCP 管理体系管理菜肴生产中的运行能力。

专业能力目标

通过学习本章知识，加强学生对 HACCP 管理体系的作用和意义的认识，提高对烹饪菜肴等食品安全的认识水平和管理能力，掌握 HACCP 管理体系的运行程序，并能将其熟练运用到未来的烹饪实践活动中。

社会能力目标

以社会实践活动小组为单位，观察和了解当地一家饭店在运行菜肴生产安全方面的管理情况，找出其存在的问题，结合自己学习 HACCP 管理体系的原理和方法，策划制订一个改进方案。

北京奥运会运行 HACCP 管理体系

　　HACCP 管理体系是目前国际上广泛使用的一种对食品卫生安全监控的管理制度。HACCP 管理体系的适用面很广，几乎适合于所有的食品加工、饮料生产等行业。近年来，世界上的许多国家和地区将 HACCP 管理体系运用于餐饮安全的卫生管理中，收到了非常好的效果。事实证明，餐饮管理引入 HACCP 管理体系，是确保餐饮安全管理的有效手段之一。

　　2008 年的北京奥运会，对于餐饮食品安全的要求是非常严格的，如何确保奥运会期间所有人员的饮食安全，是摆在我们面前的一项重要而又艰巨的任务。将国际通行的 HACCP 管理体系运用于北京奥运会的餐饮安全管理中是非常有必要的，其意义也是深远的。

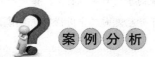 案 例 分 析

　　介绍一家餐饮企业引入 HACCP 管理体系的运用情况，在全面学习 HACCP 管理体系的基础上，组织学生讨论餐饮业导入 HACCP 管理体系的重要性和必要性。

　　对于我国餐饮业来说，HACCP 还是一个陌生的概念。但在我国成为世界贸易组织成员国之后，我国的餐饮业、食品工业、饲料加工业等相关行业就有必要对 HACCP 的内容和运行机制进行全面的了解并实施引入，以便实现与国际管理标准的接轨。HACCP 是国际上较为流行的一种管理体系，已被许多国家采用，食品和饲料的国际组织也已经采纳 HACCP 管理体系。从美国等发达国家的食品工业和饲料工业推行 HACCP 的情况来看，HACCP 管理体系在食品安全和饲料安全控制方面有突出的效果。目前，许多国家和地区的餐饮业也积极导入 HACCP 管理体系，在保证菜点等食品的安全方面收到了良好的管理效果。

第一节 HACCP 管理体系的基本概念

HACCP 管理体系是英文 Hazard Analysis Critical Control Points 的缩写，一般把它译成"危害分析与关键控制点"，由于这一管理体系主要是运用于食品、餐饮、饲料等行业，所以也直接称之为食品安全控制体系。它是一种以危害为关键点的食品管理制度，具有国际先进水平，具有较强的科学性和逻辑性，而且可操作性强，运行成本低。尤其是它所运用的理论都具有一般常识性，易于理解和掌握。管理者通过运用 HACCP 体系，可以对食品潜在的危害进行预测、预知和预防，从而实现食品安全的目的。

一、HACCP 的含义

HACCP 是 1959 年美国的 Pillsbury Company（菲尔斯伍利公司）与美国国家航空航天局为生产安全的航空食品创建的质量管理体系。运用这套管理系统，可以预测食品安全方面存在的危险因素，并在问题发生前做好措施，而不再是以一般性地检查去防止和发现食品潜在的安全危害。

HACCP 管理体系的关键所在，是在事前预测和判别食品安全所潜在的问题，在每一个可能存在的危险点上建立控制措施和具体的防范方法，并从记录中确认这种控制过程是有效的。运用 HACCP 管理体系来加工生产安全的食品，对于最后的检验已经不是特别重要。事实证明，HACCP 管理体系确实能很好地起到预防食品安全问题的发生。如果把 HACCP 管理体系运用于餐饮菜点的烹饪过程中，同样可以达到有效控制菜点安全问题的出现，从而提高顾客的满意度。

HACCP 管理体系主要涵盖两大部分：一是 Hazard Analysis 部分，也就是危害分析，可以简称为 HA；二是 Critical Control Points 部分，也就是关键控制点，可以简称为 CCP。

HA——危害分析的主要内容。对菜肴烹饪加工的整个过程，也就是包括从原料的采购、粗加工处理，到切料、配份、烹制、流通乃至最终把菜肴提供给客人为止，把全过程进行评估分析，从而对其中可能发生的危害性明确规定出来。

CCP——关键控制点。对菜肴加工烹饪过程中可能发生危害的某一点的步骤或加工程序，制定相应的措施加以控制，就会有效地预防、完全避免或最大限度地降低菜肴等食品的危害因素，甚至可以把这种危害降到最低的、可以接受的程度。

HACCP 管理体系是一种预防性的管理，其关键在于把菜肴加工烹饪的过程看成一种系统工程，从菜点原料到成品消费，整个过程都要确保菜点的安全。它包括原料的采购、验收、储存、加工、烹饪、成品传递到桌，每一个环节都要经过危害分析评估，以确保菜点是安全无害的。很显然，如果菜点加工烹饪整个过程的每一个环节都能确实执行 HACCP 管理方式，那么最后呈现在客人餐桌上的餐饮食品一定是安全无害的。

二、HACCP 在餐饮业中的作用

我国政府的相关部门，历来对餐饮食品的卫生安全非常重视，并根据我国的具体情况建立了一套较为完整的卫生安全管理办法和管理制度，如餐饮"五·四卫生制""餐饮实行卫生许可证制"等，1997 年正式颁布了我国第一部食品加工、餐饮加工的法典——《中华人民共和国食品卫生法》。2009 年新颁布了《中华人民共和国食品安全法》。但这些管理方法的特点是重于事前或事后的监督检查，以及对发生问题后的处理，而忽略了对食品整个生产加工过程的监督控制，因而有关食品卫生的安全事件时有发生。建立和完善包括餐饮食品卫生安全在内的预防性监控体系，是目前国际上流行的管理方法之一，也被证明是行之有效的食品安全管理办法。HACCP 管理体系就是目前国际上广泛使用的一种对食品卫生安全监控的管理制度。HACCP 管理体系的适用面很广，几乎适合所有的食品加工业、饲料加工业、饮料生产行业等。近年来，许多国家和地区将 HACCP 管理体系运用于餐饮安全的卫生管理中，也收到了非常好的效果。HACCP 管理体系在餐饮业中的应用表明，它在餐饮产品的卫生安全方面可以发挥巨大的作用。

可以有效地预防食物中毒。由于 HACCP 是一种预防性的食品安全卫生管理制度，主要以预测菜点加工过程中潜在的安全风险来进行监督、控制，并对可能发生的安全问题采取有效的预防措施，避免问题的发生或避免同样的安全问题的再次发生。因此，HACCP 的管理要点是以预防为主，它的目的是在安全问题发生前做好预防准备，以确保菜点安全的有效性。如果运用 HACCP 管理体系，对菜点的整个生产加工过程实施有效的监控，对可能发生的食品安全问题及时发现和制止，就能有效地预防由菜点的卫生安全引发的食物中毒，以起到真正保护消费者人身安全的目的。

使餐饮产品更加安全可靠。在我国的媒体报道中，时有关于在饭店用餐后引起的不同程度的食物中毒的事件发生。因此，有许多常到饭店就餐的客人，在进餐时是很小心谨慎的。客人对厨房卫生状况的不放心态度不是没有道理。如果加工环境不良，或是加工人员在操作中不按卫生要求做，菜点就很有可能被污染。星级饭店和那些豪华的大饭店尚且如此，在一般的社会餐馆中，由于缺乏更有效的严格管理，其安全卫生状况尤其令人担忧。如果能在餐饮业中运用 HACCP 管理体系，使餐饮管理者能在生产经营中形成良好的对潜在危害食品的监控机制，将会在很大程度上减少甚至杜绝食品中毒事件的发生。这样一来，就可以使饭店加工销售的菜点更加安全可靠，从而成为让消费者放心的饭店。

改变传统的菜点安全管理模式。我国对餐饮业生产经营的卫生管理，已经建立了一套比较有效的管理方法，但仍然不能避免食物中毒事件的频繁发生，其关键问题在于传统的管理模式已经不能适应新形势发展的需要。在此，不妨对传统的卫生管理制度与 HACCP 管理体系进行初步的比较。

相关链接 🔍搜索

传统管理制度	HACCP 管理体系
注重卫生	食品安全
开业前卫生达标	注重生产的全过程
规定检查项目	判别潜在危害的原料
五·四卫生制	关键控制点制度
习惯性环境卫生清理	关键点监控
以检查为主，阶段性	以预防为主，连续性
重视事后处理	纠正与防止再发生措施

　　传统的餐饮业的卫生安全是以卫生检查为主的管理模式，从某种意义上看，有被动的特征。因为，从菜点的用料到工艺流程的全过程，到处都有不安全的因素存在，但在这些潜在的危害因素中有危害性较大的，也有危害性较小的，而检查只能是不加分析地一视同仁，重点与非重点一样地对待。这样的结果往往会忽视了重点，放松了对这些重点环节的控制。

　　而 HACCP 管理体系则不同，它是以预防为本，重视从开始到结束所有环节中的关键点，并建立对关键点的控制程序，能有效地控制潜在危害因素，从而防止中毒事故的发生。这种关注事先做好预防的管理模式，虽说不是最完美无缺的管理方式，但至少可以最大限度地防止食品中毒事件的发生。因为，它在菜点开始加工之前就要对潜在危害的因素进行全面分析，通过分析来确定关键控制点，也就把那些较有可能发生危害的环节确定为关键控制点，并建立对关键控制点的监控程序，由专人负责监控等。这样一来，从一开始就把所有有可能发生危害的因素、环境都监控起来，起到了良好的预防作用。毫无疑问，HACCP 是一种较为理想的、新式的安全管理模式。

　　可以提高顾客的满意度。现在的餐饮经营者在经营中，特别重视提高顾客的满意度。实际上，顾客的满意度是包括菜点安全卫生在内的一个综合的指标。仅有舒适美好的就餐环境和优良周到的服务以及价格适当、加工精细的食品是不够的，其中最关键的是所提供的优质服务与优质菜点必须是安全卫生的。据报道，在一次对就餐顾客的满意度调查中，首当其冲的选项是菜点、就餐环境的卫生安全。其实，这也是人之常情，没有一个人喜欢美味的毒药。如果连菜点的安全尚不能保证，还谈什么优质服务、美味佳肴、顾客满意度。所以，杜绝菜点的所有危害性或是把这种危害性降到最低，才是提高顾客满意度的基础。推行 HACCP 管理体系，虽然不可能百分之百地保证不发生食品中毒事件，但可以最大限度地降低这类事件的发生或发生的可能性。因而，可以从最基础的项目上来提高顾客对饭店的满意度，从而提高饭店的社会信誉度。

三、我国推行 HACCP 管理的必要性

　　与国际接轨的需要。目前，食品的国际组织（如联合国、世界贸易组织、亚太经济合作组织等）已经采纳 HACCP 管理体系，尤其是以联合国为代表的食品法典

中都规定了食品的生产应当推行 HACCP 管理体系，并将其纳入国际贸易中食品质量和安全管理的规定之中。我国加入世界贸易组织后，包括食品生产经营在内的所有行业都要逐步融入国际统一的大市场中，包括餐饮业在内的食品加工出口，必须遵守国际统一的食品卫生管理标准和规则。因此，在我国推行 HACCP 管理体系，是包括餐饮行业在内的食品加工业走向世界的通行证。当然，餐饮业还必须将推行 HACCP 管理体系与 ISO 9000（或 ISO 14000）质量认证体系结合起来，这样效果会更好。

餐饮安全管理的需要。 目前，我国的餐饮业、食品加工业的安全卫生管理实行的都是开业前卫生达标和事后监督制度，因此迫切需要餐饮、食品加工的经营企业加强事前管理，以消除潜在的危害因素与各种隐患，确保菜点或其他食品的安全可靠。HACCP 管理体系就是一种以事前管理和预防为主的管理模式，因而能大大降低事后监督的繁重成本，并能提高事后监督的成效。通过推行 HACCP 管理体系，认真分析每个企业的每个产品的关键控制点，研究预防措施，确定关键点的控制界限，制定监控和纠错措施及防止再发生措施，建立食品生产安全档案等，将有利于餐饮、食品安全事件的减少和责任追究；有利于树立食品企业、饭店的信誉度，提高顾客的满意度。

生产、加工绿色食品的需要。 随着人们对生命健康认识的日益提高，消费者对安全食品的关注越来越多。国际上真正的食品安全概念是"从农田到餐桌"都是安全无害的，这就要求加强"从农田到餐桌"的全程安全管理。餐饮业及其他食品工业的食品加工，是形成最终可用于直接食用食品的环节；如果在加工的过程中，不能有效地做到对所用食品原料潜在危害的分析确定，即使在工艺流程中把安全卫生控制得再好，消费者依旧得不到安全无公害的食品、菜点。HACCP 的管理由于关注事前的管理，可以有效率地对所有食品原料进行危害分析，从而确定可用与不可用，并针对潜在的危害因素制定控制程序，确保人们在餐桌上吃到的食品是无公害的绿色食品。

建立和完善我国餐饮安全标准体系的需要。 虽然在 2009 年我国颁布了《中华人民共和国食品安全法》，用法律的形式规定了有关食品加工、经营的卫生安全准则，但并不能杜绝所有食品安全的隐患。我国目前餐饮业的卫生防疫制度和餐饮业"五·四卫生制"已经滞后于时代发展的需要。一些卫生标准和一些允许使用的添加剂品质仍未制定严格的标准，尤其是在餐饮业中有关安全卫生方面的检测方法与标准还很不完善，直接影响到监督检测的法律效力。HACCP 管理体系对餐饮安全加工、食品生产的各个环节都提出了具体而明确的要求，这些标准和要求都将成为制定餐饮、食品工艺和品质标准的动力和依据。由此看来，推行 HACCP 管理体系，必将进一步推动我国餐饮业与食品加工业安全标准体系与质量标准体系的建设和完善步伐。

相关链接　搜索

我国餐饮业中 HACCP 管理体系的发展

我国自 20 世纪 90 年代后期开始在肉类、水产、饲料等行业推广 HACCP 管理体系以来，已经取得了明显效果；这不仅是企业自身利益和发展的需要，也是食品加工业与世界生产标准接轨的需要。然而目前在我国的餐饮、饭店等行业对 HACCP 管理体系还未引起足够的认识和重视，但中国的餐饮业，特别是快餐业要在未来的发展中走向世界，在生产管理中实施 HACCP 管理体系，建立以 HACCP 管理体系为核心的认证制度势在必行。

2002 年 4 月，汇源山东工厂正式通过了 HACCP 国际认证，成为我国国内较早获得 HACCP 认证的浓缩果汁生产企业之一。有专家认为，汇源山东工厂取得 HACCP 认证对汇源有着巨大而深远的影响，不但为产品进入更广阔的国际市场参与国际竞争、拓宽销售渠道提供了直接的保证，也为下一步工厂进行 ISO 9000 认证和汇源其他工厂及国内同行进行 HACCP 认证积累了经验。

在我国加入世界贸易组织之后，摆在许多食品、饮料、饲料等行业面前的问题是如何实现真正的与国际同类产品的生产接轨，尽可能快地进入国际市场参与竞争。这就需要按照国际惯例，获取包括 ISO 9000、HACCP 等在内的多种国际认证，以获得进入国际市场的先机。2002 年 3 月 12 日的《中国食品报》以"为参与国际竞争开辟绿色通道"为题，报道了为尽快使我国的肉类、水产、饮料及其他食品行业的产品进入国际市场参与国际竞争，中国食品协会、中国水产流通与价格协会、北京新世纪认证有限公司近日在北京联合召开了 HACCP 国际专题研讨会，旨在加快在我国的水产品、冷冻品、罐头食品、发酵制品等行业积极普及 HACCP 管理体系的运用和认证。据悉，我国政府有关部门也正在积极研究 HACCP 管理体系，并计划结合中国的具体情况开展全国范围的 HACCP 工作；国家出入境检验检疫局拟定的进出口食品危害性等级分类管理办法和 HACCP 实施办法也在加紧实施中。

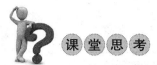

课·堂·思·考

HACCP 管理体系的管理理念对于烹饪加工过程的食品安全控制有什么意义？

第二节　HACCP 管理体系的基本程序

包括餐饮菜点生产在内的食品加工企业的安全卫生控制体系，必须建立在以下的基本理念之上：以"有良好的操作规范"（GMP）为基础，并通过制订和实施"卫生标准操作程序"（SSOP）计划和 HACCP 计划来分别预防、消除或降低有关食品安全的危害。

简单地说，"危害分析与关键控制点"（HACCP）对于食品的加工生产而言，仅仅是一种卫生安全的控制体系，是一种如何生产安全食品的普通方法。它通过判别可能的危害途径，建立适当的预防措施，并且能够保持食品在加工生产的全过程始终处于有效监控、记录中，当问题发生时，能及时找出原因并立即改正。

HACCP 管理体系是一种评估制度，可以用于判别、用以监控、用来管理包括餐饮业在内的食品加工生产的安全风险。就其运营过程来说，HACCP 管理体系基本上包括七大程序，也称七大步骤（图 9-1）。

一、分析危害

所谓分析危害，就是判别潜在性菜点安全危害的过程。所谓危害是指任何可能造成消费者健康受损害的风险。包括因遭受污染、微生物生长及其所分泌的代谢物，影响菜点安全或造成有毒成分的残留。这里所说的风险，是指潜在的菜点中的安全隐患，如可能造成食物中毒等危害发生的可能性因素。

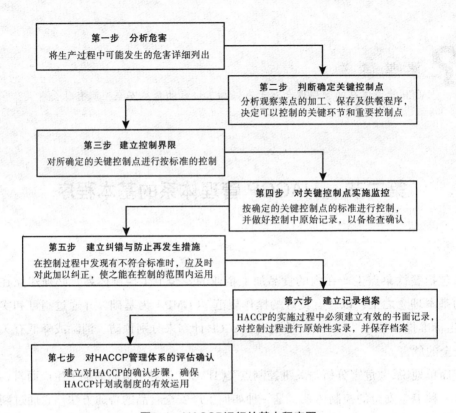

图9-1　HACCP运行的基本程序图

在进行危害分析时，要做到一切从严，不使任何细小的环节被遗漏，包括对原材料、生产加工、成品传递及使用目的等。概括起来，主要有以下几个方面：

（一）检查菜单和标准菜谱

● 判断找出哪些是潜在性危害的菜点；

● 以前哪些销售过的菜点与食物中毒有关系；

● 哪些菜点需要大量的加工生产；

● 哪些菜点需要提前加工，需要提前多长时间；

● 哪些菜点的加工过程非常复杂；

● 菜点是否经过加热、冷却或复加热的步骤；

● 是否运用新的加热或加工技术；

● 标准菜谱中是否有使用生鲜鸡蛋类原料；

- 是否有供应生、活海鲜或其他生的动物性原料；
- 是否有野菇类原料使用；
- 是否有以前剩余的成品或半成品菜点，如何处理；
- 是否有使用亚硫酸盐的菜点，如何使用。

（二）检查工作人员

- 工作人员工作前是否洗手，什么时间洗手；
- 对于生病及割、烫等外伤的员工如何处理；
- 菜单中的哪些菜点需要操作人员反复调制；
- 现场调制的调味酱、汁、油等在哪里加工调制；
- 设备与工具的清洗消毒是否有严格操作规程；
- 消毒液与抹布的使用是否符合安全规程。

（三）其他方面的问题

- 用于供餐的菜点中是否有外部购进的成品；
- 是否对抵抗力较差的消费者进行过考虑；
- 菜点传递过程是否处于封闭状态。

（四）温度测量

- 菜点成熟的温度是如何确定和控制的；
- 对不同火候要求的菜点是如何完成加热过程的；
- 如果有的热菜点需要暂时存放，其温度是多少；
- 冷藏库的温度是多少；
- 冷冻食品原料如何解冻；
- 工作人员怎样确定食品或原料的存放时间；
- 工作人员是否使用温度计及是否经常对其准确性加以检测。

（五）进行必要的理化检验

- 是否对肉类按批次送有关部门进行理化检验；
- 对原料的 pH 值、微生物污染指数及内部品质变化如何了解；

（六）核实有关部门记录

- 采购原料的主要供货源情况怎样；
- 是否有食品原料规格书；
- 鲜、活原料的产品是否有标签，保留多久；
- 时间与温度是否有准确记录；
- 对员工的安全卫生培训是否有记录；
- 曾经做过哪些纠正措施与预防措施，是否有记录。

所谓危害性评估是根据对菜点危害的分析，对其可能存在的危害性进行评估，就是判断某种菜点可能导致危害发生的概率。但这种评估并不是万无一失的，因为食物中毒在任何地方都可能发生，危害性分析不可能对所有的危害进行完全控制。

二、判断确定关键控制点

在分析危害的基础上，对所有可能存在危害的点，如某个步骤、某个环节、某一温度点、某个加工程序等，确定为关键控制点，以便在运用中对其进行重点注视，并针对可能发生的危害制定相应的应对措施。

关键控制点是指能够预防、排除或降低菜点危害的一个点、一个环节、一个步骤等。它可以包含加热、加工、预防污染的作业措施、工作人员的卫生操作程序等。

在判断确定菜点加工过程中的关键控制点时，应重视做好以下几个方面：

（一）检查一切重点项目

- 员工工作时的个人卫生；
- 时间与温度的控制情况；
- 加热、冷却、复加热及保存等环节；
- 需要提前加工的菜点；
- 能够发生交叉污染的环节。

（二）检查作业程序中潜在的危害

- 原料的解冻过程是否有潜在的危害；
- 加工过程中潜在的危害；
- 作业人员的用心度；
- 提前一天以上的菜点；
- 剩菜的再次使用；
- 菜点传递、配送过程；等等。

（三）菜点制作工艺流程中的检查

- 标准菜谱的设计；
- 确认菜谱中的用料哪些需要特别关注；
- 食品原料采购的来源与品质确认；
- 动手制作前员工是否对手、设备、工具进行洗涤消毒处理；
- 成品储存过程有否发生交叉污染的可能性；
- 复加热是否能达到规定的温度（75℃以上）。

（四）关键控制点控制的原则

- 确认某个步骤可能使菜点遭受污染或使污染物增加；
- 某个危害必须能够通过纠正和防止重复发生的措施得到控制；
- 某个危害能够在工艺流程完成后得到预防或排除；
- 能准确判断哪些是关键控制点，并写成书面报告；
- 配置有力的管理人员对关键控制点进行监控。

三、建立控制界限

当关键控制点确定后，就可以建立控制界限的具体标准和要求，以降低或排除潜在的危害。控制界限就是在关键控制点上的每一个预防性措施必须达到的标准和要求。它是基于预防性的措施而制定的量化内容，必须规格化。主要项目有：

（一）时间

时间与温度的相互作用是引发食物中毒的重要因素。在适宜微生物生长的环境下，细菌繁殖是每 20 分钟以两倍的数量快速增加，限制菜点的存放时间可以非常有效地控制界限。

（二）温度

温度也是用来控制菜点中微生物数量增加的因素之一。要维持和控制菜点中的低菌指数，就必须对菜点的存放温度进行有效的规定和控制。

（三）酸碱度（pH 值）

在传统的菜点加工中，对菜点（包括食品原料）的酸碱度是被忽略的，而通常情况下也不便于对菜点及原料的酸碱度进行测定。实际上，菜点及原料中的微生物活动与繁殖无不与 pH 值有关。

中性溶液的 pH 值为 7，当菜点或原料的 pH 值与适应于某一微生物生长的 pH 值不同时，细菌则需要用较长的时间来适应环境，这样就会使该种微生物的繁殖减缓。当菜点或原料的酸碱度在 4.6 以下时，一般细菌是不易繁殖的，但也不会被杀死。不过，此时的腐败菌仍然可以在这种 pH 值的环境中生长，菜点的味道与外观也会因此而逐渐发生改变和变化。

（四）水分

所有的病原菌生长时都需要水分，否则它就无法从固体的菜点中吸收营养成分，它必须以水溶液的形态获取，这种水溶液被称为"水活性"。水活性的高低可提供病原菌生长时所需要的水分含量。利用某些物质的渗透压及干燥等方法，可以降低水活性，从而起到减缓细菌生长的作用。

确定关键控制项目时，请记住细菌生长需要的四个条件：足够的时间，适当的温度，适宜的酸碱度，一定的水分含量。毫无疑问，大量的细菌滋生和繁殖是造成许多食品原料和菜点腐败变质的关键因素，尤其对于那些极易腐败的畜肉、禽蛋及海产类食品原料，更是至关重要。这些食品原料在验收、冷藏等步骤上，都属于关键控制点。畜肉、禽蛋及海产类食品原料必须保持在 4℃以下，才能有效控制有害细菌的滋生与繁殖。因此，4℃以下的储藏温度就称为这类食品原料的温度控制界限。而鸡肉与鸡蛋中的沙门氏菌需要在 74℃以上才能杀死，猪肉中的旋毛虫则要在 68℃以上的温度环境中才能被杀死，等等，这些具体的温度标准就分别成为它们的温度控制界限。

菜点加工中常用的温度控制界限如下：

- 冷藏食品原料的保存，在 4℃以下；
- 热菜点的保存温度，在 60℃以上；
- 加热猪肉菜点的温度，应在 68℃以上；
- 剩菜复加热，在 74℃以上；
- 禽肉及其制馅用时，在 74℃以上；
- 鱼类及贝类的加热温度，在 63℃以上；
- 新鲜的蛋及蛋制品，63℃持续 3.5 分钟；
- 十分熟的烤牛肉，63℃持续 15 分钟；
- 三分熟的烤牛肉，60℃持续 12 分钟。

四、对关键控制点实施监控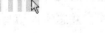

确定了关键控制点的控制标准或具体的要求（控制界限）之后的工作就是建立对关键控制点按控制界限的标准实施监测与实际控制，或称为监控。

所谓监控就是通过有计划的观察、测量等手段，便于对关键控制点的控制效果进行评估，同时要对这些活动进行准确记录，便于日后确认时使用。

由于实施监控的过程是一个非常复杂而又要求具体、细腻的过程，因此，必须让每个环节和岗位的员工都能参与进来，并认真负责。实施监控的过程，需要每个餐厅或厨房都必须安排专门人员，负责对关键控制点的监控工作，当任何菜点的任何工艺环节没有达到控制标准时，应立即进行有效纠正，并制定防止重复发生的控制措施。

（一）监控的主要目的

跟踪作用。监控可以对控制过程的运行情况进行跟踪，以便了解在关键控制点运行中的实际进度或控制效果。如果监控的结果显示某一个环节或是某个程序有偏离或失控的趋势，可以随时对此加以纠正，使运行过程在偏差发生之前很快又恢复到正常的控制状态中。

测量作用。对运行过程实施监控，可以随时显示关键控制点是否出现偏差或失控，也就是监督关键控制点是否超出了控制界限。

提供证据。监控过程的书面材料是将来用于确认 HACCP 管理体系是否有效的重要证据。

（二）对关键控制点实施监控的注意事项

1. 指派专门监控人员

指派专门监控人员负责监控每一个关键控制点上的工作，必须认真重视，被指派的工作人员必须是菜点制作内行的、富有管理经验的员工，如厨师长、餐厅领班等。这些工作人员必须具备如下条件：

- 完全了解监控工作的重要性与工作目的；
- 受过监控每一个预防措施所需要的技术培训；
- 有能力随时对运行过程的内容进行评估；
- 公正客观地执行监控，并忠实地填写监控记录与报告；
- 监控时如果发生异常现象，能够立即通报；
- 对工艺过程或产品出现的问题能进行分析，并提出纠正措施。

2. 建立监控程序与项目

所有对关键控制点的监控，都必须有具体的量化标准和详细的说明，并对运用的监测方法、具体监控的菜点品种、负责监控的人员等都有明确的规定。运用的监控方法应以便于监控为目的，常用的方法有：

- 物理性测量，如时间与温度的测量记录；
- 感官性测量，通过人的味觉、视觉、触觉等对菜点的气味、颜色、质地等进行评估；
- 化学性测量，对酸碱度、水分含量、盐分含量等的测定记录。

监控人员必须对具体菜点加工的工艺流程充分了解，并能对其加以分析，分辨出哪些是引发菜点安全的"危险途径"，哪些是"较危险途径"，哪些是"最危险途径"。这样就可以根据不同的控制程序加以控制。

如果菜点由"危险途径"而造成了细菌、病毒及寄生虫的滋生繁殖，那么将这些菜点进行充分加热，并立即供餐就是安全的；如果将制熟后的热菜点保存在 60℃以上，也是安全的。所以，只有针对这些关键控制点确定控制程序，才能确保这些菜点是安全的。

如果菜点未经充分加热或以生食为食用方法的冷菜类，这显然就是危险的菜点。或者菜点虽经过了充分加热，但仍有下列因素出现，如患病的员工、不干净的手、被污染的设备和工具等，也会造成危险的菜点存在。因此，制定对某些菜点加热的温度标准、制定对冷菜食品的消毒标准、制定避免患病员工与不洁净的手与菜点的接触限制、制定避免被污染的设备和工具与菜点的接触，是这类菜点食品的关键控制项目。

如果对关键控制点的监控不能立即收到较好的效果，那么，就说明这个计划本身有问题，或者是执行计划的过程有问题。那么，它可能就是造成 HACCP 管理体系实施失败的开始。

五、建立纠错与防止再发生措施

HACCP 管理体系是为食品安全控制而设计的管理方法之一，主要是为了判别食品中对人体健康上所存在的潜在性的危害因素，并建立有效的预防危害发生的措施或发生时的处理方法。但是，这并不等于就可以确保菜点不会再出现安全问题。因此，当有问题发生时，就必须采取相应的纠正措施，并能迅速制定防止类似问题再次发生的有效措施。

（一）纠正问题与防止同类问题再发生措施

- 决定有问题的菜点是否应该进行丢弃处理；
- 彻底解决或改善问题发生的因素，清除根本因素；
- 对全过程要有记录，并将其完整无缺地保存起来。

（二）建立一套有效的操作规程

当监控的评估报告表明有问题或是实际上已有问题出现时，就说明危害分析与关键控制点的管理体系未能按预期的目标达到控制标准，表示有问题发生，这就需要建立一套有效的操作规程来立即处理问题，这个规程就是"纠错与防止再发生措施"。下面是一些常用的程序：

- 食品原料不符合采购规格书中规定的规格时，应进行退货处理；
- 调整冷藏库的温度，使其达到库温的控制界限；
- 延长菜点的加热时间；
- 对菜点进行再加热或复加热，使其达到适当的温度；
- 改革菜点加工的工艺流程或技术环节；
- 当菜点确定遭受污染，或保存在危险温度内时间过长时，应予以丢弃。

（三）纠错与防止再发生措施

由此可以看出，建立关键控制点的纠错与防止再发生措施，不外乎以下几个方面：

- 退货；
- 评估产品；
- 评估工艺流程；
- 丢弃产品。

六、建立记录档案

监控实施过程中，监控人员每天都要对所有关键控制点监控的过程进行记录，并建立档案，便于工作人员了解整个监控过程，并根据记录的问题进行及时的调整与纠正。

建立有效的保存记录与定期检查记录的制度，是确保HACCP正常、有效实施的重要步骤之一；也可为日后的机构确认提供可靠的资料。

（一）有效记录完整的 HACCP 计划

- HACCP小组的成员及其所分管的职责范围；
- 对菜点的设计规格及使用目的进行记述；
- 列出所有必须遵守的工艺流程与规范；
- 环境（如温度、水分、pH值等）监控记录表；

- 绘制从验收到菜点上桌的流程图；
- 对流程图上的每一个环节的危害进行评估记录。

在对每一个步骤中的各个危害确定后，设立控制界限，也要一一记录在案。

（二）监控、测量记录中的常用图、表

- 时间／温度记录表及变化图；
- 工艺流程图；
- 设备与工具监控记录表；
- 原料、产品（菜肴、点心等）质量规格书；
- 纠正与防止再发生措施记录表；
- 员工培训记录表；
- 消毒液使用检查表。

七、对 HACCP 管理体系的评估确认

对 HACCP 管理体系的评估确认，应分为自我检查与机构确认两个环节。目前，国内对饲料加工、饮料加工、水产品加工等食品价格企业已经有了专门的认证机构，餐饮业实行 HACCP 管理体系也可以在这些认证机构进行认证，但认证前必须先经过自我检查。

（一）自我检查与确认程序的主要内容

- 确定适当的自我检查时间表；
- 检查 HACCP 计划；
- 检查全部的关键控制点记录；
- 观察运行过程中关键控制点是否得到有效控制；
- 检查异常现象及纠正与防止再发生措施的实施情况；
- 随机取样并加以分析；
- 检查控制界限，确认危害可以得到有效的控制；
- 检查所有记录、投诉案件及对纠正措施的执行情况；
- 检查修订以后的 HACCP 计划。

（二）总结报告

无论是自我检查还是机构确认，对检查后的整体情况都要形成一份完整的总结报告。报告的内容应包括：

- 该饭店的最后工艺流程图，并标出危害和关键控制点；
- 时间／温度记录表或依据测量的数据绘制出变化图；
- 对 HACCP 实施效果的建议；
- 其他可供选择的项目与内容。

每年至少检查一次 HACCP 管理体系，以确认 HACCP 计划的有效实施状况。自我检查周期可选择在更短的时间内定期进行。

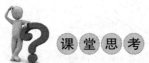
课 堂 思 考

你是否认为 HACCP 管理体系的实施过于复杂，它能否在我国传统厨房中推广实施？

第三节　HACCP 管理体系的运行案例

实际上，HACCP 管理体系的运行是一种灵活的管理模式，它没有统一的标准、程序，在实施运行中每个餐饮企业可以自行根据情况设定标准、确定关键控制点、制定纠正与防止再发生措施等。下面就以"炸鸡块"为例，介绍 HACCP 管理体系的运行过程。

首先熟悉炸鸡块的菜谱，然后进行步骤一。

炸 鸡 块

原料：

净鸡胸或鸡腿肉，面粉，牛奶，精盐，白胡椒，鲜鸡蛋液。

做法：

1. 将面粉、精盐、白胡椒放在一起混合均匀。

2. 将鸡蛋液与牛奶混合均匀。

3. 把鸡肉放入蛋奶调和的液体中，滚蘸均匀后，再放入面粉内裹上一层面粉。

4. 将鸡肉投入190℃的油锅中炸4分钟，捞出控净油。

5. 将鸡块放入烤盘内，放入预热至190℃内的烤箱内，烤约20分钟至熟。

6. 取出鸡块即可供食，也可冷却放置，供餐前复加热至74℃。

一、判别炸鸡块是否属于潜在性危害的菜肴

（一）检查潜在危害的项目

下列食品原料有潜在性危害：

● 加热过或生的动物性食品，如畜肉、牛奶、鱼类、贝类、禽肉，或含有以上原料的菜肴；

● 加热过的蔬菜或淀粉类菜点；

● 生的芽菜类。

（二）判断炸鸡块属性

炸鸡块是否属于潜在性危害的菜肴？

是。

（三）菜谱中的潜在性危害食品原料

● 鸡肉；

● 鸡蛋；

● 牛奶。

二、确定炸鸡块的关键控制点

- 检查炸鸡块的菜谱。
- 根据炸鸡块菜谱的制作方法，绘制简单的工艺流程图；从原料的来源、加工到供餐的全过程，画出 9 个步骤（步骤的多少应根据实际情况确定）。
- 在炸鸡块的工艺流程图中标出关键控制点（图 9-2）。

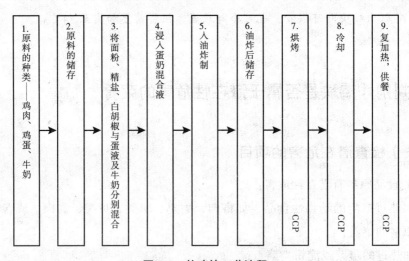

图9-2　炸鸡块工艺流程

三、对炸鸡块的控制程序进行分析

（一）标写炸鸡块工艺流程环节的控制程序

- 验收原料——鸡肉、鸡蛋、牛奶；
- 原料的储存；
- 混合与浸液环节；
- 油炸后菜肴及生原料的处理（油炸时的交叉污染）；
- 油炸后菜肴的保存（时间 / 温度）；

- 烘烤后的菜肴中心温度；

- 冷却的时间／温度；

- 复加热的时间／温度；

- 供餐前的保存温度；

- 工作人员安全卫生规范；

- 交叉污染的可能。

（二）HACCP的控制程序在炸鸡块菜谱中的应用

1.工艺流程与加工方法

（1）混合面粉、精盐、白胡椒。

（2）混合鸡蛋液与牛奶，搅拌均匀，蛋奶混合液的温度应维持在4℃以下。

- 蛋奶混合液应该冷藏储存或用后丢弃。

- 除用于生鸡肉外，蛋奶混合液不得用于其他的菜肴中。

（3）鸡肉浸入蛋奶混合液中，裹匀面粉。操作人员在此步骤的前后都要洗手。

- 处理生的鸡肉时，建议使用夹子或戴乳胶手套。

- 蘸过鸡肉的面粉应丢弃。

（4）用190℃的温度油炸4分钟，再入烤箱烘烤，直到鸡块的中心温度达到74℃。

- 夹取生、熟鸡块的夹子应分开。

- 处理过生鸡肉的所有工具都要洗涤并消毒。

（5）炸好的鸡块从油锅捞出后，应单层放置在平盘内。

- 测量温度用的温度计必须是经过消毒处理的。

（6）应将炸鸡块单层放置平盘内，入冰箱快速冷却至4℃。

- 鸡块在4小时内由21℃冷却到4℃。

（7）应将炸鸡块单层放置平盘内，入190℃的烤箱内，使其在2小时内快速完成复加热。

（8）鸡肉的中心温度达到60℃时，再放入热保存器中储存。

- 保存时间超过2小时，鸡块应立即丢弃。

2. 其他需要说明的内容

（1）在加工菜肴的过程中，如果外出中断，有可能污染手时，则应洗手。

（2）不用同一器皿调制不同的菜肴原料，用时应洗涤干净或消毒处理。

（3）使用的消毒液一定要有效力，避免使用假冒产品。

（4）每次只加工一份菜肴，油炸前的加工环境应保持在 4℃以下。

（5）当中断加工时，所有用料应进行冷藏。

（6）用消毒或校正过的温度计测量鸡块的最厚部位的中心温度。

四、建立对炸鸡块的控制程序，确保菜肴安全

（一）写出炸鸡块的监控程序

中心温度。烤制成熟后，检查炸鸡块的中心温度必须达到 74℃以上。

冷却温度。烘烤后炸鸡块的中心温度必须在 4～6 小时内冷却到 4℃以下。

加工过程。鸡块在加工与储存过程中，必须避免交叉污染。

复加热。炸鸡块必须在 2 小时内复加热至 74℃以上。

（二）监控报告

编写书面材料，写出这些程序如何被监控，由谁来监控，多长时间监控一次。

● 经营者、总经理或餐饮主管必须承担菜点安全的责任及督导工作。

● 管理人员与领班应接受有关菜点安全事宜的督导与培训，并赋予职权，促进纠正与防止再发生措施的实施执行。

● 领班的工作应以避免交叉污染为前提，并负责温度变化的记录与监控等工作。

● 餐饮从业人员应承担菜点安全的有关工作，但在接受任务之前必须先接受培训。当原料和工艺发生变化时应随时接受培训。

● 餐饮从业人员负责潜在危害原料的加工、制作、保存、冷却、储存等关键控制点的测量与记录温度等工作。

（三）在炸鸡块的工艺流程图上，标出关键控制点（CCP）

- 使用冷冻鸡块时，鸡块验收时的中心温度应在 -18℃以下。
- 使用前，冷冻鸡块在冷藏库中解冻，中心温度为 3℃。
- 把解冻后的鸡块取出后，放入蛋奶混合液中滚匀，再裹上一层面粉。
- 炸熟的鸡块，其中心温度为 60℃。
- 炸鸡块时，夹生鸡块的夹子与夹熟鸡块的夹子必须分开使用。
- 炸鸡块放入保温箱中销售时，鸡块的中心温度应保持在 57℃左右。
- 当晚剩余的炸鸡块应放平盘中，加保鲜膜覆盖。
- 置于冷藏库中过夜，冷却 8 小时后，应确认保存温度为 18℃以下。
- 第二天销售前，将剩余的炸鸡块在保温箱中复加热。如果在 2 小时复加热后，其温度仍在 44℃以下，那么应标明在 2 小时后销售不掉的就应丢弃。

下面以头天晚间加工的炸鸡块为例，在炸鸡块的工艺流程（图 9-3）标示出关键控制点（CCP）。

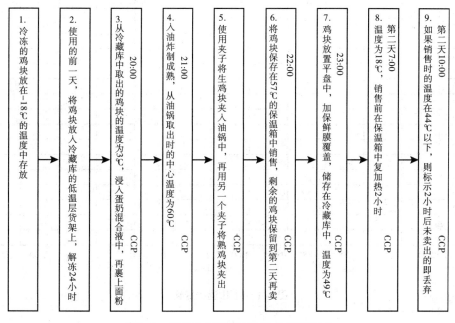

图9-3 炸鸡块工艺流程中的关键控制点

（四）根据做过标示的炸鸡块的工艺流程图，绘制时间/温度变化图（图9-4）

日　　期：_____

菜点名称：炸　鸡　块

盛器规格：_____

冷却方法：平盘、覆膜

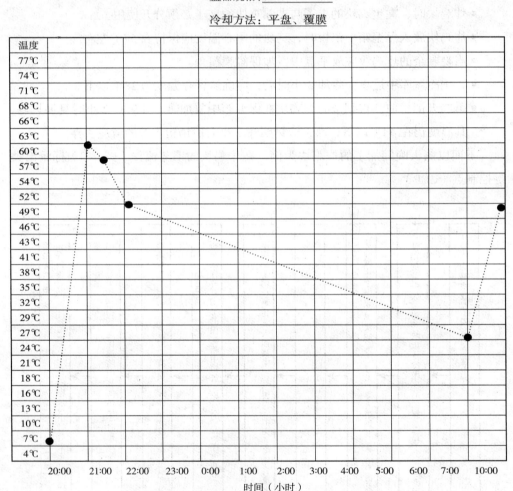

图9-4　时间/温度变化

五、建立对炸鸡块的问题处理与防止再发生措施

（一）炸鸡块未达到控制标准的处理方法

对没有达到标准的控制点，分别写出纠正与防止再发生措施（表9-1）。

表9-1　纠正与防止再发生措施计划表

关键控制点	纠正与防止再发生措施
原料来源	如果原料来源不明或未经检验的，予以退货，并拒绝再次从此处采购同类或其他原料
原料配送	如果配送的原料不新鲜或不符合采购规格的，予以退货
熟制加热	如果炸鸡块的中心温度达不到74℃，则不能用于供餐或销售
工艺过程	如果炸熟的鸡块发生交叉污染，则将被污染的炸鸡块丢弃；如果工作人员的卫生习惯及加工行为不良，则必须加以改进
冷却处理	如果炸鸡块没有在6小时之内冷却至4℃，则必须丢弃
复加热	如果炸鸡块没有能够在2小时内复加热至74℃以上，则必须丢弃
供餐过程	如果炸鸡块未能在以上的任何一项控制中得到处理，则不能销售

（二）根据炸鸡块的工艺流程与加工程序及时间／温度变化图，确认哪些原料的处理步骤不当；并针对每一项处理不当的步骤拟定纠正与防止再发生措施

问题一：21:00，炸熟的鸡块中心温度为60℃。

纠正与防止再发生措施：把炸鸡块单层放置烤盘上，放入烤箱内继续加热至中心温度达到74℃。

问题二：鸡块炸制时，操作人员夹生鸡块与熟鸡块用的是同一夹子。

纠正与防止再发生措施：将受污染的鸡块重新加热至中心温度达74℃；改变操作规程，规定生、熟要使用不同的夹子。

问题三：21:30，在保温箱里销售的鸡块其中心温度为57℃。

纠正与防止再发生措施：将炸鸡块撤下，重新放入烤箱中继续加热至中心温度达到74℃。

问题四：23:00，将鸡块放冷藏库中过夜，虽按规定操作，但鸡块温度为 49℃。

纠正与防止再发生措施：将剩余的鸡块单层放入浅盘中，储存于大型冷藏库中，在鸡块未冷却到 4℃时不加盖。

问题五：第二天 7:00，将剩余的鸡块放入保温箱中复加热。

纠正与防止再发生措施：丢弃鸡块，因为不当的加热、冷却，会使鸡块的稳定性停留在危害温度带超过 4 小时；如果加热、冷却步骤正确，则应放入烤箱中在 2 小时内复加热至 74℃。

问题六：10:00，销售时，保温箱内鸡块的温度仅达到 44℃。

纠正与防止再发生措施：丢弃鸡块，其实在前一个步骤就应该丢弃；改变复加热的方式，因为保温箱的用途不是用来加热的；在 2 小时内将鸡块复加热至 74℃后，可保存在 60℃以上 2 小时，超过 2 小时后就丢弃。

 ## 思考与训练

一、名词解释

HACCP 管理体系　　HA——危害分析　　CCP——关键控制点

二、简答题

1. 简述在我国推行 HACCP 管理的必要性。
2. 简述 HACCP 在餐饮业中的作用。
3. 简述 HACCP 管理体系的基本程序。

三、论述题

1. 简要论述运行 HACCP 管理体系七大步骤的主要作业点。
2. 根据学习 HACCP 管理体系的内容，论述温度控制在 HACCP 管理体系中的意义。

四、案例分析

案例：现在许多饭店都有"生吃活海参"菜肴的制作与供应，其基本流程是：活的海参在鱼缸里进行储养，菜肴加工时把活海参捞出，进行洗涤、除去内脏、进行刀工处理，然后放入汤碗中直接上桌；食用时服务员把预先经过调味、加热的"沸汤"冲进海参碗内，并且要求即时食用。

（为了正确把握"生吃活海参"菜肴的加工过程，可组织学生到饭店观摩。）

根据上述案例回答如下问题：

应用 HACCP 管理体系，分析上述"生吃活海参"菜肴的加工、食用过程的食品安全程度，并提出改进方案。

五、实践与训练

1. 结合一道菜肴，如"炸鱼""炸肉"等，制订对 HACCP 管理体系的实施方案。

2. 根据学校实践教学的实际情况，对第 1 题所制订的方案进行试验性实施。

参 考 文 献

［1］中国营养学会. 中国居民营养素参考摄入量［M］. 北京：中国轻工业出版社，2010.

［2］闻芝梅，陈君石译. 现代营养学. 北京：人民卫生出版社，1998.

［3］王淮州等译. 食物与营养百科全书［M］. 北京：中国农业出版社，1988.

［4］何志谦. 人类营养学［M］. 北京：人民卫生出版社，2000.

［5］陈春明，葛可佑. 中国膳食营养指南［M］. 北京：华夏出版社，2000.

［6］赵霖. 中国人怎么吃［M］. 北京：军事医学科学出版社，1998.

［7］陈仁惇. 现代临床营养学［M］. 北京：人民军医出版社，1996.

［8］凌文华. 营养与食品卫生学［M］. 北京：人民卫生出版社，2000.

［9］彭景. 烹饪营养学［M］. 北京：中国轻工业出版社，2000.

［10］刘志皋. 食品营养学［M］. 北京：中国轻工业出版社，1994.

［11］于干千. 饮食营养卫生［M］. 北京：中国轻工业出版社，2000.

［12］彭景，陈玉. 烹饪营养学［M］. 上海：上海科学技术出版社，1989.

［13］国家旅游局人事劳动教育司. 营养与食品卫生［M］. 北京：旅游教育出版社，1994.

［14］杨秀科. 营养与食品卫生［M］. 北京：高等教育出版社，1990.

［15］刘昭纯. 实用药膳学［M］. 济南：山东文化音像出版社，1998.

［16］赵建民. 烹饪营养学［M］. 北京：中国财政经济出版社，2001.

［17］霍尔福德. 营养圣经［M］. 徐玲，译. 北京：中国友谊出版公司，2004.

［18］中国营养学会. 中国居民膳食指南（2007）［M］. 拉萨：西藏人民出版社，2008.

［19］中国营养学会. 中国居民膳食指南（2016）［M］. 北京：人民卫生出版社，2016.

［20］中国营养学会. 中国居民膳食营养素参考摄入量速查手册（2013）［M］. 北京：中国标准出版社，2014.

［21］中国营养学会. 中国居民膳食指南科普版（2016）［M］. 北京：人民卫生出版社，2016.

中华人民共和国食品安全法

（2009 年 2 月 28 日第十一届全国人民代表大会常务委员会第七次会议通过）

第一章　总　则

第一条　为保证食品安全，保障公众身体健康和生命安全，制定本法。

第二条　在中华人民共和国境内从事下列活动，应当遵守本法：

（一）食品生产和加工（以下称食品生产），食品流通和餐饮服务（以下称食品经营）；

（二）食品添加剂的生产经营；

（三）用于食品的包装材料、容器、洗涤剂、消毒剂和用于食品生产经营的工具、设备（以下称食品相关产品）的生产经营；

（四）食品生产经营者使用食品添加剂、食品相关产品；

（五）对食品、食品添加剂和食品相关产品的安全管理。

供食用的源于农业的初级产品（以下称食用农产品）的质量安全管理，遵守《中华人民共和国农产品质量安全法》的规定。但是，制定有关食用农产品的质量安全标准、公布食用农产品安全有关信息，应当遵守本法的有关规定。

第三条　食品生产经营者应当依照法律、法规和食品安全标准从事生产经营活动，对社会和公众负责，保证食品安全，接受社会监督，承担社会责任。

第四条　国务院设立食品安全委员会，其工作职责由国务院规定。

国务院卫生行政部门承担食品安全综合协调职责，负责食品安全风险评估、食品安全标准制定、食品安全信息公布、食品检验机构的资质认定条件和检验规范的制定，组织查处食品安全重大事故。

国务院质量监督、工商行政管理和国家食品药品监督管理部门依照本法和国务院规定的职责，分别对食品生产、食品流通、餐饮服务活动实施监督管理。

第五条　县级以上地方人民政府统一负责、领导、组织、协调本行政区域的食品安全监督管理工作，建立健全食品安全全程监督管理的工作机制；统一领导、指挥食品安全突发事件应对工作；完善、落实食品安全监督管理责任制，对食品安全监督管理部门进行评议、考核。

县级以上地方人民政府依照本法和国务院的规定确定本级卫生行政、农业行政、质量监督、工商行政管理、食品药品监督管理部门的食品安全监督管理职责。有关部门在各自职责范围内负责本行政区域的食品安全监督管理工作。

上级人民政府所属部门在下级行政区域设置的机构应当在所在地人民政府的统一组织、协调下，依法做好食品安全监督管理工作。

第六条　县级以上卫生行政、农业行政、质量监督、工商行政管理、食品药品监督管理部门应当加强沟通、密切配合，按照各自职责分工，依法行使职权，承担责任。

第七条　食品行业协会应当加强行业自律，引导食品生产经营者依法生产经营，推动行业诚信建设，宣传、普及食品安全知识。

第八条　国家鼓励社会团体、基层群众性自治组织开展食品安全法律、法规以及食品安全标准和知识的普及工作，倡导健康的饮食方式，增强消费者食品安全意识和自我保护能力。

新闻媒体应当开展食品安全法律、法规以及食品安全标准和知识的公益宣传，并对违反本法的行为进行舆论监督。

第九条　国家鼓励和支持开展与食品安全有关的基础研究和应用研究，鼓励和支持食品生产经营者为提高食品安全水平采用先进技术和先进管理规范。

第十条　任何组织或者个人有权举报食品生产经营中违反本法的行为，有权向有关部门了解食品安全信息，对食品安全监督管理工作提出意见和建议。

第二章　食品安全风险监测和评估

第十一条　国家建立食品安全风险监测制度，对食源性疾病、食品污染以及食品中的有害因素进行监测。

国务院卫生行政部门会同国务院有关部门制订、实施国家食品安全风险监测计划。省、自治区、直辖市人民政府卫生行政部门根据国家食品安全风险监测计划，结合本行政区域的具体情况，组织制订、实施本行政区域的食品安全风险监测方案。

第十二条　国务院农业行政、质量监督、工商行政管理和国家食品药品监督管理等有关部门获知有关食品安全风险信息后，应当立即向国务院卫生行政部门通报。国务院卫生行政部门会同有关部门对信息核实后，应当及时调整食品安全风险监测计划。

第十三条　国家建立食品安全风险评估制度，对食品、食品添加剂中生物性、化学性和物理性危害进行风险评估。

国务院卫生行政部门负责组织食品安全风险评估工作，成立由医学、农业、食品、营养等方面的专家组成的食品安全风险评估专家委员会进行食品安全风险评估。

对农药、肥料、生长调节剂、兽药、饲料和饲料添加剂等的安全性评估，应当有食品安全风险评估专家委员会的专家参加。

食品安全风险评估应当运用科学方法，根据食品安全风险监测信息、科学数据以及其他有关信息进行。

第十四条　国务院卫生行政部门通过食品安全风险监测或者接到举报发现食品可能存在安全隐患的，应当立即组织进行检验和食品安全风险评估。

第十五条　国务院农业行政、质量监督、工商行政管理和国家食品药品监督管理等有关部门应当向国务院卫生行政部门提出食品安全风险评估的建议，并提供有关信息和资料。

国务院卫生行政部门应当及时向国务院有关部门通报食品安全风险评估的结果。

第十六条　食品安全风险评估结果是制定、修订食品安全标准和对食品安全实施监督管理的科学依据。

食品安全风险评估结果得出食品不安全结论的，国务院质量监督、工商行政管理和国家食品药品监督管理部门应当依据各自职责立即采取相应措施，确保该食品停止生产经营，并告知消费者停止食用；需要制定、修订相关食品安全国家标准的，国务院卫生行政部门应当立即制定、修订。

第十七条　国务院卫生行政部门应当会同国务院有关部门，根据食品安全风险评估结果、食品安全监督管理信息，对食品安全状况进行综合分析。对经综合分析表明可能具有较高程度安全风险的食品，国务院卫生行政部门应当及时提出食品安全风险警示，并予以公布。

第三章 食品安全标准

第十八条 制定食品安全标准，应当以保障公众身体健康为宗旨，做到科学合理、安全可靠。

第十九条 食品安全标准是强制执行的标准。除食品安全标准外，不得制定其他的食品强制性标准。

第二十条 食品安全标准应当包括下列内容：

（一）食品、食品相关产品中的致病性微生物、农药残留、兽药残留、重金属、污染物质以及其他危害人体健康物质的限量规定；

（二）食品添加剂的品种、使用范围、用量；

（三）专供婴幼儿和其他特定人群的主辅食品的营养成分要求；

（四）对与食品安全、营养有关的标签、标志、说明书的要求；

（五）食品生产经营过程的卫生要求；

（六）与食品安全有关的质量要求；

（七）食品检验方法与规程；

（八）其他需要制定为食品安全标准的内容。

第二十一条 食品安全国家标准由国务院卫生行政部门负责制定、公布，国务院标准化行政部门提供国家标准编号。

食品中农药残留、兽药残留的限量规定及其检验方法与规程由国务院卫生行政部门、国务院农业行政部门制定。

屠宰畜、禽的检验规程由国务院有关主管部门会同国务院卫生行政部门制定。

有关产品国家标准涉及食品安全国家标准规定内容的，应当与食品安全国家标准相一致。

第二十二条 国务院卫生行政部门应当对现行的食用农产品质量安全标准、食品卫生标准、食品质量标准和有关食品的行业标准中强制执行的标准予以整合，统一公布为食品安全国家标准。

本法规定的食品安全国家标准公布前，食品生产经营者应当按照现行食用农产品质量安全标准、食品卫生标准、食品质量标准和有关食品的行业标准生产经营食品。

第二十三条 食品安全国家标准应当经食品安全国家标准审评委员会审查通

过。食品安全国家标准审评委员会由医学、农业、食品、营养等方面的专家以及国务院有关部门的代表组成。

制定食品安全国家标准，应当依据食品安全风险评估结果并充分考虑食用农产品质量安全风险评估结果，参照相关的国际标准和国际食品安全风险评估结果，并广泛听取食品生产经营者和消费者的意见。

第二十四条 没有食品安全国家标准的，可以制定食品安全地方标准。

省、自治区、直辖市人民政府卫生行政部门组织制定食品安全地方标准，应当参照执行本法有关食品安全国家标准制定的规定，并报国务院卫生行政部门备案。

第二十五条 企业生产的食品没有食品安全国家标准或者地方标准的，应当制定企业标准，作为组织生产的依据。国家鼓励食品生产企业制定严于食品安全国家标准或者地方标准的企业标准。企业标准应当报省级卫生行政部门备案，在本企业内部适用。

第二十六条 食品安全标准应当供公众免费查阅。

第四章 食品生产经营

第二十七条 食品生产经营应当符合食品安全标准，并符合下列要求：

（一）具有与生产经营的食品品种、数量相适应的食品原料处理和食品加工、包装、储存等场所，保持该场所环境整洁，并与有毒、有害场所以及其他污染源保持规定的距离；

（二）具有与生产经营的食品品种、数量相适应的生产经营设备或者设施，有相应的消毒、更衣、盥洗、采光、照明、通风、防腐、防尘、防蝇、防鼠、防虫、洗涤以及处理废水、存放垃圾和废弃物的设备或者设施；

（三）有食品安全专业技术人员、管理人员和保证食品安全的规章制度；

（四）具有合理的设备布局和工艺流程，防止待加工食品与直接入口食品、原料与成品交叉污染，避免食品接触有毒物、不洁物；

（五）餐具、饮具和盛放直接入口食品的容器，使用前应当洗净、消毒，炊具、用具用后应当洗净，保持清洁；

（六）储存、运输和装卸食品的容器、工具和设备应当安全、无害，保持清洁，防止食品污染，并符合保证食品安全所需的温度等特殊要求，不得将食品与有毒、有害物品一同运输；

（七）直接入口的食品应当有小包装或者使用无毒、清洁的包装材料、餐具；

（八）食品生产经营人员应当保持个人卫生，生产经营食品时，应当将手洗净，穿戴清洁的工作衣、帽；销售无包装的直接入口食品时，应当使用无毒、清洁的售货工具；

（九）用水应当符合国家规定的生活饮用水卫生标准；

（十）使用的洗涤剂、消毒剂应当对人体安全、无害；

（十一）法律、法规规定的其他要求。

第二十八条　禁止生产经营下列食品：

（一）用非食品原料生产的食品或者添加食品添加剂以外的化学物质和其他可能危害人体健康物质的食品，或者用回收食品作为原料生产的食品；

（二）致病性微生物、农药残留、兽药残留、重金属、污染物质以及其他危害人体健康的物质含量超过食品安全标准限量的食品；

（三）营养成分不符合食品安全标准的专供婴幼儿和其他特定人群的主辅食品；

（四）腐败变质、油脂酸败、霉变生虫、污秽不洁、混有异物、掺假掺杂或者感官性状异常的食品；

（五）病死、毒死或者死因不明的禽、畜、兽、水产动物肉类及其制品；

（六）未经动物卫生监督机构检疫或者检疫不合格的肉类，或者未经检验或者检验不合格的肉类制品；

（七）被包装材料、容器、运输工具等污染的食品；

（八）超过保质期的食品；

（九）无标签的预包装食品；

（十）国家为防病等特殊需要明令禁止生产经营的食品；

（十一）其他不符合食品安全标准或者要求的食品。

第二十九条　国家对食品生产经营实行许可制度。从事食品生产、食品流通、餐饮服务，应当依法取得食品生产许可、食品流通许可、餐饮服务许可。

取得食品生产许可的食品生产者在其生产场所销售其生产的食品，不需要取得食品流通的许可；取得餐饮服务许可的餐饮服务提供者在其餐饮服务场所出售其制作加工的食品，不需要取得食品生产和流通的许可；农民个人销售其自产的食用农产品，不需要取得食品流通的许可。

食品生产加工小作坊和食品摊贩从事食品生产经营活动，应当符合本法规定的与其生产经营规模、条件相适应的食品安全要求，保证所生产经营的食品卫生、无毒、无害，有关部门应当对其加强监督管理，具体管理办法由省、自治区、直辖市人民代表大会常务委员会依照本法制定。

第三十条　县级以上地方人民政府鼓励食品生产加工小作坊改进生产条件；鼓励食品摊贩进入集中交易市场、店铺等固定场所经营。

第三十一条　县级以上质量监督、工商行政管理、食品药品监督管理部门应当依照《中华人民共和国行政许可法》的规定，审核申请人提交的本法第二十七条第一项至第四项规定要求的相关资料，必要时对申请人的生产经营场所进行现场核查；对符合规定条件的，决定准予许可；对不符合规定条件的，决定不予许可并书面说明理由。

第三十二条　食品生产经营企业应当建立健全本单位的食品安全管理制度，加强对职工食品安全知识的培训，配备专职或者兼职食品安全管理人员，做好对所生产经营食品的检验工作，依法从事食品生产经营活动。

第三十三条　国家鼓励食品生产经营企业符合良好生产规范要求，实施危害分析与关键控制点体系，提高食品安全管理水平。

对通过良好生产规范、危害分析与关键控制点体系认证的食品生产经营企业，认证机构应当依法实施跟踪调查；对不再符合认证要求的企业，应当依法撤销认证，及时向有关质量监督、工商行政管理、食品药品监督管理部门通报，并向社会公布。认证机构实施跟踪调查不收取任何费用。

第三十四条　食品生产经营者应当建立并执行从业人员健康管理制度。患有痢疾、伤寒、病毒性肝炎等消化道传染病的人员，以及患有活动性肺结核、化脓性或者渗出性皮肤病等有碍食品安全的疾病的人员，不得从事接触直接入口食品的工作。

食品生产经营人员每年应当进行健康检查，取得健康证明后方可参加工作。

第三十五条　食用农产品生产者应当依照食品安全标准和国家有关规定使用农药、肥料、生长调节剂、兽药、饲料和饲料添加剂等农业投入品。食用农产品的生产企业和农民专业合作经济组织应当建立食用农产品生产记录制度。

县级以上农业行政部门应当加强对农业投入品使用的管理和指导，建立健全农业投入品的安全使用制度。

第三十六条　食品生产者采购食品原料、食品添加剂、食品相关产品，应当查验供货者的许可证和产品合格证明文件；对无法提供合格证明文件的食品原料，应当依照食品安全标准进行检验；不得采购或者使用不符合食品安全标准的食品原料、食品添加剂、食品相关产品。

食品生产企业应当建立食品原料、食品添加剂、食品相关产品进货查验记录制度，如实记录食品原料、食品添加剂、食品相关产品的名称、规格、数量、供货者名称及联系方式、进货日期等内容。

食品原料、食品添加剂、食品相关产品进货查验记录应当真实，保存期限不得少于二年。

第三十七条 食品生产企业应当建立食品出厂检验记录制度，查验出厂食品的检验合格证和安全状况，并如实记录食品的名称、规格、数量、生产日期、生产批号、检验合格证号、购货者名称及联系方式、销售日期等内容。

食品出厂检验记录应当真实，保存期限不得少于二年。

第三十八条 食品、食品添加剂和食品相关产品的生产者，应当依照食品安全标准对所生产的食品、食品添加剂和食品相关产品进行检验，检验合格后方可出厂或者销售。

第三十九条 食品经营者采购食品，应当查验供货者的许可证和食品合格的证明文件。

食品经营企业应当建立食品进货查验记录制度，如实记录食品的名称、规格、数量、生产批号、保质期、供货者名称及联系方式、进货日期等内容。

食品进货查验记录应当真实，保存期限不得少于二年。

实行统一配送经营方式的食品经营企业，可以由企业总部统一查验供货者的许可证和食品合格的证明文件，进行食品进货查验记录。

第四十条 食品经营者应当按照保证食品安全的要求储存食品，定期检查库存食品，及时清理变质或者超过保质期的食品。

第四十一条 食品经营者储存散装食品，应当在储存位置标明食品的名称、生产日期、保质期、生产者名称及联系方式等内容。

食品经营者销售散装食品，应当在散装食品的容器、外包装上标明食品的名称、生产日期、保质期、生产经营者名称及联系方式等内容。

第四十二条 预包装食品的包装上应当有标签。标签应当标明下列事项：

（一）名称、规格、净含量、生产日期；

（二）成分或者配料表；

（三）生产者的名称、地址、联系方式；

（四）保质期；

（五）产品标准代号；

（六）储存条件；

（七）所使用的食品添加剂在国家标准中的通用名称；

（八）生产许可证编号；

（九）法律、法规或者食品安全标准规定必须标明的其他事项。

专供婴幼儿和其他特定人群的主辅食品，其标签还应当标明主要营养成分及其含量。

第四十三条　国家对食品添加剂的生产实行许可制度。申请食品添加剂生产许可的条件、程序，按照国家有关工业产品生产许可证管理的规定执行。

第四十四条　申请利用新的食品原料从事食品生产或者从事食品添加剂新品种、食品相关产品新品种生产活动的单位或者个人，应当向国务院卫生行政部门提交相关产品的安全性评估材料。国务院卫生行政部门应当自收到申请之日起六十日内组织对相关产品的安全性评估材料进行审查；对符合食品安全要求的，依法决定准予许可并予以公布；对不符合食品安全要求的，决定不予许可并书面说明理由。

第四十五条　食品添加剂应当在技术上确有必要且经过风险评估证明安全可靠，方可列入允许使用的范围。国务院卫生行政部门应当根据技术必要性和食品安全风险评估结果，及时对食品添加剂的品种、使用范围、用量的标准进行修订。

第四十六条　食品生产者应当依照食品安全标准关于食品添加剂的品种、使用范围、用量的规定使用食品添加剂；不得在食品生产中使用食品添加剂以外的化学物质和其他可能危害人体健康的物质。

第四十七条　食品添加剂应当有标签、说明书和包装。标签、说明书应当载明本法第四十二条第一款第一项至第六项、第八项、第九项规定的事项，以及食品添加剂的使用范围、用量、使用方法，并在标签上载明"食品添加剂"字样。

第四十八条　食品和食品添加剂的标签、说明书，不得含有虚假、夸大的内容，不得涉及疾病预防、治疗功能。生产者对标签、说明书上所载明的内容负责。

食品和食品添加剂的标签、说明书应当清楚、明显，容易辨识。

食品和食品添加剂与其标签、说明书所载明的内容不符的，不得上市销售。

第四十九条　食品经营者应当按照食品标签标示的警示标志、警示说明或者注意事项的要求，销售预包装食品。

第五十条　生产经营的食品中不得添加药品，但是可以添加按照传统既是食品又是中药材的物质。按照传统既是食品又是中药材的物质的目录由国务院卫生行政部门制定、公布。

第五十一条　国家对声称具有特定保健功能的食品实行严格监管。有关监督管理部门应当依法履职，承担责任。具体管理办法由国务院规定。

声称具有特定保健功能的食品不得对人体产生急性、亚急性或者慢性危害，其标签、说明书不得涉及疾病预防、治疗功能，内容必须真实，应当载明适宜人群、不适宜人群、功效成分或者标志性成分及其含量等；产品的功能和成分必须与标签、说明书相一致。

第五十二条　集中交易市场的开办者、柜台出租者和展销会举办者，应当审查入场食品经营者的许可证，明确入场食品经营者的食品安全管理责任，定期对入场食品经营者的经营环境和条件进行检查，发现食品经营者有违反本法规定的行为的，应当及时制止并立即报告所在地县级工商行政管理部门或者食品药品监督管理部门。

集中交易市场的开办者、柜台出租者和展销会举办者未履行前款规定义务，本市场发生食品安全事故的，应当承担连带责任。

第五十三条　国家建立食品召回制度。食品生产者发现其生产的食品不符合食品安全标准，应当立即停止生产，召回已经上市销售的食品，通知相关生产经营者和消费者，并记录召回和通知情况。

食品经营者发现其经营的食品不符合食品安全标准，应当立即停止经营，通知相关生产经营者和消费者，并记录停止经营和通知情况。食品生产者认为应当召回的，应当立即召回。

食品生产者应当对召回的食品采取补救、无害化处理、销毁等措施，并将食品召回和处理情况向县级以上质量监督部门报告。

食品生产经营者未依照本条规定召回或者停止经营不符合食品安全标准的食品的，县级以上质量监督、工商行政管理、食品药品监督管理部门可以责令其召回或者停止经营。

第五十四条　食品广告的内容应当真实合法，不得含有虚假、夸大的内容，不得涉及疾病预防、治疗功能。

食品安全监督管理部门或者承担食品检验职责的机构、食品行业协会、消费者协会不得以广告或者其他形式向消费者推荐食品。

第五十五条 社会团体或者其他组织、个人在虚假广告中向消费者推荐食品，使消费者的合法权益受到损害的，与食品生产经营者承担连带责任。

第五十六条 地方各级人民政府鼓励食品规模化生产和连锁经营、配送。

第五章 食品检验

第五十七条 食品检验机构按照国家有关认证认可的规定取得资质认定后，方可从事食品检验活动。但是，法律另有规定的除外。

食品检验机构的资质认定条件和检验规范，由国务院卫生行政部门规定。

本法施行前经国务院有关主管部门批准设立或者经依法认定的食品检验机构，可以依照本法继续从事食品检验活动。

第五十八条 食品检验由食品检验机构指定的检验人独立进行。

检验人应当依照有关法律、法规的规定，并依照食品安全标准和检验规范对食品进行检验，尊重科学，恪守职业道德，保证出具的检验数据和结论客观、公正，不得出具虚假的检验报告。

第五十九条 食品检验实行食品检验机构与检验人负责制。食品检验报告应当加盖食品检验机构公章，并有检验人的签名或者盖章。食品检验机构和检验人对出具的食品检验报告负责。

第六十条 食品安全监督管理部门对食品不得实施免检。

县级以上质量监督、工商行政管理、食品药品监督管理部门应当对食品进行定期或者不定期的抽样检验。进行抽样检验，应当购买抽取的样品，不收取检验费和其他任何费用。

县级以上质量监督、工商行政管理、食品药品监督管理部门在执法工作中需要对食品进行检验的，应当委托符合本法规定的食品检验机构进行，并支付相关费用。对检验结论有异议的，可以依法进行复检。

第六十一条 食品生产经营企业可以自行对所生产的食品进行检验，也可以委托符合本法规定的食品检验机构进行检验。

食品行业协会等组织、消费者需要委托食品检验机构对食品进行检验的，应当委托符合本法规定的食品检验机构进行。

第六章 食品进出口

第六十二条 进口的食品、食品添加剂以及食品相关产品应当符合我国食品安全国家标准。

进口的食品应当经出入境检验检疫机构检验合格后,海关凭出入境检验检疫机构签发的通关证明放行。

第六十三条 进口尚无食品安全国家标准的食品,或者首次进口食品添加剂新品种、食品相关产品新品种,进口商应当向国务院卫生行政部门提出申请并提交相关的安全性评估材料。国务院卫生行政部门依照本法第四十四条的规定作出是否准予许可的决定,并及时制定相应的食品安全国家标准。

第六十四条 境外发生的食品安全事件可能对我国境内造成影响,或者在进口食品中发现严重食品安全问题的,国家出入境检验检疫部门应当及时采取风险预警或者控制措施,并向国务院卫生行政、农业行政、工商行政管理和国家食品药品监督管理部门通报。接到通报的部门应当及时采取相应措施。

第六十五条 向我国境内出口食品的出口商或者代理商应当向国家出入境检验检疫部门备案。向我国境内出口食品的境外食品生产企业应当经国家出入境检验检疫部门注册。

国家出入境检验检疫部门应当定期公布已经备案的出口商、代理商和已经注册的境外食品生产企业名单。

第六十六条 进口的预包装食品应当有中文标签、中文说明书。标签、说明书应当符合本法以及我国其他有关法律、行政法规的规定和食品安全国家标准的要求,载明食品的原产地以及境内代理商的名称、地址、联系方式。预包装食品没有中文标签、中文说明书或者标签、说明书不符合本条规定的,不得进口。

第六十七条 进口商应当建立食品进口和销售记录制度,如实记录食品的名称、规格、数量、生产日期、生产或者进口批号、保质期、出口商和购货者名称及联系方式、交货日期等内容。

食品进口和销售记录应当真实,保存期限不得少于二年。

第六十八条 出口的食品由出入境检验检疫机构进行监督、抽检,海关凭出入境检验检疫机构签发的通关证明放行。

出口食品生产企业和出口食品原料种植、养殖场应当向国家出入境检验检疫部门备案。

第六十九条　国家出入境检验检疫部门应当收集、汇总进出口食品安全信息，并及时通报相关部门、机构和企业。

国家出入境检验检疫部门应当建立进出口食品的进口商、出口商和出口食品生产企业的信誉记录，并予以公布。对有不良记录的进口商、出口商和出口食品生产企业，应当加强对其进出口食品的检验检疫。

第七章　食品安全事故处置

第七十条　国务院组织制定国家食品安全事故应急预案。

县级以上地方人民政府应当根据有关法律、法规的规定和上级人民政府的食品安全事故应急预案以及本地区的实际情况，制定本行政区域的食品安全事故应急预案，并报上一级人民政府备案。

食品生产经营企业应当制订食品安全事故处置方案，定期检查本企业各项食品安全防范措施的落实情况，及时消除食品安全事故隐患。

第七十一条　发生食品安全事故的单位应当立即予以处置，防止事故扩大。事故发生单位和接收病人进行治疗的单位应当及时向事故发生地县级卫生行政部门报告。

农业行政、质量监督、工商行政管理、食品药品监督管理部门在日常监督管理中发现食品安全事故，或者接到有关食品安全事故的举报，应当立即向卫生行政部门通报。

发生重大食品安全事故的，接到报告的县级卫生行政部门应当按照规定向本级人民政府和上级人民政府卫生行政部门报告。县级人民政府和上级人民政府卫生行政部门应当按照规定上报。

任何单位或者个人不得对食品安全事故隐瞒、谎报、缓报，不得毁灭有关证据。

第七十二条　县级以上卫生行政部门接到食品安全事故的报告后，应当立即会同有关农业行政、质量监督、工商行政管理、食品药品监督管理部门进行调查处理，并采取下列措施，防止或者减轻社会危害：

（一）开展应急救援工作，对因食品安全事故导致人身伤害的人员，卫生行政部门应当立即组织救治；

（二）封存可能导致食品安全事故的食品及其原料，并立即进行检验；对确认属于被污染的食品及其原料，责令食品生产经营者依照本法第五十三条的规定予以召回、停止经营并销毁；

（三）封存被污染的食品用工具及用具，并责令进行清洗消毒；

（四）做好信息发布工作，依法对食品安全事故及其处理情况进行发布，并对可能产生的危害加以解释、说明。

发生重大食品安全事故的，县级以上人民政府应当立即成立食品安全事故处置指挥机构，启动应急预案，依照前款规定进行处置。

第七十三条　发生重大食品安全事故，设区的市级以上人民政府卫生行政部门应当立即会同有关部门进行事故责任调查，督促有关部门履行职责，向本级人民政府提出事故责任调查处理报告。

重大食品安全事故涉及两个以上省、自治区、直辖市的，由国务院卫生行政部门依照前款规定组织事故责任调查。

第七十四条　发生食品安全事故，县级以上疾病预防控制机构应当协助卫生行政部门和有关部门对事故现场进行卫生处理，并对与食品安全事故有关的因素开展流行病学调查。

第七十五条　调查食品安全事故，除了查明事故单位的责任，还应当查明负有监督管理和认证职责的监督管理部门、认证机构的工作人员失职、渎职情况。

第八章　监督管理

第七十六条　县级以上地方人民政府组织本级卫生行政、农业行政、质量监督、工商行政管理、食品药品监督管理部门制订本行政区域的食品安全年度监督管理计划，并按照年度计划组织开展工作。

第七十七条　县级以上质量监督、工商行政管理、食品药品监督管理部门履行各自食品安全监督管理职责，有权采取下列措施：

（一）进入生产经营场所实施现场检查；

（二）对生产经营的食品进行抽样检验；

（三）查阅、复制有关合同、票据、账簿以及其他有关资料；

（四）查封、扣押有证据证明不符合食品安全标准的食品，违法使用的食品原料、食品添加剂、食品相关产品，以及用于违法生产经营或者被污染的工具、设备；

（五）查封违法从事食品生产经营活动的场所。

县级以上农业行政部门应当依照《中华人民共和国农产品质量安全法》规定的

职责，对食用农产品进行监督管理。

第七十八条　县级以上质量监督、工商行政管理、食品药品监督管理部门对食品生产经营者进行监督检查，应当记录监督检查的情况和处理结果。监督检查记录经监督检查人员和食品生产经营者签字后归档。

第七十九条　县级以上质量监督、工商行政管理、食品药品监督管理部门应当建立食品生产经营者食品安全信用档案，记录许可颁发、日常监督检查结果、违法行为查处等情况；根据食品安全信用档案的记录，对有不良信用记录的食品生产经营者增加监督检查频次。

第八十条　县级以上卫生行政、质量监督、工商行政管理、食品药品监督管理部门接到咨询、投诉、举报，对属于本部门职责的，应当受理，并及时进行答复、核实、处理；对不属于本部门职责的，应当书面通知并移交有权处理的部门处理。有权处理的部门应当及时处理，不得推诿；属于食品安全事故的，依照本法第七章有关规定进行处置。

第八十一条　县级以上卫生行政、质量监督、工商行政管理、食品药品监督管理部门应当按照法定权限和程序履行食品安全监督管理职责；对生产经营者的同一违法行为，不得给予二次以上罚款的行政处罚；涉嫌犯罪的，应当依法向公安机关移送。

第八十二条　国家建立食品安全信息统一公布制度。下列信息由国务院卫生行政部门统一公布：

（一）国家食品安全总体情况；

（二）食品安全风险评估信息和食品安全风险警示信息；

（三）重大食品安全事故及其处理信息；

（四）其他重要的食品安全信息和国务院确定的需要统一公布的信息。

前款第二项、第三项规定的信息，其影响限于特定区域的，也可以由有关省、自治区、直辖市人民政府卫生行政部门公布。县级以上农业行政、质量监督、工商行政管理、食品药品监督管理部门依据各自职责公布食品安全日常监督管理信息。

食品安全监督管理部门公布信息，应当做到准确、及时、客观。

第八十三条　县级以上地方卫生行政、农业行政、质量监督、工商行政管理、食品药品监督管理部门获知本法第八十二条第一款规定的需要统一公布的信息，应当向上级主管部门报告，由上级主管部门立即报告国务院卫生行政部门；必要时，可以直接向国务院卫生行政部门报告。

县级以上卫生行政、农业行政、质量监督、工商行政管理、食品药品监督管理部门应当相互通报获知的食品安全信息。

第九章　法律责任

第八十四条　违反本法规定，未经许可从事食品生产经营活动，或者未经许可生产食品添加剂的，由有关主管部门按照各自职责分工，没收违法所得、违法生产经营的食品、食品添加剂和用于违法生产经营的工具、设备、原料等物品；违法生产经营的食品、食品添加剂货值金额不足一万元的，并处二千元以上五万元以下罚款；货值金额一万元以上的，并处货值金额五倍以上十倍以下罚款。

第八十五条　违反本法规定，有下列情形之一的，由有关主管部门按照各自职责分工，没收违法所得、违法生产经营的食品和用于违法生产经营的工具、设备、原料等物品；违法生产经营的食品货值金额不足一万元的，并处二千元以上五万元以下罚款；货值金额一万元以上的，并处货值金额五倍以上十倍以下罚款；情节严重的，吊销许可证：

（一）用非食品原料生产食品或者在食品中添加食品添加剂以外的化学物质和其他可能危害人体健康的物质，或者用回收食品作为原料生产食品；

（二）生产经营致病性微生物、农药残留、兽药残留、重金属、污染物质以及其他危害人体健康的物质含量超过食品安全标准限量的食品；

（三）生产经营营养成分不符合食品安全标准的专供婴幼儿和其他特定人群的主辅食品；

（四）经营腐败变质、油脂酸败、霉变生虫、污秽不洁、混有异物、掺假掺杂或者感官性状异常的食品；

（五）经营病死、毒死或者死因不明的禽、畜、兽、水产动物肉类，或者生产经营病死、毒死或者死因不明的禽、畜、兽、水产动物肉类的制品；

（六）经营未经动物卫生监督机构检疫或者检疫不合格的肉类，或者生产经营未经检验或者检验不合格的肉类制品；

（七）经营超过保质期的食品；

（八）生产经营国家为防病等特殊需要明令禁止生产经营的食品；

（九）利用新的食品原料从事食品生产或者从事食品添加剂新品种、食品相关产品新品种生产，未经过安全性评估；

（十）食品生产经营者在有关主管部门责令其召回或者停止经营不符合食品安全标准的食品后，仍拒不召回或者停止经营的。

第八十六条 违反本法规定，有下列情形之一的，由有关主管部门按照各自职责分工，没收违法所得、违法生产经营的食品和用于违法生产经营的工具、设备、原料等物品；违法生产经营的食品货值金额不足一万元的，并处二千元以上五万元以下罚款；货值金额一万元以上的，并处货值金额二倍以上五倍以下罚款；情节严重的，责令停产停业，直至吊销许可证：

（一）经营被包装材料、容器、运输工具等污染的食品；

（二）生产经营无标签的预包装食品、食品添加剂或者标签、说明书不符合本法规定的食品、食品添加剂；

（三）食品生产者采购、使用不符合食品安全标准的食品原料、食品添加剂、食品相关产品；

（四）食品生产经营者在食品中添加药品。

第八十七条 违反本法规定，有下列情形之一的，由有关主管部门按照各自职责分工，责令改正，给予警告；拒不改正的，处二千元以上二万元以下罚款；情节严重的，责令停产停业，直至吊销许可证：

（一）未对采购的食品原料和生产的食品、食品添加剂、食品相关产品进行检验；

（二）未建立并遵守查验记录制度、出厂检验记录制度；

（三）制定食品安全企业标准未依照本法规定备案；

（四）未按规定要求储存、销售食品或者清理库存食品；

（五）进货时未查验许可证和相关证明文件；

（六）生产的食品、食品添加剂的标签、说明书涉及疾病预防、治疗功能；

（七）安排患有本法第三十四条所列疾病的人员从事接触直接入口食品的工作。

第八十八条 违反本法规定，事故单位在发生食品安全事故后未进行处置、报告的，由有关主管部门按照各自职责分工，责令改正，给予警告；毁灭有关证据的，责令停产停业，并处二千元以上十万元以下罚款；造成严重后果的，由原发证部门吊销许可证。

第八十九条 违反本法规定，有下列情形之一的，依照本法第八十五条的规定给予处罚：

（一）进口不符合我国食品安全国家标准的食品；

（二）进口尚无食品安全国家标准的食品，或者首次进口食品添加剂新品种、食品相关产品新品种，未经过安全性评估；

（三）出口商未遵守本法的规定出口食品。

违反本法规定，进口商未建立并遵守食品进口和销售记录制度的，依照本法第八十七条的规定给予处罚。

第九十条　违反本法规定，集中交易市场的开办者、柜台出租者、展销会的举办者允许未取得许可的食品经营者进入市场销售食品，或者未履行检查、报告等义务的，由有关主管部门按照各自职责分工，处二千元以上五万元以下罚款；造成严重后果的，责令停业，由原发证部门吊销许可证。

第九十一条　违反本法规定，未按照要求进行食品运输的，由有关主管部门按照各自职责分工，责令改正，给予警告；拒不改正的，责令停产停业，并处二千元以上五万元以下罚款；情节严重的，由原发证部门吊销许可证。

第九十二条　被吊销食品生产、流通或者餐饮服务许可证的单位，其直接负责的主管人员自处罚决定作出之日起五年内不得从事食品生产经营管理工作。

食品生产经营者聘用不得从事食品生产经营管理工作的人员从事管理工作的，由原发证部门吊销许可证。

第九十三条　违反本法规定，食品检验机构、食品检验人员出具虚假检验报告的，由授予其资质的主管部门或者机构撤销该检验机构的检验资格；依法对检验机构直接负责的主管人员和食品检验人员给予撤职或者开除的处分。

违反本法规定，受到刑事处罚或者开除处分的食品检验机构人员，自刑罚执行完毕或者处分决定作出之日起十年内不得从事食品检验工作。食品检验机构聘用不得从事食品检验工作的人员的，由授予其资质的主管部门或者机构撤销该检验机构的检验资格。

第九十四条　违反本法规定，在广告中对食品质量作虚假宣传，欺骗消费者的，依照《中华人民共和国广告法》的规定给予处罚。

违反本法规定，食品安全监督管理部门或者承担食品检验职责的机构、食品行业协会、消费者协会以广告或者其他形式向消费者推荐食品的，由有关主管部门没收违法所得，依法对直接负责的主管人员和其他直接责任人员给予记大过、降级或者撤职的处分。

第九十五条 违反本法规定，县级以上地方人民政府在食品安全监督管理中未履行职责，本行政区域出现重大食品安全事故、造成严重社会影响的，依法对直接负责的主管人员和其他直接责任人员给予记大过、降级、撤职或者开除的处分。

违反本法规定，县级以上卫生行政、农业行政、质量监督、工商行政管理、食品药品监督管理部门或者其他有关行政部门不履行本法规定的职责或者滥用职权、玩忽职守、徇私舞弊的，依法对直接负责的主管人员和其他直接责任人员给予记大过或者降级的处分；造成严重后果的，给予撤职或者开除的处分；其主要负责人应当引咎辞职。

第九十六条 违反本法规定，造成人身、财产或者其他损害的，依法承担赔偿责任。

生产不符合食品安全标准的食品或者销售明知是不符合食品安全标准的食品，消费者除要求赔偿损失外，还可以向生产者或者销售者要求支付价款十倍的赔偿金。

第九十七条 违反本法规定，应当承担民事赔偿责任和缴纳罚款、罚金，其财产不足以同时支付时，先承担民事赔偿责任。

第九十八条 违反本法规定，构成犯罪的，依法追究刑事责任。

第十章 附 则

第九十九条 本法下列用语的含义：

食品，指各种供人食用或者饮用的成品和原料以及按照传统既是食品又是药品的物品，但是不包括以治疗为目的的物品。

食品安全，指食品无毒、无害，符合应当有的营养要求，对人体健康不造成任何急性、亚急性或者慢性危害。

预包装食品，指预先定量包装或者制作在包装材料和容器中的食品。

食品添加剂，指为改善食品品质和色、香、味以及为防腐、保鲜和加工工艺的需要而加入食品中的人工合成或者天然物质。

用于食品的包装材料和容器，指包装、盛放食品或者食品添加剂用的纸、竹、木、金属、搪瓷、陶瓷、塑料、橡胶、天然纤维、化学纤维、玻璃等制品和直接接触食品或者食品添加剂的涂料。

用于食品生产经营的工具、设备，指在食品或者食品添加剂生产、流通、使用过程中直接接触食品或者食品添加剂的机械、管道、传送带、容器、用具、餐具等。

用于食品的洗涤剂、消毒剂，指直接用于洗涤或者消毒食品、餐饮具以及直接接触食品的工具、设备或者食品包装材料和容器的物质。

保质期，指预包装食品在标签指明的储存条件下保持品质的期限。

食源性疾病，指食品中致病因素进入人体引起的感染性、中毒性等疾病。

食物中毒，指食用了被有毒有害物质污染的食品或者食用了含有毒有害物质的食品后出现的急性、亚急性疾病。

食品安全事故，指食物中毒、食源性疾病、食品污染等源于食品，对人体健康有危害或者可能有危害的事故。

第一百条　食品生产经营者在本法施行前已经取得相应许可证的，该许可证继续有效。

第一百〇一条　乳品、转基因食品、生猪屠宰、酒类和食盐的食品安全管理，适用本法；法律、行政法规另有规定的，依照其规定。

第一百〇二条　铁路运营中食品安全的管理办法由国务院卫生行政部门会同国务院有关部门依照本法制定。

军队专用食品和自供食品的食品安全管理办法由中央军事委员会依照本法制定。

第一百〇三条　国务院根据实际需要，可以对食品安全监督管理体制作出调整。

第一百〇四条　本法自 2009 年 6 月 1 日起施行。《中华人民共和国食品卫生法》同时废止。